●强制隔离戒毒工作系列丛书

毒品:成瘾与康复

主　编　贾东明

副主编　袁　霞　郭　崧

U0277136

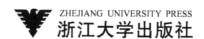

ZHEJIANG UNIVERSITY PRESS
浙江大学出版社

图书在版编目(CIP)数据

毒品:成瘾与康复 / 贾东明主编. — 杭州:浙江
大学出版社,2013.4(2024.8重印)
(强制隔离戒毒工作系列丛书)
ISBN 978-7-308-11329-8

Ⅰ.①毒… Ⅱ.①贾… Ⅲ.①戒毒—基本知识 Ⅳ.
①R163

中国版本图书馆 CIP 数据核字(2013)第 067533 号

毒品:成瘾与康复

贾东明　主编

责任编辑	石国华	
文字编辑	王佳琴	
封面设计	刘依群	
出版发行	浙江大学出版社	
	(杭州天目山路 148 号　邮政编码 310007)	
	(网址:http://www.zjupress.com)	
排　　版	杭州星云光电图文制作有限公司	
印　　刷	广东虎彩云印刷有限公司绍兴分公司	
开　　本	787mm×1092mm　1/16	
印　　张	16.5	
字　　数	412 千	
版 印 次	2013 年 4 月第 1 版　2024 年 8 月第 11 次印刷	
书　　号	ISBN 978-7-308-11329-8	
定　　价	38.00 元	

丛书编委会

主　任　金　川

副主任　周雨臣　马立骥

委　员　陈鹏忠　王新兰　李蓓春

　　　　汪宗亮　贾东明　柏建国

　　　　胡跃峰　郭　崧

序

随着改革开放的深入,我国的社会环境发生了很大的变化,毒品违法犯罪死灰复燃,而且愈演愈烈,呈不断上升和蔓延的趋势。这种"白色瘟疫"越传越广,已成为阻碍社会经济发展和社会进步的绊脚石,严重扰乱社会管理秩序,成为当今社会一大"顽症"。

历史上我国是受毒品危害最深的国家,早在 18 世纪中叶,殖民主义即开始向我国倾销鸦片,吸食者人数在全国迅速蔓延,给本来就贫穷的中国带来了更加深重的灾难。1838 年 12 月,民族英雄林则徐受命赴广东禁烟,在虎门公众销毁没收的鸦片烟 237 万斤。但由于清政府的腐败无能,最终还是以失败告终。

中华人民共和国成立后,中国人民在中国共产党的领导下,经过三年左右的肃毒斗争,在全国范围内基本上禁绝了毒品,在世界上享有无毒国的美誉,创造了世界禁毒史上的奇迹。然而,在国际毒品泛滥的背景下,因我国紧邻亚洲毒品生产基地"金三角"、"金新月"的地理条件,随着对外开放,国际毒品犯罪分子已把我国作为贩运毒品的通道,导致我国境内吸、贩、运、制毒品的沉渣泛起,由边境地区逐渐向内地蔓延,形成了一定规模的毒品地下市场。根据官方公布的数字,2005 年至 2011 年,全国共破获毒品犯罪案件 47 万余起,抓获毒品犯罪嫌疑人 55 万余名,缴获各类毒品 150 余吨。

中国面临的毒品问题经历了三个阶段:20 世纪 70 年代末 80 年代初,国内毒品问题以"金三角"过境贩毒为主,危害局限在西南局部地区;进入 90 年代后,国内开始出现吸毒人员,毒品问题从局部向全国范围蔓延;从 90 年代末期开始,境外毒品对中国"多头入境,全线渗透"的态势进一步加剧,除传统毒品海洛因外,制贩冰毒、摇头丸等合成毒品的犯罪活动发展迅猛,易制毒化学品流入非法渠道,屡禁不止,国内毒品问题呈现出毒品来源多元化、毒品消费多样化的特点。由此可见,毒品犯罪就像瘟疫一样,由潜伏、传染到大面积扩散,久治不愈,屡禁不止,成为一股危害社会的浊流,波及全国。

《2012 年中国禁毒报告》显示,2011 年,全国查获有吸毒行为人员 41.3 万人次,新发现吸毒人员 23.5 万名;共依法处置吸毒成瘾人员 57.7 万名,同比增长

8.3％。截至 2011 年年底,全国共发现登记吸毒人员 179.4 万人,其中滥用海洛因人员有 115.6 万人,占 64.5％;滥用合成毒品人员 58.7 万人,占全国吸毒人员总数的 32.7％,同比上升 35.9％;全国新增滥用合成毒品人员 14.6 万人,同比上升 22％。滥用合成毒品人员中,35 岁以下青少年占 67.8％,低龄化趋势明显。同时,合成毒品问题进一步呈现向中小城市、农村发展蔓延的趋势。截至 2011 年年底,全国正在执行社区戒毒人员 3.6 万名,社区康复人员 4 万名;全国公安机关共收戒吸毒成瘾人员 9.2 万余名。目前,全国强制隔离戒毒所在戒人员达到 22.7 万余名,全国药物维持治疗工作已经扩展到全国 28 个省(自治区、直辖市)的 719 个门诊,配备流动服药车 29 辆;全国累计在社区参加美沙酮维持治疗的戒毒人员已达 33.7 万名,门诊稳定治疗 13.4 万名,年保持率达到 72.6％。

毒品对人的身心危害严重。吸毒会导致精神分裂、血管硬化,严重影响生殖和免疫能力。毒瘾发作时,如万蚁啮骨,万针刺心,吸毒者求生不得,求死不能,如同人间活鬼。吸毒易感染艾滋病,世界上超过一半的艾滋病患者都是由注射毒品而感染的。吸毒成瘾到死亡平均只有 8 年时间;吸毒上瘾,心瘾难除,一生受折磨。

吸毒耗费巨大,十有八九倾家荡产。吸毒者往往道德泯灭,不顾念亲情,抛妻弃子,忤逆不孝,甚至会出卖骨肉,残害亲人。其后代往往先天有毒瘾、痴呆畸形。真是一旦吸毒,祸害无穷。吸毒者为获取毒资,大多数男盗女娼,或以贩养吸,严重危害社会治安,败坏社会风气。

毒品对家庭的危害重大。家庭中一旦出现了吸毒者,家便不成其为家了。吸毒者在自我毁灭的同时,也破坏自己的家庭,使家庭陷入经济破产、亲属离散,甚至家破人亡的严重境地。

毒品对社会生产力的破坏巨大。吸毒首先导致身体疾病,影响生产;其次是造成社会财富的巨大损失和浪费;同时毒品活动还造成环境恶化,缩小了人类的生存空间。

毒品活动扰乱社会治安。毒品活动加剧诱发了各种违法犯罪活动,扰乱了社会治安,给社会安定带来巨大威胁。

2007 年 12 月 29 日,中华人民共和国第十届全国人民代表大会常务委员会第三十一次会议通过《中华人民共和国禁毒法》(以下简称《禁毒法》),并于 2008 年 6 月 1 日开始施行。《禁毒法》的颁布实施对于我国禁毒工作有着里程碑式的重要意义。《禁毒法》依法规定了戒毒体制和措施。《禁毒法》对戒毒工作做出了重大变革,对原有的公安机关的强制戒毒制度和司法行政机关的劳教戒毒制度进行了有效的整合,合并为强制隔离戒毒制度,同时对社区戒毒、社区康复、自愿戒毒、戒毒药物维持治疗进行立法,增加了戒毒康复场所等相关内容。2011年6月26日,《戒毒条例》作为我国《禁毒法》的配套法规正式公布,以人性化、科学化的方式,全面系统地规定了自愿戒毒、社区戒毒、强制隔离戒毒和社区康复等措施,明确了责任主体以及戒毒人员的权利和义务。

全国各劳动教养机关根据《禁毒法》、《戒毒条例》的工作要求以及自身的实际工作努力做到了"四个转变",即理念转变、管理转型、重点转移、机制转轨,逐步实现了由劳教戒毒工作向强制隔离戒毒工作的过渡和转型。

为了适应当前的工作需求,即由传统的劳教戒毒向强制隔离戒毒工作转型的新形势以及社会各界对戒毒康复工作发展的需要,满足强制隔离戒毒场所工作民警进一步掌握岗位职业技能和提升综合素质的需要,以及警察类院校相关戒毒专业人才的培养需求,迫切需要一套既能够切实反映当前强制隔离戒毒工作实际需求,又能够较为系统介绍强制戒毒执法流程、管教方法与艺术、文书制作、心理矫治、毒品成瘾机理和戒毒康复知识,体现行业特色需求的指导丛书,这既是教学的需求,更是实践的需要。"强制隔离戒毒工作系列丛书"属于浙江警官职业学院"2010年教师服务行业能力提升工程项目"的子项目的研究成果,对强制戒毒专业知识、心理学、教育学、医学、毒品成瘾机理及毒品理论及工作实务作了较为系统的介绍和论述,对强制隔离戒毒场所工作民警及戒毒康复管理专业人士具有较强的理论和实践指导意义。该套丛书是浙江警官职业学院的专家教授、骨干教师与浙江省戒毒管理局、浙江省十里坪强制隔离戒毒所、浙江省强制隔离戒毒所等行业专家共同合作的产物,是带有原创性的集专著、教材、工具书等多功能于一体的科研成果。创作团队在创作和编纂过程中克服了强制隔离戒毒制度创建时间短、工作理论和实践经验积累不足、参考资料短缺、创作团队知识和能力所限等不利因素,经过一年多时间的艰苦努力和协作攻关,终于圆满完成了这套丛书的创作。

我们衷心希望通过该套丛书的编写和发行,能够为辛辛苦苦战斗在强制隔离戒毒执法和教育矫治领域的广大民警和工作人员送上一份厚礼和精神食粮,并祝愿他们在与毒品违法犯罪作斗争的崇高而伟大的事业中取得骄人的成绩,为维护社会稳定和国家的长治久安创造不平凡的业绩!

前　言

2007 年 12 月 29 日,中华人民共和国第十届全国人民代表大会常务委员会第三十一次会议通过《中华人民共和国禁毒法》(以下简称《禁毒法》),并于 2008 年 6 月 1 日开始施行。《禁毒法》的颁布实施对于我国禁毒工作有着里程碑的重要意义!《禁毒法》依法规定了戒毒体制和措施。《禁毒法》对戒毒工作作出了重大变革,将原先公安机关的强制戒毒和司法行政机关的劳教戒毒制度,进行了有效的整合,合并成为强制隔离戒毒,同时将社区戒毒、社区康复、自愿戒毒、戒毒药物维持治疗立法,增设了戒毒康复场所等相关内容。2011 年 6 月 26 日,《戒毒条例》作为我国禁毒法的配套法规予以公布,戒毒条例以人性化、科学化的方式,全面系统地规定了自愿戒毒、社区戒毒、强制隔离戒毒和社区康复等戒毒措施,明确了责任主体以及戒毒人员的权利和义务。

全国各劳动教养机关在继承的基础上根据《禁毒法》、《戒毒条例》的工作要求以及自身的工作实际努力地做到了"四个转变",即理念转变、管理转型、重点转移、机制转轨,逐步实现了由劳教戒毒工作向强制隔离戒毒工作的过渡转型。

为了适应当前的行业需求,即由传统劳动教养戒毒向强制隔离戒毒工作转型新形势以及社会各界对戒毒康复工作发展的需要,满足强制隔离戒毒场所工作民警进一步掌握岗位职业技能和提升综合素质的需要,以及警察类院校相关戒毒专业人才的培养需求,我们需要一本既能够切实反映当前强制隔离戒毒工作实际需求,又能够较为系统介绍毒品成瘾机制和戒毒康复知识、体现出行业需求特色的指导书籍,这既是教学的需求,更是实践的需要。本书属于浙江警官职业学院与浙江省劳教(戒毒管理)局在研究"强制隔离戒毒工作实务"的子项目"毒品成瘾机理及康复"的成果,对医学、毒品知识以及毒品成瘾基础理论,矫治康复工作做了较为系统的介绍,对从事戒毒康复及管理专业人士具有较强的理论和实践指导意义。

本书共分为三大篇目,一是基础理论篇,主要着重介绍人体相关的医学知识、药理学知识以及毒品的基本概述;二是成瘾机制篇,主要阐述了吸毒与成瘾之间的必然联系,介绍了成瘾的表现形式与初步诊断措施和方法,同时对吸毒和复吸的原因进行了相应的分析，在这基础上本篇目还就吸毒和艾滋病之间的关系进行了一定的阐述，强化了对吸毒危害性的认知程度；三是戒毒康复篇，该篇主要从国内外戒毒模式进行分析，分别就医学治疗、心理学治疗和社会学治疗这三大方面进行详细的阐述，最后还就戒毒成效的评估进行了单独的论述，力求做到内容详尽，切合实际。

该书概括起来讲有三大特点：一是内容丰富，取材完整，不仅仅分析了吸毒成瘾的机制和康复措施，对成瘾的生理基础以及各类药理学知识也进行了详尽的阐述。在讲到戒毒部分时，不但介绍了国内外各类戒毒的模式和方法，同时对与生理、心理、社会学的戒毒方法进行了阐述。二是视角新颖，重点突出。该书吸取了国内外最新的基础理论研究成果和其他新的研究成果。将成瘾机制和康复治疗方法作为重点来介绍，同时为了读者能更好地使用本书，增加了相关的医学药学知识，以及法律法规作为附录，方便读者及时查阅。三是语言通俗易懂，科普性强。可读性一直该书编写的初衷之一，在编写的过程中力求将冗长、深奥的医学术语在保持其科学性的定义下，充分做到口语化，为满足一般读者的需求，我们通过通俗的文字举例说明药物的药理心理效应以及危害的发展，同时还辅之以相应的图片展示。

该书的编写得到各参编者单位领导的大力支持，感谢浙江省戒毒管理局胡云峰、卓朝勇、林涛，温州医学院王贤亲，浙江省强制隔离戒毒所余志军，余杭区第三人民医院薛胜霞、沈勇等同仁对该书审校，以及浙江警官职业学院金川、周雨臣、王新兰、胡聪、韩华同志的大力支持！特别要感谢本书所参考书籍文献的作者和团队，使本书的内容得到充实！由于第一次编写，难免存在许多错误和疏漏，希望使用该书的单位和个人提出宝贵意见和建议，以便我们在今后再版时加以改正和修订。

最后，以美国 NIDA 的主管、医学博士 Nora D. Volkow 的话作为结束语："Drug addiction is a brain disease that can be treated.（药物成瘾是一种可以医治的脑部疾病。）"共勉！

编　者

2012 年 12 月

目 录

第三篇　戒毒康复

第一篇　基础理论

第一章　相关医学、药理学基础知识

第一节　人体的构成

一、原子层面

目前已知的元素有 130 多种,其中人体内含有的元素有 60 多种,主要为氧、氢、碳、氮、钙及磷等,其中氧含量约为 65%,碳约为 18%,氢约为 10%,氮约为 3%,钙约为 2%,磷约为 1%。氧、氢、碳、氮就占人体总重量的 96%,其他元素虽然在人体内所占的比例很小,并不代表着它们不重要,如血红蛋白是体内氧的携带者,而铁则是血红蛋白的重要组成部分。

二、分子层面

人体是由蛋白质、脂类、碳水化合物、水及矿物质的等组成的。以一名体重为 60kg 男性为例,其体内的水量约为 40kg,占体重的 60% 多;脂类约为 9kg,占体重的 14%,其中估计有 1kg 为生命活动所必需,其余为能量储备,可以根据人体的活动状况而改变;蛋白质约为 11kg,占体重的 17%,大部分蛋白质在身体内作为基本构成成分而存在,损失约超过 2kg 就会导致严重的生理功能失调;碳水化合物在体内主要是以糖原形式存在,可以用于消耗的储备不超过 200g。

三、细胞层面

人体是由细胞、细胞外液及细胞外固体组成的。细胞是身体行使功能的主要组成部分。按细胞存在的组织通常将其分为肌肉细胞、脂肪细胞、上皮细胞、神经细胞等类型。

四、组织层面

人体是由组织、器官及系统构成的,这样体重就等于脂肪组织、骨骼肌、骨、血及其他的内脏器官等的总和。脂肪组织包括脂肪细胞、血管及支撑性结构成分,是储存脂肪的主要地方。骨骼肌有 400 多块,占体重比例因性别、年龄不同而有差异。成年男性约占 40%,成年女性约占 35%,四肢肌约占全身肌肉重量的 80%,其中下肢约 50%,上肢约 30%。正常人的总血量占体重的 8% 左右。一个 50kg 体重的人,约有血液 4000ml,而真正参与循环的血

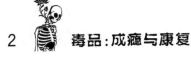

量只占全身血液的 70%～80%，其余的则储存在肝、脾等"人体血库"内，当人体出现少量失血时，储存在"人体血库"种的血液，便会立即释放出来，随时予以补充。骨骼是人体的支架系统，有 206 块骨头，成年人骨骼的重量大约有 9kg。

第二节　人体各系统简介

人体是由细胞构成的。细胞是构成人体形态结构和功能的基本单位。形态相似和功能相关的细胞借助细胞间质结合起来构成起来的结构成为组织。几种组织结合起来，共同执行某一种特定功能，并具有一定形态特点，就构成了器官。若干个功能相关的器官联合起来，共同完成某一特定的连续性生理功能，即形成系统。人体由九大系统组成，即运动系统、消化系统、呼吸系统、泌尿系统、生殖系统、内分泌系统、循环系统、神经系统和感觉器。

一、运动系统

运动系统由骨、关节和骨骼肌组成，约占成人体重的 60%。全身各骨借关节相连形成骨骼，起支持体重、保护内脏和维持人体基本形态的作用。骨骼肌附着于骨，在神经系统支配下收缩和舒张，收缩时，以关节为支点牵引骨改变位置，产生运动。骨和关节是运动系统的被动部分，骨骼肌是运动系统的的主动部分。

人的运动是很复杂的，包括简单的移位和高级活动如语言、书写等，都是在神经系统支配下，肌肉收缩而实现的。即使一个简单的运动往往也有多数肌肉参加，一些肌肉收缩，承担完成运动预期目的的角色，而另一些肌肉则予以协同配合，甚至有些处于对抗地位的肌肉此时也适度放松并保持一定的紧张度，以使动作平滑、准确，起着相辅相成的作用。

运动系统的第二个功能是支持，包括构成人体体形、支撑体重和内部器官以维持体姿。人体姿势的维持除了骨和骨连接的支架作用外，主要靠肌肉的紧张度来维持。

运动系统还具有保护的功能，人的躯干形成了几个体腔，颅腔保护和支持着脑髓和感觉器官；胸腔保护和支持心脏、大血管、肺等重要脏器，腹腔和盆腔保护支持着消化、泌尿、生殖系统的众多脏器。同时当体表受外力冲击时，肌肉反射性地收缩，起着缓冲打击和震荡的重要作用。

运动系统常见的疾病有：肩周炎、生长痛、骨质增生（颈椎骨质增生、腰椎骨质增生）、氟骨病、佝偻病（先天性佝偻病、婴幼儿佝偻病、儿童期佝偻病、青少年佝偻病）、软骨病、骨质疏松、骨折、股骨头坏死等。

二、消化系统

消化系统包括消化管和消化腺两大部分。消化道是指从口腔到肛门的管道，可分为口、咽、食道、胃、小肠、大肠和肛门。通常把从口腔到十二指肠的这部分管道称为上消化道。消化腺按体积大小和位置不同可分为大消化腺和小消化腺。大消化腺位于消化管外，如肝和胰。小消化腺位于消化管内黏膜层和黏膜下层，如胃腺和肠腺。

人体消化系统各器官协调合作，把从外界摄取的食物进行物理性、化学性的消化，吸收其营养物质,并将食物残渣排出体外,它是保证人体新陈代谢正常进行的一个重要系统。

我们日常所吃的食物中,包含有糖类、蛋白质、脂肪、维生素、无机盐、水等营养成分,除了维生素、无机盐和水可直接吸收外都必须先在消化道内分解成结构简单的小分子物质后,才能通过消化道的黏膜进入血液,送到身体各处供组织细胞利用。食物在消化道内的这种分解过程称为"消化"。食物经过消化后,通过消化管黏膜上皮组织进入血液循环的过程叫"吸收"。消化和吸收是两个紧密相连的过程。小肠是消化、吸收的主要场所。食物在小肠内受到胰液胆汁和小肠液的化学性消化以及小肠的机械性消化,各种营养成分逐渐被分解为简单的可吸收的小分子物质在小肠内被吸收;因此,食物通过小肠后,消化过程已基本完成,只留下难以消化的食物残渣,从小肠进入大肠。大肠无消化作用,仅具有一定的吸收功能。

消化系统的常见疾病有:肝胆疾病(胆结石、脂肪肝、肝硬化、肝炎)、痔疮、腹泻、胃肠痉挛性腹泻、消化道溃疡、慢性肠胃炎、胃酸过多等。

三、呼吸系统

呼吸系统由呼吸道、肺血管、肺和呼吸肌组成。通常称鼻、咽、喉为上呼吸道。器官和各级支气管为下呼吸道。肺由实质组织和间质组成。前者包括支气管和肺泡,后者包括结缔组织、血管、淋巴管和神经等。

呼吸系统的功能是吸入新鲜空气,通过肺泡内的气体交换,使血液得到氧并排出二氧化碳,从而维持正常人体的新陈代谢。

当我们屏住呼吸时,逐渐会感到难受,再开始喘气是则呼吸很急促,要过一会才能恢复过来。在运动时,我们的呼吸也同样急促。这是因为在我们的体内有感知空气的感受器,当体内空气不足时,它会将此信息传至大脑。另外,我们在睡觉时,呼吸是有规则地反复进行。这是由于体内有控制吸气、吐气、再吸气、吐气的指令。那么这个指令是从脑内还是从脊髓或肺,或身体的哪个部位发出去的呢?我们经常看到这种情况:有人因交通事故颈椎部受伤后,不仅手足都不能活动,而且呼吸也不能进行。这样的人必须依靠人工呼吸器呼吸,这就表明了发出呼吸指令的是在颈椎的上方,也就是延髓部。当体内缺少氧气或碳量多时,也就是 pH 值降低时,其感知场所在脑内有一个,在从心脏出来的大动脉与左右的颈动脉上各有一个。

在延髓的呼吸中枢上,有吸气中枢与呼气中枢两种。一般情况下,吸气中枢是有规则地活动,当刺激吸气中枢时,呼吸就会加快。另一方面,呼气中枢仅在有加快呼吸的意图时才活动。也就是说正常时,我们只进行有意识的吸气,而呼气则靠肋骨的压力自然进行。

大脑还能觉察肺的充满度,叫赫-布氏反射。在肺充气时它可以把肺充气的信息传送到吸气中枢,再控制肺的扩张。所以开始吸气时肺膨胀后,这个信息即通过迷走神经传达,控制吸气中枢,吸气被抑制,转变为呼气。

呼吸系统常见的疾病有:肺部疾病(婴幼儿肺炎、肺心病、肺结核)、支气管痉挛、呼吸衰竭(呼吸性碱中毒、呼吸性酸中毒、感冒)等。

四、泌尿系统

泌尿系统由肾、输尿管、膀胱和尿道组成。其主要功能是排出机体新陈代谢中产生的废物和多余的液体,保持机体内环境的平衡和稳定。肾产生尿液,输尿管将尿液输送至膀胱,

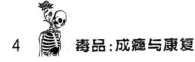
膀胱为储存尿液的器官,尿液经尿道排出体外。

泌尿系统常见的疾病有:肾病(急性肾炎、急性肾衰、慢性肾衰)、泌尿系统结石(输尿管结石、肾结石、膀胱结石)等。

五、生殖系统

生殖系统的功能是繁殖后代和形成并保持第二性特征。男性生殖系统和女性生殖系统包括内生殖器和外生殖器两部分。内生殖器由生殖腺、生殖管道和附属腺组成,外生殖器以性交的器官为主。生殖系统常见的疾病有:围绝经期综合症、不孕症、痛经等。

六、内分泌系统

内分泌系统是神经系统以外的一个重要的调节系统,包括弥散内分泌系统和固有内分泌系统。其功能是传递信息,参与调节机体新陈代谢、生长发育和生殖活动,维持机体内环境的稳定。

分泌物称激素,直接进入毛细血管或淋巴管,通过血液循环运送到全身。激素是一种具有高效能的物质,分泌量少作用大,具有调节人体的新陈代谢、促进生长发育和生殖等重要作用。一种激素一般只作用于某种特定的组织或细胞,才能实现其调节功能。内分泌腺没有导管,将分泌物收集到一定器官的腔道或体表,所以称为内分泌腺。人体的内分泌腺主要有垂体、甲状腺、甲状旁腺、肾上腺、松果体、胸腺、胰岛和性腺等。

内分泌系统常见的疾病有:肥胖症、糖尿病、甲状旁腺疾病、甲状腺疾病(甲状腺机能减退、甲状腺机能抗进)、柯兴氏综合症等。

七、循环系统

管脉系统包括心血管系统和淋巴系统,分布于人体各部位,是一套封闭的管道系统。心血管系统包括心脏、动脉、毛细血管和静脉。淋巴系统由淋巴管道、淋巴组织和淋巴器官组成。

循环系统具有物质运输和内分泌功能。通过血液循环和淋巴循环,不断地把消化器官吸收的营养物质,肺吸入的氧和内分泌腺分泌的激素输送到身体各组织细胞进行新陈代谢,同时将全身各组织细胞的代谢产物如二氧化碳和尿素等分别送到肺、肾、皮肤等器官排出体外,从而保证人体生理活动正常进行。此外,循环系统还维持机体内环境的稳定、免疫和体温的恒定。

循环系统常见的疾病有:动脉硬化、心脏病(心绞痛、心肌梗死、心律不齐、心肌炎、心包炎、猝死)、妊高症、高血压等。

八、神经系统

神经系统由脑、脊髓以及附于脑脊髓周围的神经组织。神经系统是人体结构和功能最复杂的系统,由神经细胞组成,在体内起主导作用。神经系统分为中枢神经系统和周围神经系统。中枢神经系统包括脑和脊髓,周围神经系统包括脑神经、脊神经和内脏神经。神经系统控制和调节其他系统的活动,维持机体以外环境的统一。神经系统常见的疾病有:智商低下、神经衰退、癫痫病、多动症、老年性痴呆等。

神经系统与本书所要涉及的毒品成瘾问题具有极大的联系,为此在下一节中作为重点内容进行详细的介绍。

九、感觉器

感觉器是感受器及其附属结构的总称,功能是机体感受各种刺激。感觉器包括视器、前庭蜗器、味器和嗅器,它们各自具有特殊的感觉功能,司职视、听、味、嗅。

第三节　神经系统简介

一、神经系统的作用

神经系统(Nervous System,NS)是机体内起主导作用的系统。内、外环境的各种信息,由感受器接受后,通过周围神经传递到脑和脊髓的各级中枢进行整合,再经周围神经控制和调节机体各系统器官的活动,以维持机体与内、外界环境的相对平衡。神经系统是由神经细胞(神经元)和神经胶质所组成。神经系统是进化的产物;NS 分为周神经系统(Peripheral Nervous System,PNS)和中枢神经系统(Central Nervous System,CNS)。NS 是机体最重要的调节系统(起主导地位)。属于结缔组织。

人体各器官、系统的功能都是直接或间接处于神经系统的调节控制之下,神经系统是整体内起主导作用的调节系统。人体是一个复杂的机体,各器官、系统的功能不是孤立的,它们之间互相联系、互相制约;同时,人体生活在经常变化的环境中,环境的变化随时影响着体内的各种功能。神经系统的功能就是:协调人体内各系统器官的功能活动,保证人体内部的完整统一;使人体活动能随时适应外界环境的变化,保证人体与不断变化的外界环境之间的相对平衡;认识客观世界,改造客观世界。

（一）中枢神经系统

包括位于颅腔内的脑和位于椎管内的脊髓。脑和脊髓位于人体的中轴位,它们的周围有头颅骨和脊椎骨包绕。这些骨头质地很硬,在人年龄小时还富有弹性,因此可以使脑和脊髓得到很好的保护。

脑(Brain)是中枢神经系统的头端膨大部分,位于颅腔内。人脑可分为端脑、间脑、中脑、脑桥、小脑和延髓六个部分。通常把中脑、脑桥和延髓合称为脑干,延髓向下经枕骨大孔连接脊髓。脑的内腔称为腔室,内含脑脊髓液。端脑包括左、右大脑半球。每个半球表层为灰质所覆叫大脑皮质。人类的大脑皮质在长期的进化过程中高度发展,它不仅是人类各种机能活动的高级中枢,也是人类思维和意识活动的物质基础。

脊髓(Spinal Cord)呈前后扁的圆柱体,位于椎管内,上端在平齐枕骨大孔处与延髓相续,下端终于第 1 腰椎下缘水平。脊髓前、后面的两侧发出许多条细的神经纤维束,叫做根丝。一定范围的根丝向外方集中成束,形成脊神经的前根和后根。前、后根在椎间孔处合并形成脊神经。脊髓以每对脊神经根根丝的出入范围为准,划分为 31 个节段,即颈髓 8 节(C1-8),胸髓 12 节(T1-12),腰髓 5 节(L1-5),尾髓 1 节。脊髓具有传导功能和反射功能。脊髓是感觉和运动神经冲动传导的重要通路，其结构基础即脊髓内的上、下行纤维束。除头、面部外，全身的深、浅感觉和大部分内脏感觉冲动，都经脊髓白质的上行纤维束才能传到脑。由脑发出的冲动，也要通过脊髓白质的下行纤维束才能调节躯干、四肢骨骼肌以及部分内脏的活动。如果脊髓白质损伤，将导致损伤平面以下出现运动和感觉的功能障碍。脊髓可执行一些简单的反射活动，包括躯体反射（浅反射和深反射）和内脏反射（瞳孔开大，血管运动和发汗以及排尿、排便反射等）。脊髓各种反射都是通过脊髓节内和节间的反射弧完成的。

（二）周围神经系统

周围神经系统联络于中枢神经和其他各系统器官之间，包括与脑相连的脑神经（Cranial Nerves）和与脊髓相连的脊神经（Spinal Nerves）。按其所支配的周围器官的性质可分为分布于体表和骨骼肌的躯体神经系和分布于内脏、心血管和腺体的内脏神经系。周围神经的主要成分是神经纤维。将来自外界或体内的各种刺激转变为神经信号向中枢内传递的纤维称为传入神经纤维，由这类纤维所构成的神经叫传入神经或感觉神经（Sensory Nerve）；向周围的靶组织传递中枢冲动的神经纤维称为传出神经纤维，由这类神经纤维所构成的神经称为传出神经或运动神经（Motor Nerve）。分布于皮肤、骨骼肌、肌腱和关节等处，将这些部位所感受的外部或内部刺激传入中枢的纤维称为躯体感觉纤维；分布于内脏、心血管及腺体等处并将来自这些结构的感觉冲动传至中枢的纤维称为内脏感觉纤维。分布于骨骼肌并支配其运动的纤维叫躯体运动纤维；而支配平滑肌、心肌运动以及调控腺体分泌的神经纤维叫做内脏运动纤维，由它们所组成的神经叫植物性神经。

二、神经系统的基本结构及功能

神经系统是由神经细胞（神经元）和神经胶质所组成。

（一）神经元（神经细胞）

神经元（Neuron）是一种高度特化的细胞，是神经系统的基本结构和功能单位，它具有感受刺激和传导兴奋的功能。神经元由胞体和突起两部分构成。胞体的中央有细胞核，核的周围为细胞质，胞质内除有一般细胞所具有的细胞器如线粒体、内质网等外，还含有特有的神经原纤维及尼氏体。神经元的突起根据形状和机能又分为树突（Dendrite）和轴突（Axon）。树突较短但分支较多，它接受冲动，并将冲动传至细胞体，各类神经元树突的数目多少不等，形态各异。每个神经元只发出一条轴突，长短不一，胞体发生出的冲动则沿轴突传出。

根据突起的数目，可将神经元从形态上分为假单极神经元、双极神经元和多极神经元三大类。

根据神经元的功能，可分为感觉神经元、运动神经元和联络神经元。感觉神经元又称传入神经元，一般位于外周的感觉神经节内，为假单极或双极神经元，感觉神经元的周围突接受内外界环境的各种刺激，经胞体和中枢突将冲动传至中枢；运动神经元又名传出神经元，一般位于脑、脊髓的运动核内或周围的植物神经节内，为多极神经元，它将冲动从中枢传至肌肉或腺体等效应器；联络神经元又称中间神经元，是位于感觉和运动神经元之间的神经元，起联络、整合等作用，为多极神经元。

（二）神经胶质

神经胶质（Neuroglia）数目是神经元的 $10\sim50$ 倍，突起无树突、轴突之分，胞体较小，胞浆中无神经原纤维和尼氏体，不具有传导冲动的功能。神经胶质对神经元起着支持、绝缘、营养和保护等作用,并参与构成血脑屏障。

（三）突触

神经元间的联系方式是互相接触,而不是细胞质的互相沟通。该接触部位的结构特化称为突触(Synapse),通常是一个神经元的轴突与另一个神经元的树突或胞体借突触发生机能上的联系,神经冲动由一个神经元通过突触传递到另一个神经元。

1. 突触传递的基本过程

AP 抵达轴突末梢→突触前膜去极化→电压门控性 Ca^{2+} 通道开放→Ca^{2+} 内流入突触前膜→突触小泡前移与前膜融合、破裂→递质释放入间隙,弥散与突触后膜特异性受体结合→化学门控性通道开放→突触后膜对某些离子通透性增加→突触后膜电位变化(突触后电位)(去极化或超极化)→总和效应→突触后神经元兴奋或抑制。

2. 突触传递的特征

单向传递(因为只有前膜能释放递质);突触延搁;总和,包括时间性总和和空间性总和;对内环境变化敏感和易疲劳;兴奋节律性改变(同一反射活动中传入神经与传出神经发放的频率不一致);后放(刺激停止后,传出神经在一定时间内仍发放冲动)。

三、神经递质与受体

（一）递质(Neurotransmitter)

突触前膜释放的化学物质称为递质。按分泌部位分为:中枢神经递质和外周神经递质;按化学性质分为胆碱类、胺类、氨基酸类、肽类、嘌呤类、脂类和气体类 NO 等。

（二）受体(Receptor)

细胞膜或细胞内能与某些化学物质(递质、调质、激素等)特异性结合并诱发生物效应的特殊生物分子,其体质为蛋白质。每一种受体均有其相应的激动剂(Agonist)和拮抗剂(Antagonist)。神经递质必须通过与受体相结合才能发挥作用。

四、反射的概念

反射(Reflex)是指在中枢神经系统参与下,机体对内外环境变化所产生的规律性的应答反应。分条件反射和非条件反射两种。要完成反射活动,必须有一个完整的反射弧(Reflex Arc),反射弧是反射的结构基础。反射弧由感受器、传入神经、中枢、传出神经和效应器五部分组成,任何部分的中断,都会使反射消失。在某些反射活动中,传出神经首先作用于某些内分泌腺,使该腺体释放激素经血液转运,最后作用于效应器。这种有内分泌腺参与的反射活动,其效应的出现往往比较缓慢,但影响比较广泛而持久。

按反射形成的特点可分为非条件反射和条件反射两大类:前者是动物生来就有的,无需后天训练的反射,它是动物在种系进化过程中建立和巩固起来的,可再遗传给后代。非条件反射的反射弧是固定的,其数目有限,如牵张反射、瞳孔对光反射等。后者是动物在后天的个体生活中经过学习和训练而获得的,是反射的高级形式。如果动物的生活条件发生改变,则已形成的条件反射会消退,并可重新形成新的条件反射。因此,条件反射的反射弧不是固定不变的,其形式是多样的、数目是无限量的。它使动物对于千变万化的外界环境具有更大的适应性。

五、大脑的功能与行为

现代神经科学证明,人类所有的精神活动(广义的行为)均由大脑调控。我们对孩提时代经历的清晰回忆来自于我们的大脑,我们的喜怒哀乐、一言一行,皆是大脑功能的体现。正常的大脑功能产生正常的精神活动,异常的大脑功能与结构可能导致异常的精神活动与行为表现。因而大脑(躯体的一部分)与精神不可分割,如果没有大脑的完整性,就不可能有完整的精神活动;如果没有环境的刺激、个人的经历、反映的对象,这种完整性也就毫无意义。

(一)大脑的结构

大脑左、右半球都可独立地进行活动,各有其独自的感觉、知觉、思想和意念,对于对侧半球的这些相应活动则是隔绝的;它们各有其自己的记忆和体验而不能为另一侧半球所利用。大脑两半球之间的神经纤维连合主要是胼胝体。左半球主管语言功能,听,说,读,写,数学运算,逻辑推理等;而右半球主要是空间关系,欣赏艺术,情绪调整有关(结构与功能如图 1-1、表 1-1 表示)。

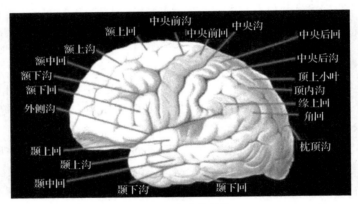

图 1-1　大脑的结构

表 1-1　大脑的特定部位及其功能

心理活动	脑的特定部位	损伤后的症状
感觉和知觉	躯体感觉:顶叶中央后回 听觉:颞叶颞横回 视觉:枕叶角回	产生相应的感觉障碍
记忆	颞叶和海马回	出现严重的顺行性遗忘症
思维	额叶	解决数学问题十分困难
言语	运动性语言中枢(说话中枢):额下回 听性语言中枢(听话中枢):颞上回后部 视运动性语言中枢(书写中枢):额中回后部 视觉性语言中枢(阅读中枢):顶下小叶和角回	运动性失语症 感觉性失语症 失写症 失读症
情绪	颞叶、杏仁核、下丘脑等	情绪功能异常
人格	额叶	人的秉性、待人接物的态度发生改变

(二)人的行为与大脑的关系

人的行为受神经系统与内分泌系统的控制,两大系统不是独立运行的,而是相互协调、相互影响的。如图1-2所示。

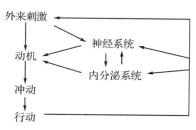

图1-2　人的行为与神经系统和内分泌系统的关系

动机(Motive):动物的一切行为,都是由它所接受的外来刺激与它本身的动机所决定的。动机是一个动物在即将发生某一行为之前的内部待机状态,它是导致动物发生某种行为的内在原因的总合,这些内在原因的产生完全依赖于神经系统与内分泌系统的综合。动机形成于动物的内部,是由外来刺激、当时的生理状态、动物本身的遗传和后天经验所形成的个性等多种因素所组成。

冲动(Impulse):动物的动机在行为发生之前很难断定,而冲动则代表某一具体的动机。如食物冲动、攻击冲动、逃走冲动、结伴冲动等。所以,冲动是导致某种行为的内部状态和外在刺激的复合。例如,饥渴能引起食物冲动、血中的激素能引起性冲动,此外,由学习或经验也能产生一定的冲动。冲动也可以看做是一种有持续力的刺激,它能使动物在达到目的以前始终保持活动。据研究掌管冲动的中枢位于下丘脑,而大脑皮层对冲动有改造作用。

第四节　药理学基础知识

一、药理学

药理学是研究药物与机体(包括病原体)相互作用及其规律的一门科学,即研究药物对机体的作用,作用的规律和机理——药物效应动力学(Pharmacodynamics 药效学);阐明机体对药物的处置的动态变化以及其规律——药物代谢动力学(Pharmacokinetics 药动学);药物对机体的不良反应——毒理学(Toxicology)以及在临床药物对患者的疗效与适应症,注意事项与禁忌症,以指导临床合理用药和进行新药开发。

二、药物的作用与机制

(一)药物作用

药物作用是指药物与机体细胞间的初始作用,是动因,是分子反应机制,有其特异性(Specificity)。药理效应(Pharmacological Effect)是药物作用的结果,是机体反应的表现,对不同脏器有其选择性(Selectivity)。因此,药理效应实际上是机体器官原有功能水平的改变,功能的提高称为兴奋(Excitation)、亢进(Augmentation),功能的降低称为抑制(Inhibition)、麻痹(Paralysis)。过度兴奋转入衰竭(Failure),是另外一种性质的抑制。近年来生命科学的迅速发展,能引起细胞形态与功能发生质变的药物受到注意,例如某些物质可以引起细胞癌变,基因疗法能使机体引出遗传缺陷时或原来没有的特殊功能。

能达到防治疾病目的的作用称为药物的治疗作用,用药后产生与治疗目的无关的其他

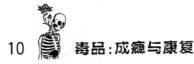

作用,统称为不良反应。包括如副作用、毒性反应、变态反应、后遗效应、继发反应和致畸、致突变等。同一药物对不同个体,反应是不一样的,这是因为个体差异所在。

（二）药物作用机制

1.药物作用机制:改变药物的理化环境,参与或干扰细胞物质代谢,激动或拮抗受体,酶促或酶抑作用,影响生物膜,影响递质释放,激素分泌等而发挥作用,其中最重要的是受体理论。

2.药物与受体:药物必须与受体结合才能产生效应,药理效应大小与药物占领的受体数量成正比,药物占领受体数量取决于受体周围的药物浓度以及单位面积(容积)内受体数目,并服从质量作用定律,当全部受体被占领时,可产生最大效应(Emax)。

受体:受体是存在于细胞膜上、胞浆或细胞核内的大分子蛋白质以及核酸等,能识别并特异地与某些立体特异性的配体结合通过中介的信息传导和放大系统而产生效应。胞内信息的转导有 G 蛋白、CAMP、CGMP、肌醇磷酸、钙离子等参与受体的调节。

配体:和受体特异性结合的物质如神经递质、激素、自体活性或药物。

受体类型:根据受体蛋白结构、信息转导过程、效应性质、受体位置等特点,受体可以分为 4 类:含离子通道的受体、G 蛋白偶联的受体、具有酪氨酸激酶活性的受体和细胞内受体。

受体具有如下的特点:

(1)有特定的分布点。

(2)能准确识别其配体并与之结合,受体与配体结合具有高度亲和力及高度敏感性。

(3)可逆性,受体数目有限,大多数药物与受点的结合是通过离子键、氢键或分子间引力,是可逆性的,少数通过共价键结合则作用比较持久。

(4)饱和性,药物作用上反映为最大效应和竞争性拮抗作用。

(5)受体数目可以改变,去神经后对相应递质反应敏感化现象就是受体增多的现象。长期应用激动药或拮抗药可使相应受体向下调节或向上调节,是产生耐受性或停药反应的原因。

三、药物在体内的过程

药物进入机体后,作用于机体而影响某些器官组织的功能;另一方面药物在机体的影响下,可以发生一系列的运动和体内过程:自用药被吸收进入(静脉注射则直接进入)血液循环;然后分布于各器官组织、组织间隙或细胞内;有些药物则在血浆、组织中与蛋白质结合;或在各组织(主要是肝脏)发生化学反应而被代谢;最后,药物可通过各种途径离开机体(排泄);即吸收、分布、代谢和排泄过程。可归纳为两大方面:一是药物在体内位置的变化,即药物的转运,如吸收、分布、排泄;二是药物的化学结构的改变,即药物的转化(又称生物转化),亦即狭义的代谢。

（一）吸收

除去只要求发挥局部作用的药物外,药物必须通过不同途径吸收入血,并且达到有效血浓度时,才能发挥作用。药物的吸收过程是药物分子通过细胞膜(如胃肠黏膜、毛细血管壁等)的过程,这一过程就叫药物的吸收。影响药物吸收的因素很多,如给药途径不同,吸收的速度也不相同,例如先锋霉素静脉输液给药就比口服给药吸收速度要快。药物制剂不同,吸收速度也不同,如治疗糖尿病的胰岛素,有短效、中效、长效胰岛素,因为它们制剂不同,吸收速度也不相同。机体的功能状况如果不相同,吸收的速度也不同,如休克病人的微循环障碍,药物吸收速度就必然减慢或停滞。

（二）分布

经过吸收入血的药物，一般都会通过血液循环被转运到身体的不同部位，进入不同组织、器官的细胞间液或细胞内液中去，这一过程叫做药物的分布。绝大多数药物在体内分布是不均匀的，如血管丰富、血流量大的器官（心、肝、肾等）往往药物浓度高；某些药物与器官的亲和力大（如碘与甲状腺），则该处的浓度高。

（三）代谢

进入体内的药物一般都要经历各种化学变化，如氧化、还原、中和、分解、结合等。这一系列过程称为药物代谢或生物转化。药物代谢主要在肝脏中进行，如果肝功能不良，药物代谢会受到一定影响，可造成药物作用时间延长，毒性增加或体内蓄积。

（四）排泄

进入人体的药物，无论是否被代谢，最后都要排出体外，只是排泄速度和排泄途径不同而已，这就叫排泄。药物的排泄途径主要是通过肾脏排出体外，主要的排泄器官是肾脏，对于肾功能不全的病人，用药时应减低剂量或减少给药次数，对于肾脏有损害的磺胺药等尽量避免使用。除肾脏外，挥发性药物如乙醚可通过呼吸道排泄，强心苷和某些抗生素（如四环素、红霉素）等部分经胆汁排泄，另外唾液腺、消化腺、汗腺和妇女的乳腺也是一些药物的排泄途径，因此哺乳期妇女应特别注意自身的服药情况，防止由于自身服药而间接造成体内受孕的婴儿中毒。

四、药物的不良反应

药物的不良反应是指某种药物导致的躯体及心理副反应、毒性反应、变态反应等非治疗所需的反应。可以是预期的毒副反应，也可以是无法预期的过敏性或特异性反应。在物质使用中，包括用药所致的不愉快的心理及躯体反应。

（一）副作用

在应用治疗剂量药物时出现的与治疗目的无关的作用。可能给病人带来不舒适甚至痛苦，一般较轻微，是可以恢复的功能性变化。产生副作用的原因是药物作用的选择性低，作用范围广，当其中某一作用被用来作为治疗目的时，其他作用就可能成为副作用。由于副作用是药物本身所固有的，所以可以预料到，也可以避免或减轻，例如麻黄碱在解除支气管哮喘时，也兴奋中枢神经系统，引起失眠，可同时给予巴比妥类药物，以对抗其兴奋中枢的作用。

（二）毒性反应

绝大多数药物都有一定的毒性，毒性反应的性质各药不同，一般都是用药过量或长期用药所致，大多是可以预知的。控制用药剂量或给药间隔时间及剂量的个体化是防止毒性反应的主要措施，必要时可停药或改用他药。

（三）后遗效应

后遗效应是指停药以后血浆药物浓度已降至阈浓度以下时残存的生物效应。后遗效应时间的长短因药物不同而异。少数药物可引起永久性器质性损害，如大剂量呋喃苯胺酸、链霉素等可引起永久性耳聋。

（四）变态反应

少数病人对某种药物的特殊反应，包括免疫学上的所有四型速发和迟发变态反应，这种反应与药物剂量无关，致敏原可能是药物本身或其代谢物，也可能是药物制剂中的杂质，它

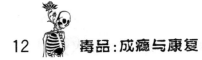

们与体内蛋白质结合形成全抗原而引起变态反应,反应性质各人不同,常见的变态反应表现为皮疹、荨麻疹、皮炎、发热、血管性水肿、哮喘、过敏性休克等,以过敏性休克最为严重,可导致死亡。青霉素的过敏反应率居各种药物变态反应的首位,其过敏性休克反应率也最高,占用药人数的 0.004%～0.015%。此外,上百种常用的药物均可不同程度地引起各种变态反应,甚至过敏性休克,临床用药也不可忽视。对于常致过敏的药物或过敏体质的病人,用药前应进行过敏试验,阳性反应者应禁用该药。

（五）继发反应

继药物治疗作用之后出现的一种反应,也称为治疗矛盾。例如长期应用广谱抗菌药后,由于改变了肠道内正常存在的菌群,敏感细菌被消灭,不敏感的细菌或真菌则大量繁殖,外来细菌也乘虚而入,从而引起二重感染,导致肠炎或继发性感染,尤其常见于老年体弱久病卧床患者(见肠道菌群失调);并发肺炎而用大剂量广谱抗菌药后,可见假膜性肠炎。

（六）特异质反应

主要与病人特异性遗传素质有关,属遗传性病理反应。如红细胞 6-磷酸葡萄糖脱氢酶缺乏是一种遗传性生物化学缺陷,这种病人服用有氧化作用的药物如磺胺等就可能引起溶血。

五、精神药物简介

精神药物(psychotropic drugs)是指主要作用于中枢神经系统以影响精神活动的药物,这类药物在治疗剂量内并不影响意识和智能。

精神药物在传统上按其临床作用特点分为:抗精神病药物(Antipsychotic Drugs);抗抑郁药物(Antidepressant Drugs);心境稳定剂(Mood Stabilizers)或抗躁狂药物(Antimanic Drugs);抗焦虑药物(Anxiolytic Drugs)四大类。此外,还有用于儿童注意缺陷和多动障碍的精神振奋药(Psychostimulants)和改善脑循环及改善神经细胞代谢的脑代谢药(Nootropic drugs)。

多数精神药物是亲脂性化合物,易于肠道吸收和通过血脑屏障,最终到达脑部而起作用。除锂盐外,大部分精神药物所作用的受体部位也是内源性神经递质的作用部位。多数精神药物治疗指数高,用药安全,但锂盐的治疗指数低,安全性小,需要密切监测浓度。

（一）抗精神病药物

抗精神病药物主要用于治疗精神分裂症和其他具有精神病性症状的精神障碍。第一代抗精神病药又称神经阻滞剂(Neuroleptics)、传统抗精神病药、典型抗精神病药,或称多巴胺受体阻滞剂。其主要药理作用为阻断中枢多巴胺 D_2 受体,治疗中可产生锥体外系副反应和催乳素水平升高,代表药为氯丙嗪、氟哌啶醇等。第二代药物在治疗剂量时,通常较少产生或不产生锥体外系症状和催乳素水平升高,代表药为利培酮、齐哌西酮、氯氮平、喹硫平。目前认为,几乎所有的抗精神病药物都能阻断脑内多巴胺受体(尤其是多巴胺 D_2 受体)而具有抗精神病作用。

抗精神病药物的治疗作用可以归于三个方面:

1.抗精神病作用,即抗幻觉、妄想作用(治疗阳性症状)和激活作用(治疗阴性症状);

2.非特异性镇静作用;

3.预防疾病复发作用。

抗精神病药物的使用遵循"逐渐加量→最低有效剂量→逐渐减量→维持治疗"的原则。尽可能单一用药,常见的副作用有过度镇静作用、锥体外系副作用、迟发性运动障碍、干咳、心血管系统的损害、肝脏的损害以及过敏反应。

（二）抗抑郁药物

抗抑郁药物是一类治疗各种抑郁状态的药物，但不会提高正常人的情绪。部分抗抑郁药对强迫、惊恐和焦虑情绪有治疗效果。目前将抗抑郁药物分为四类（前二类属传统抗抑郁药物，后二类为新型抗抑郁药物）：

1. 三环类抗抑郁药（Tricyclic Antidepressants，TCAs），包括在此基础上开发出来的杂环或四环类抗抑郁药；

2. 单胺氧化酶抑制剂（Monoamine Oxidase Inhibitors，MAOIs）；

3. 选择性 5-羟色胺再摄取抑制剂（Selective Serotonin Reuptake Inhibitors，SSRIs）；

4. 其他递质机制的抗抑郁药。

三环类抗抑郁药物和选择性 5-羟色胺再摄取抑制药的主要作用机制为：通过抑制细胞膜上的相关去甲肾上腺素的回收和（或）5-羟色胺的回吸收，而提高突触间隙内的去甲肾上腺素和（或）5-羟色胺的浓度，从而提高它们的活性，达到治疗效果。而 MAOIs，则是抑制单胺氧化酶的活性，使突触间隙内的去甲肾上腺素和（或）5-羟色胺降解作用减缓，提高它们的活性。此外，抗抑郁药物还有阻断胆碱能受体、α 受体和组胺受体，因此在临床上会产生一系列的不良反应，而影响在临床使用。这一类主要以传统的抗抑郁药为主。新型的抗抑郁药已大大减少了这方面的不良反应。常见的副作用有中枢神经系统反应和胃肠症状。

（三）心境稳定剂

心境稳定剂又称抗躁狂药物，是治疗躁狂以及预防双向情感障碍的躁狂或抑郁发作，且不会诱发躁狂或抑郁发作的一类药物。主要包括锂盐（碳酸锂）和某些抗癫痫药如卡马西平、丙戊酸盐等。传统抗精神病药物如氯丙嗪、氟哌啶醇等可用于躁狂发作急性期治疗，但因可能诱发抑郁发作，不能称之为心境稳定剂；新一代抗精神病药奥氮平、利培酮和喹硫平等，可以用于躁狂或双向障碍的急性期治疗和维持期治疗，诱发抑郁的报告罕见。

（四）抗焦虑药物

抗焦虑药物应用范围广泛，种类较多，具有中枢或外周神经系统抑制作用的药物都曾列入此类，并用于临床。目前，应用最广的为苯二氮卓类，其他还有丁螺环酮、β 肾上腺素受体阻滞剂如普萘洛尔。三环类抗抑郁药、单胺氧化酶抑制剂和新型抗抑郁药以及部分抗精神病药（小剂量使用）均有抗焦虑作用。苯二氮卓类除了抗焦虑作用外，常作为镇静催眠药物使用，因此被滥用现象较严重。

（五）其他治疗

电抽搐治疗（Electroconvulsive Therapy，ECT），又称电休克治疗（Electrical Shock Therapy），是以一定量的电流通过大脑，引起意识丧失和痉挛发作，从而达到治疗目的的一种方法。目前，有条件的地方已推广采用无抽搐电休克治疗。该方法是通电前给予麻醉剂和肌肉松弛剂，使得通电后不发生抽搐，更为安全，也易被患者和家属接受。

适应症包括：严重抑郁，有强烈自伤、自杀企图及行为者，以及明显自责自罪者；极度兴奋躁动冲动伤人者；拒食、违拗和紧张性木僵者；精神药物治疗无效或对药物治疗不能耐受者。为减轻肌肉强直、抽搐，避免骨折、关节脱位等并发症的发生，目前已推广使用无抽搐电休克治疗。禁忌症较传统电抽搐治疗少，如老年患者可以应用，但可出现麻醉意外、延迟性窒息、严重心律不齐，应立即给予心肺复苏。

第二章　毒品概述

第一节　毒品的概念

一、"毒品"一词的来源

"毒品"一词目前主要流行于中国以及亚洲东南亚地区,西方并没有"毒品"这一专有词汇。在中国,大约 20 世纪 20 年代才开始使用"毒品"一词,第二次世界大战前后逐渐流行起来。新中国成立之后的一段时间里,"毒品"一词已在社会上广为使用,但法律条文中仍称"鸦片烟毒",未对"毒品"进行定义。

1979 年,我国《刑法》规定了"毒品犯罪"的各种罪名,但仍未明确"毒品"的法律定义。我国法律上首次正式为"毒品"定义,是 1990 年 3 月 28 日全国人大常委会第十次会议通过的《关于禁毒的决定》。1997 年修订的《刑法》对"毒品"进行了更为准确规范的定义;而《禁毒法》仍沿用了《刑法》中对毒品的定义。因此,"毒品"一词是我国的特有称谓。

1987 年 6 月 12 日至 26 日,在维也纳召开了由 138 个国家和地区的 3000 名代表参加的"麻醉品滥用和非法贩运问题"部长级会议。这次会议提出了"爱生命,不吸毒"的口号。同时,为了进一步引起各国、各地区对毒品问题的重视,号召全世界人民共同抵御毒品的侵袭,与毒品犯罪活动作坚决的斗争,也为了纪念这次意义重大的国际禁毒会议,与会代表一致建议,将每年的 6 月 26 日定为"国际禁毒日"。

二、毒品的概念

按照《国际禁毒公约》规定:"毒品是指受管制的麻醉药品和精神药品"。我国根据国际公约及本国实际使用情况,对毒品的范围及特性进行了特定的描述。

1997 年修订的《中华人民共和国刑法》第三百五十七条规定:"毒品是指鸦片、海洛因、甲基苯丙胺(冰毒)、吗啡、大麻、可卡因以及国家规定管制的其他能够使人形成瘾癖的麻醉药品和精神药品。"2007 年 12 月颁布的《中华人民共和国禁毒法》中对毒品的界定与《刑法》相一致。

毒品范围的界定与划分具有时代性,随着毒品滥用范围的扩大和新药合成的不断发展,"受管制的麻醉药品和精神药品"内容会不断增加。目前,根据我国刑法对毒品的定义和 2007 年 10 月 11 日(国食药监安〔2007〕633 号)发布的《麻醉药品品种目录》、《精神药品品种目录》,我国把毒品分为麻醉药品和精神药品两大类计 255 种。其中,麻醉药品共 123 种,精神药品共 132 种。麻醉药品目录中,我国生产和使用的麻醉药品共有芬太尼、可卡因、美沙酮、福尔可定等 25 种。精神药品目录中,一类精神药品有 53 种,我国生产和使用的共有氯胺酮、三唑仑等 7 种。二类精神药品有 79 种,我国生产和使用的有咖啡因、阿普唑仑、曲马多等 33 种。

三、毒品的特性

在国际上将毒品与药品统称为 Drug,或者之前加 Illicit 或 Illegal 作定语,以明确毒品具有非法使用药品这一特性,是因为二者有着密不可分的联系。而毒物或毒药则采用不易混淆的独立名词 Poison 或 Toxicant 等。

在英语中,Drug一词含有毒品与药品两种意思,分"Legal Drugs"与"Illegal Drugs"。一般来说,在英语国家,酒、烟草、咖啡和一些准予处方的药物等为"Legal drugs",而除此之外的绝大多数"Drug"都是"Illegal Drugs"。在我国,毒品既不是指氰化物、砒霜、敌敌畏等能在短时间内直接致人死亡的剧毒品,也不是指在临床中使用的全身麻醉药或局部麻醉药(如乙醚、普鲁卡因、利多卡因)。也有少数毒品不是药物,只是毒品,如海洛因(在中国)等,任何情况下摄入海洛因都是非法的。

同时,从自然属性而言,毒品都是麻醉类药品或精神类药品,在严格管理条件下合理使用具有临床治疗价值,如吗啡、哌替啶等都是目前疗效肯定的镇痛药,但如果管理不严,造成流弊,形成滥用,也就失去其作为药品应有的治疗作用,而成为有害的毒品。即毒品来源于药品但又不同于药品。近期,在江苏、浙江、湖北等地,均有犯罪分子以新康泰克胶囊提炼毒品的案例。2012 年,国家食品药品监督管理局通知,规定"购买感冒药时,每人每次购买量不得超过 5 个最小零售包装"。出台此项规定,是为了防止不法分子将感冒药的成分之一的伪麻黄碱提炼出来,制造冰毒等毒品。这次被列入限购名单的感冒药,包括如日夜百服宁、白加黑、新康泰克、泰诺等老百姓耳熟能详的一些品牌。

从社会属性而言,毒品是社会上少部分人为了非正常需要而强迫性觅求的精神活性物质(Psychoactive Drug or Substance),这时它已完全失去了作为药品的本性,而成为被严格管制和禁止滥用的特殊物品。凡具有依赖性潜力的、无论是天然的还是化学合成的被管制药品,当被滥用时都被称为毒品。精神活性物质包括已被管制的和尚未被管制的两大类。纵使已被管制的精神活性物质,如麻醉药品,若出于医疗目的,仍可以在严格的管理下给剧痛患者合理、合法地使用,这时就不能视之为毒品。有些依赖性物质由于其较强的依赖性、欣快感、致幻作用等,已完全丧失了医疗价值,而成为纯粹的毒品,如大麻、可卡因、海洛因等。精神活性物质与毒品并非等同概念。还有一些物质自诞生之日起,其生产和销售就是出于制毒、贩毒的目的,多为国际贩毒集团所为,如被称之为 21 世纪新型毒品的冰毒和摇头丸是其代表。

从法律意义上讲,若以教学、科研为目的,或在医生指导下合理地用于治疗疾病,用以为病人解除病痛的就是药品,反之,则为毒品;药品是出于医疗的需要,具有医疗价值,而毒品本身不具有药用价值,不是出于医疗目的而生产或使用,如海洛因、大麻、冰毒及摇头丸等,它们在临床上不具有任何药用价值,仅有毒品单一的属性;药品和毒品具有双重性质,违背法律规定生产、使用的药品就是毒品,法律规定范围之内的就是药品。

毒品同时具有危害性。一旦流入非管制渠道,用于非医疗目的,在社会上泛滥便成为毒品,不仅对滥用者本人的身心产生损害,还将危害其家庭、危害社会、危害人类。

四、毒品的分类

毒品分类方法有多种,国际、国内以及不同人群出于不同的需要、目的,对毒品作出了不同的分类,了解这些分类方法对于在强制隔离戒毒工作中有一定的帮助,现介绍如下:

(一)我国的分类

根据国家食品药品监督管理局发布的《麻醉药品品种目录》《精神药品品种目录》,我国把毒品分为麻醉药品和精神药品两大类。

1. 麻醉药品(Narcotic Drugs)

麻醉药品又称麻醉品,是指连续使用能成瘾、产生依赖性的药物,如鸦片、吗啡、杜冷丁。麻醉乙醚、普鲁卡因等是麻醉剂,和麻醉药品不同,麻醉剂不会使人成瘾。《麻醉药品品种目录(2007版)》共列入123种麻醉药品,比较常见的麻醉药品有海洛因、吗啡、大麻、可卡因、美沙酮、二氢埃托啡、哌替啶等。

麻醉药品类毒品可分为三大类:

(1)阿片类(Opioid):包括阿片(鸦片)、吗啡、海洛因、美沙酮、丁丙诺啡(Bup)、哌替啶、盐酸二氢埃托啡(DHE)、可待因等。阿片类药物具有镇痛、镇静、镇咳、止泻、致欣快作用,当前我国的吸毒问题主要是吸食此类毒品中的海洛因。

阿片类麻醉药品依其化学结构又可分五小类,除阿片生物碱外,其余均为人工合成的化合物。

①阿片生物碱及其衍生物:阿片内含有20余种生物碱,总称阿片生物碱。根据阿片生物碱化学结构的不同,分为菲类生物碱和苄基异喹啉类生物碱。菲类生物碱包括吗啡、可待因、蒂巴因(其主要衍生物有丁丙诺啡、纳曲酮、盐酸二氢埃托啡)等,吗啡主要用于镇痛。可待因的镇痛效力较弱,临床上主要用于镇咳,成瘾性较低。蒂巴因是一种强效致惊厥药,没有临床用途,但它的衍生物则用途广泛;苄基异喹啉类生物碱包括罂粟碱、那可汀、那碎因、劳丹诺辛等,罂粟碱无镇痛功效,主要作用是松弛包括微动脉在内的所有平滑肌,用于解痉、扩张血管。以上阿片生物碱以吗啡和可待因最重要,分别占阿片生物碱的10%～15%和0.5%。

②苯哌啶衍生物:如哌替啶、芬太尼、阿法罗定等。

③二苯甲烷衍生物:如美沙酮、美沙醇、丙氧芬等。

④吗啡喃衍生物:如左吗喃等。

⑤苯并吗啡烷衍生物:如非那佐新、镇痛新等。

(2)可卡因类(Cocaine):包括古柯叶、可卡因、克赖克等,由生长于南美洲的灌木古柯树的叶片加工提取而成。此类毒品的精神依赖性非常强,耐受性形成迅速,反复使用可引起躯体依赖,但不及阿片类严重,目前我国此类药物滥用的报告极少,但在沿海地区吸毒者特别是在华外国人中有一定的吸食比例。

(3)大麻类(Marijuana,Cannabis):包括大麻烟、哈希什、玛莉华纳、大麻脂、大麻油等,均来自一种叫做大麻的植物,大麻烟由大麻直接干燥后制成,玛莉华纳由大麻茎及叶加工制成,哈希什由大麻雌株顶部的花和部分叶片加工制成,其主要成分均为$\triangle^9$-四氢大麻酚。大麻的耐受性和躯体依赖性产生较慢,也不严重。我国的大麻滥用已由新疆等流行地区扩散到全国,滥用率稳步上升。

2. 精神药品（Psychotropic Substances，Spirit Drugs）

精神药品又称精神药物，是指直接作用于中枢神经系统，使大脑兴奋或抑制，如果连续使用能够产生依赖性的药品，例如咖啡因、安钠咖、去氧麻黄碱（即冰毒）、巴比妥、安定、三唑仑等。依据国家对精神药品的管制级别不同，分为一类精神药品和二类精神药品。《精神药品品种目录（2007 版）》共列入 132 种精神药品，其中一类精神药品 53 种，二类精神药品 79种。新型毒品，如 K 粉、冰毒、摇头丸、三唑仑等属于一类精神药品；地西泮、氯硝西泮、阿普唑仑、巴比妥等属于二类精神药品。

精神药品类毒品又分三类：

（1）中枢神经兴奋药：包括苯丙胺（AA）、甲基苯丙胺（冰毒、MA）、匹莫林、哌醋甲酯、3，4-亚甲基二氧基甲基苯丙胺（摇头丸、MDMA）、3，4-亚甲基二氧基苯丙胺（MDA）、咖啡因等。这是一类人工合成的化学物质，具有中枢神经兴奋作用，使用后可引起高度警觉、注意力集中、活动增加、睡眠减少、食欲抑制、心慌和血压升高等。利他灵和匹莫林主要用于治疗突发性猝倒、嗜睡综合症和儿童多动症。

（2）中枢神经抑制药：指用于镇静、催眠、治疗焦虑、解除肌肉痉挛、控制癫痫发作的一类处方药——镇静催眠药。此类药物品种众多，可以分为两大类：巴比妥类和苯二氮草类。在我国，此类药物依赖者大部分是因治疗失眠而成瘾的，在吸毒人群中镇静催眠药滥用和依赖的发生率远远高于一般人群。目前在社会上被滥用的主要为三唑仑。2005 年三唑仑已被国家药品监督管理局列为一类精神药品进行管理。

（3）致幻剂：是一类在不影响意识的前提下改变人的知觉、思维和情感活动的药物，包括麦角酸二乙基酰胺（LSD）、二甲基色胺（DMT）、苯环己哌啶（PCP）、麦司卡林（南美仙人球碱）、西洛西宾等。滥用后可产生幻觉、错觉、空间定向障碍、情感反映强烈、活动增多、记忆力减退、自我评价受损、被害妄想和冲动伤人行为。目前，我国关于致幻剂滥用的报告较少。

（二）世界卫生组织的分类

世界卫生组织（WHO）把毒品分成八大类，即阿片类、可卡因类、大麻类、中枢神经兴奋药、酒及镇静催眠药、致幻剂、挥发性有机溶剂、烟草。上面已对其中六类作过介绍，下面对挥发性有机溶剂、酒精和烟草作一简单介绍。

1. 挥发性有机溶剂：是指来自人们日常生活中使用的发胶水、去指甲油液、稀料、汽油、涂改液及多种燃料。滥用后可引起欣快感、话多、夸大、幻觉、言语不清、共济失调、恶心和呕吐。部分滥用者会在滥用后出现大、小便失禁，呼吸、心搏抑制而死亡。长期使用对肝脏、心脏和神经系统有严重毒性作用。反复使用可引起耐受性，躯体依赖较轻，其滥用多见于小学生与儿童。

2. 酒类：包括啤酒、红酒、黄酒、果酒、白酒及各种含有酒精的饮料。酒对人体的作用因摄入量的不同而不同。少量摄入时，饮酒者自觉轻松、愉快、言语轻度增多，这是人们在社交场合饮酒时希望得到的效果。当酒摄入量增加时，饮酒者会逐渐出现口齿不清、自制力下降、行为轻浮、冲动、好斗和攻击行为。当饮酒量进一步加大时，饮酒者会出现嗜睡、昏迷甚至死亡。长期、频繁饮酒，可引起耐受性增加、躯体依赖、精神依赖，并可引起多种躯体及精神疾病。酒依赖者的戒断症状非常严重，可导致部分病例死亡。在我国有近 5000 万酒精依赖者。

3. 烟草：烟草滥用是 20 世纪引起人类多种疾病和死亡的重要原因之一。烟草中含有尼古丁、焦油、一氧化碳等多种有害成分，尼古丁为主要的致依赖物质，尼古丁对中枢神经系统的作用是先兴奋后抑制，可使吸烟者自觉喜悦、敏捷、脑力增强、减轻焦虑和抑制食欲，也可使吸烟者产生精神依赖和躯体依赖。长期吸食后突然停用可出现躯体戒断症状，如呵欠、流泪、无力、情绪低，但程度较轻。同时，焦油和其他有害成分可使吸烟者和被动吸烟者易患咽喉炎、气管炎、肺气肿、高血压、心脏病、脑血管意外、肺癌及乳腺癌，吸烟与脉管炎的发生也有一定关系。目前我国的吸烟人数达 3.01 亿，二手烟暴露人数多达 7.4 亿。

（三）其他分类

除以上两种主要的分类方法外，在不少公开发表的文献中还有以下几种分类方法：

1. 根据毒品的来源不同：可分为天然毒品、半合成毒品、合成毒品。天然毒品是指直接从毒品原植物中提取的毒品，如阿片、大麻等。半合成毒品是指由天然毒品与化学物质反应后合成的一类新毒品，如二醋吗啡（海洛因）、二氢吗啡酮等。合成毒品是指完全用化学合成方法所制得的毒品，如甲基苯丙胺、氯胺酮等。

2. 根据毒品的成瘾性强弱：可将毒品分为硬性毒品与软性毒品。硬性毒品即烈性麻醉品，如阿片、吗啡、海洛因、可卡因等。软性毒品即温和麻醉品，如大麻、甲丙氨酯、咖啡因等，大麻是温和麻醉品，但它又是烈性麻醉品的诱导剂。

3. 根据毒品对中枢神经系统的作用不同：可将毒品分为麻醉剂（如海洛因、吗啡、哌替啶）、兴奋剂（如可卡因、甲基苯丙胺）、镇静剂（如地西泮、利眠宁）、致幻剂（如麦角酸二乙基酰胺、苯环己哌啶）等四类。

4. 根据毒品是否为各国法律所管制：可将毒品分为合法毒品与非法毒品。合法毒品是指烟草、酒精、咖啡因，三者是精神刺激革命的主要产品，都具有一定的精神依赖与躯体依赖潜力，但因为三者的产量、销售、消费的规模都太大，又已经完全成为全世界各种文化的构成部分，且危害相对较轻，所以在大多数国家它们都是合法的。非法毒品是指海洛因、大麻、冰毒、摇头丸、可卡因等为世界各国管制、禁止的成瘾性物质。各国法律对于合法毒品的界定并不完全相同，其中宗教、习俗的作用不容低估，比如酒精。

5. 根据毒品流行的时间顺序：可将毒品分为传统毒品和新型毒品。传统毒品一般指鸦片、海洛因等阿片类流行较早的毒品。新型毒品是相对传统毒品而言，主要指冰毒、摇头丸等人工化学合成的致幻剂、兴奋剂类毒品。新型毒品多发生在娱乐场所，所以又被称为"俱乐部毒品"、"休闲毒品"和"假日毒品"。

新型毒品与传统毒品最大的区别就是新型毒品大部分是通过人工合成的化学合成类毒品。新型毒品对人体主要有兴奋、抑制或致幻的作用，而传统的麻醉药品对人体则主要以"镇痛"、"镇静"为主。传统毒品多采用吸烟式或注射等方法吸食滥用，新型毒品大多为片剂或粉末，吸食者多采用口服或鼻吸式，具有较强的隐蔽性；新型毒品吸食者一般由于在吸食后会出现幻觉、极度的兴奋、抑郁等精神病症状，从而导致行为失控，造成暴力犯罪。

【知识链接】

如何判定毒品与药品？

从以上概念与分类我们可以了解到，在临床上使用的许多具有依赖潜力的药品在特定的情况下也可以成为毒品，毒品与这些药品的分界线并不是十分明确，但如何区别这些具有依赖潜力的药品与毒品在执法实践中十分重要，那么在实践中该如何区别？可以从以下几个方面来综合判断。

1. 是否具有医疗价值

药品的使用出于医疗需要，具有医疗价值；而毒品本身在临床上不具有医疗价值，其生产也不是出于医疗目的，是被各国法律严格禁止生产的，如海洛因、甲基苯丙胺（冰毒、MA）、3,4-亚甲基二氧基甲基苯丙胺（摇头丸、MD-MA）、可卡因等。当然，上述所列毒品如鸦片、海洛因、盐酸二氢埃托啡在最初是作为治疗用药品开发并使用的，具有一定的医疗价值，只是在后来的使用中发现这些药品的成瘾性要远远高于它的医疗价值，且人类已开发出可以替代的、更可靠的、危害相对较小的药品，故我们不认为它们具有医疗价值。

2. 使用目的、动机不同

用于医疗目的、解除病痛、依照医疗规范使用的是药品；用于寻求快感、贩卖的就是毒品。如果一个人通过医师处方得到吗啡并按规定的剂量与用法用于癌症镇痛的，这时吗啡是一种药品；但如果这个人使用吗啡只是喜欢吗啡带给他的那种欣快感受，那么就有可能产生依赖，我们就认为这个人在使用毒品。对于使用目的、动机的判断在实践中可能比较复杂，甚至连吸毒者本人也并不清楚其吸毒涉及的所有动机。在临床上、执法中判断使用目的、动机的方法之一，就是寻找吸毒行为发生情境中的一致性，即何时用、何地用、和什么人一起用、是否存在该药的治疗适应证。

3. 使用方式不同

由于对使用目的、动机的判断比较困难，很少有人会承认他使用这些药品是在寻找欣快感。因此，使用方式（途径、用量）就成为判断一种致依赖性药品是否成为毒品的一个重要依据，特别是改变临床上规定的使用途径与用量时更值得注意。如一个人将美沙酮粉剂用规定剂量维持治疗时，这是一种药品；如将该药磨成粉溶于水大剂量用于注射时，我们就认为这个人在吸毒。又如镇咳药水新泰洛其，当一个人每天口服 5 瓶用于寻找欣快感时我们也会认为这个人是在吸毒。再如丁丙诺啡含片，舌下含服用于戒毒时我们认为是一种药品，而当将它磨粉溶于水注射时，我们就可以认为这个人是在吸毒。这一条在执法实践中显得尤为重要。

4. 生产、流通方式不同

本条主要与禁毒执法相关，对于在临床上使用的具有依赖性的药品，如哌替啶，如果它是由国家认可的企业生产，在国家有关规定范围内流通的，是在医疗规范范围内由医师处方使用的，我们称它为药品；反之，就是毒品。

以上几条在禁毒执法时应该联合使用，判断实践中发现的某种致依赖性物质是否为毒品，首先看它是否具有医疗价值，如甲基苯丙胺等不具有任何医疗价值，对非法制造、使用、持有的甲基苯丙胺，我们都以毒品论处。其次，如果这种物质具有医疗价值，如吗啡，我们判断它是否为毒品时，以其使用目的、动机、是否改变用药途径、是否加大用药剂量为判断标准。

第二节　常见毒品简介

一、麻醉类毒品

(一)鸦片及其衍生物

鸦片类毒品包括鸦片、吗啡、海洛因等，它们主要是通过罂粟植物来提取的。

1. 鸦片(Opium)

鸦片又叫"阿片"，俗称"大烟"，是一种一年生草本植物罂粟未成熟蒴果经割伤果皮后，渗出之白色乳汁干燥凝固而得。罂粟作为一种被考古学家认为是超自然的权力象征性植物，是在新石器时代人们在地中海东岸的群山中游历时偶然发现的；罂粟的种植则是从小亚细亚开始，经过漫长的岁月才在这个古老的世界传播开来。从罂粟植物中获得鸦片也有6000多年的历史。鸦片含多种鸦片生物碱，鸦片分为生鸦片和熟鸦片。

生鸦片呈褐色，有些品种则呈黑色；可制成圆块状、饼状或砖状；一般表面干燥而脆，里面则保持柔软和有黏性，有刺激性气味——陈旧的尿味，味很苦。生鸦片中除了15%～30%的矿物质、树脂和水分外，还含有10%～20%的特殊生物碱。生物碱可分为三类，第一类是吗啡类生物碱，其中又包括三种成分，吗啡(10%～14%)，可待因(1%～3%)，蒂巴因(约为0.2%)；第二类为罂粟碱类生物碱(0.5%～1%)；第三类是盐酸那可汀类生物碱(3%～8%)。

生鸦片经加工处理后，成为吸毒者使用的"熟鸦片"，制成条状、板片状或块状；其表面光滑柔软，有油腻感，呈棕色或金黄色，通常包装在薄布或塑料纸中。吸毒者吸食时搓成小丸或小条，在火上烤软后，塞进烟枪的烟锅里，翻转烟锅对准火苗，吸食燃烧产生的烟，熟鸦片可发出强烈的香甜气味；吸毒人员中烟瘾不大者每天吸食10～20次，重者每天百余次；现在吸毒者常直接吞服鸦片小丸，或把鸦片溶于水中直接用针进行静脉注射，而静脉注射成为艾滋病传播的主要途径之一。

目前鸦片在世界上的主要用途是在医疗上，每年进口数依各国所需要的数量于海关填写并缴纳药品进口税之后，海关才会同意输入。一般而言，输入的都是半熟鸦片。主要的医疗用途是麻醉及染色。

鸦片具有镇痛、麻醉作用，易成瘾。合成鸦片制剂是指含鸦片的化合物药品，如美沙酮、杜冷丁等。

吸食鸦片后，其主要成分吗啡迅速由胃肠道黏膜、鼻黏膜及肺等部位吸收，通过血液分布到脑、肝、肺、肾、脾等实质器官和全身肌肉、脂肪组织。一般来说，最初几口鸦片的吸食令人不舒服，可使人头晕目眩、恶心或头痛，但随后可体验到一种欣快感。吸食鸦片者在相当长的时间内尚能保持正常的职业和智力活动，但如果长期吸食可使人精神颓废、瘦弱不堪、面无血色、目光发呆、瞳孔缩小，极易感染各种疾病，寿命也会缩短。过量吸食鸦片可因急性中毒或呼吸抑制而死亡。

2. 吗啡(Morphine)

吗啡是从鸦片中提取出来的一种生物碱。在非法毒品交易中常遇到的是粗制吗啡、吗啡硫酸盐等。吗啡常被压缩成块状,也有粉末状及片状吗啡,它是鸦片中最主要的一种生物碱。粉末粗制吗啡在东南亚地区亦称为"1号"海洛因。

吸食吗啡对神经中枢的副作用表现为嗜睡和性格的改变,引起某种程度的惬意和欣快感;在大脑皮层方面,可造成人注意力、思维和记忆性能的衰退。长期大剂量地使用吗啡,会引起精神失常的症状,出现谵妄和幻觉;在呼吸系统方面,大剂量的吗啡会导致呼吸停止而死亡。吸食吗啡的戒断症状为:流汗、颤抖、发热、血压高、肌肉疼痛和挛缩等。

3.海洛因(Heroin)

海洛因来源于鸦片,是吗啡二乙酰的衍生物,其化学名为二乙酰吗啡。1897年,德国拜尔药厂化学家荷夫曼(Felix Hoffmann)在德国将海洛因制成药物,止痛效力远高于吗啡。海洛因(Heroin)的名字由拜尔药厂注册,该字或源自德文Heroisch一词,意指英雄。纯品为白色粉末状物质,俗称"白粉"、"白面",有的为红色液体,俗称"红鸡",效价与成瘾性是吗啡的3～5倍,黑市品种纯度不一,由浅棕色至白色;亦有混杂奶粉、咖啡因、发酵粉或葡萄糖等物质。依纯度不同而以一号、二号、三号、四号、五号海洛因区分。通常用锡箔包装或以封口塑胶带方式流通市面。中国海洛因来源的主要毒源地是位于老挝、泰国、缅甸三个国家接壤的"金三角"地区。

海洛因的最初滥用方式多为烫吸,而后逐渐转变为静脉注射、肌肉注射和混合注射,而注射方式吸毒经常会引起各种并发症。

海洛因-R阿片受体复合物促使皮肤组织胺释放,使吸毒者皮肤发红、发痒,出现荨麻疹;抑制性激素、生长素的释放致体重下降、步态蹒跚、生长发育迟缓;抑制大脑皮层神经中枢,出现边缘系统如杏仁核、蓝斑核、苍白球、中缝核的兴奋,产生吸毒后的欣快感,吸毒者嗜睡、行动迟缓、表情冷漠;引起脑内钙离子耗竭,能量代谢受影响,故吸毒后全身乏力、困倦、懒动、消瘦、食欲下降、行动拖沓;影响五羟色胺代谢。具体对生理及心理影响看知识链接——海洛因对人体的主要作用。

海洛因中毒的主要症状是:不安、流泪、流汗、流鼻水、易怒、发抖、寒战、厌食、腹泻、身体蜷曲、抽筋,瞳孔缩小如针孔,皮肤冷而发黑,呼吸极慢,深度昏迷,呼吸中枢麻痹,衰竭致命等。海洛因吸毒者极易发生皮肤菌感染,如脓肿、败血症、破伤风、肝炎、艾滋病等,甚至会因急性中毒而死亡。

【知识链接】

海洛因的药理作用

1.中枢神经系统(CNS)的作用

海洛因对CNS既有兴奋作用又有抑制作用,其镇痛、镇咳、镇静及呼吸抑制等属抑制作用;而恶心、呕吐、瞳孔缩小、欣快感等则属于兴奋作用。

(1)镇痛。作用极强,镇痛效力比吗啡强4～6倍,对各种原因引起的钝痛、锐痛、内脏痛皆有效。对用药者的意识和感觉、运动和智力功能无影响。海洛因具有选择性镇痛的特点,对伴有情绪成分的疼痛效果尤为明显,对慢性、持续性钝痛的作用强于间歇性锐痛。海洛因的镇痛作用机制与内源性阿片肽相似,主要发挥体内抗痛系统对疼痛的调节作用,提高痛觉阈值,从而减轻机体对疼痛的感受;海洛因还可阻止痛觉神经冲动的向心性传导,使痛感受与痛反应分离,从而减轻疼痛;海洛因除减轻疼痛外,还具有镇静催眠作用,同时其作用还涉及边缘系统,能消除因疼痛或其他原因引起的过度紧张、焦虑不安和烦躁、苦恼等情绪反应,对伴有恐惧和焦虑的疼痛效果显著,对精神紧张也有明显的缓解作用。在环境安静的条件下,治疗剂量用药时可产生睡眠,但睡眠较浅且易醒,大剂量使用海洛因后可出现深睡状态,过量中毒时则可出现昏迷。

(2)欣快感。是指使用海洛因后机体的一种特殊的感受和体验。研究显示,海洛因等阿片类物质的致欣快作用与中枢多巴胺递质有关,中枢神经系统的阿片受体兴奋后,可引起多巴胺递质的释放增多。

"欣快感"的差异多与用药者的个人经历、用药时的环境气氛和用药目的有关。总体而言,初用体验可分三类,大部分人并无所谓的快感,吸食后立即出现恶心、呕吐、头昏乏力、嗜睡,呕吐物多为胃内容物,但吸毒者说即使发生呕吐也不感到难受。随着反复多次吸毒,难受感会逐渐消退,而欣快感逐渐出现,且两者可以并存;少数人一开始就有欣快感而无不适感;也有少数人吸毒直至上瘾也从未出现过欣快感。

吸毒者的快感体验大致可分为以下三个连续过程:

①强烈快感期:是指使用海洛因后立刻出现的强烈的快感,由下腹部向全身扩散。快感出现的同时,一般还伴有皮肤发红和瘙痒。据吸毒者供述:这种搔痒不仅不难受,而且抓搔起来十分舒服。有的吸毒者把它描述为"上头"、"上冲"、"昏"、"晕"等感觉。有人认为此欣快感类似于"性高潮",但大部分人则认为两者不好比较,但确实是舒服。有的海洛因依赖者将使用海洛因后的"快感"称为"天下第一乐",而性快感次之。强烈快感期持续时间大约1分钟左右。

②松弛宁静期:强烈快感期过后继之而来的是似睡非睡的松弛状态。患者的紧张、焦虑、烦恼、恐惧等全部消失,而觉得温暖、宁静、舒适,并伴有愉快的幻想和幻想性幻觉。本期约持续0.5～2h。部分吸毒者在此期又逐渐进入睡眠直至觉醒,或者戒断症状的再次出现。

③精神振作期:松弛宁静期过后,大部分吸毒者自我感觉良好,觉得精神饱满,工作似乎很有效率。此期约维持2～4h。随着吸毒时间的增加,耐受性逐渐提高,戒断症状越来越重,吸毒者的快感也越来越小。

(3)镇静作用:由于对脑干网状结构的轻度抑制,治疗量的海洛因,对病人或健康受试者,都可产生困倦、思睡、淡漠或精神恍惚,同时由于疼痛减轻和病人情绪改善,均可促使病人快速入睡。海洛因的催眠作用近似于正常生理性睡眠,在环境安静的条件下,用药者可产生睡眠,但睡眠较浅且易醒,且常出现多梦。

(4)感知觉的改变:镇痛剂量的海洛因对机体的感知觉几乎不产生任何影响。大剂量使用海洛因后,机体的某些感知觉可出现较明显的改变。在滥用海洛因的早期和形成对海洛因依赖后,一次大剂量静脉注射海洛因,可使机体本体感觉发生改变,出现四肢丧失感(感到四肢已不存在);有的使用者静脉注射海洛因后,嗅觉可出现明显异常,表现为鼻腔内一过性的"苹果香味"。另外,海洛因可使机体外周组织释放组胺,用药后可使海洛因依赖者皮肤出现一种极为"舒服的痒感",常伴有"悠闲自在"的搔挠动作,有时在海洛因依赖者身上可见到明显的挠痕。

(5)瞳孔缩小:其缩瞳作用是通过兴奋迷走神经引起的,此作用可被阿托品及其他抗胆碱药所阻断。同时,由于机体对此作用并不产生耐受性,所以针尖样瞳孔是海洛因等阿片类过量中毒的一个重要诊断标志。

(6)呼吸抑制:很小剂量的海洛因即可对位于脑干的呼吸中枢产生抑制作用。它能降低呼吸中枢对二氧化碳张力的反应性,还可直接抑制位于脑桥和延髓的呼吸调节中枢。海洛因对呼吸活动的影响,首先表现为呼吸频率的减慢,小剂量(5mg/次)使呼吸减慢加深,中等剂量使呼吸减慢减弱,中毒剂量则使呼吸时有时无,呼吸频率可由每分钟 18 次降为 2～4 次,出现不规则的潮式呼吸,最终因呼吸麻痹而死亡。海洛因对呼吸中枢的强烈抑制作用是海洛因过量致死的主要原因。

(7)镇咳作用:海洛因对咳嗽中枢有直接抑制作用,通过与孤束核阿片受体结合而阻断咳嗽反射。但它不利于痰液的咳出,故支气管哮喘的患者不适用,对于胸外伤、肺穿孔的患者只需几分钟便可生效。

(8)催吐作用:一般用量可兴奋第四脑室延脑背侧的催吐化学感受区,引起类似去水吗啡的作用,产生恶心、呕吐。海洛因的这一作用可为纳洛酮等阿片受体拮抗剂及氯丙嗪等多巴胺阻滞剂所对抗。

(9)摄食行为:海洛因可抑制人体的摄食中枢,多数海洛因依赖者饭量和进食次数减少,出现戒断症状时则恶心呕吐、无法进食。吃饭在某种程度上对他们来说是一种负担。因此,海洛因对摄食行为影响表现为食欲减少和饮食无规律,极易引起营养不良。

(10)性功能:在滥用海洛因的不同时期,海洛因对性功能的影响有所不同。

①在海洛因依赖形成前,海洛因可使阴茎勃起时间和性交时间延长,有的甚至可出现不射精现象,其中有性交时间延长达数小时而不射精者,一般可延长性交 0.5h,有时为 2～3h。此阶段多伴有性快感的减弱和性高潮的丧失。

②在海洛因依赖形成后,依赖者的性交欲望、性对象、每周性交次数和平均性交时间均明显减少,有的甚至可长期无性生活,有的即使有也是勉强而为之。

③脱毒完成后,性功能可在短期内迅速恢复,提示海洛因对男性性功能的影响主要是以功能性为主,而非器质性。

(11)对脑细胞的影响:海洛因急性中毒时主要表现为呼吸中枢受到深度抑制。由于机体严重缺氧,故对缺氧极为敏感的脑细胞所受到的影响和损害最大,表现为严重脑细胞水肿的病理改变。其机制与其他原因引起的脑组织缺氧相似,即严重缺氧时,脑细胞内 ATP 生成不足,N-K 泵运转失灵,进而使脑细胞内渗透压升高而出现脑细胞水肿。

2. 对心血管系统的作用

小剂量的海洛因对心血管系统不会造成明显影响,大剂量时对某些人可引起体位性低血压,较大剂量静脉注射甚至可使卧位者的血压下降,更大剂量时则可出现心动过缓。这主要是海洛因引起体内组胺的释放和抑制血管运动中枢所致。海洛因也可使体内 CO_2 滞留和脑血管扩张,而使颅内压升高。

另外,静脉使用海洛因,其不溶性杂质可作为血栓核而使血栓形成和增大,或直接栓塞于机体的某些部位,出现血管栓塞性病理改变和相应的临床表现。

3. 对消化系统的作用

(1)对口腔黏膜及牙齿的影响:海洛因制作原料不洁和掺杂物较多,具有腐蚀性,故通过烫吸方式吸食海洛因者,可造成口腔黏膜和牙齿的损害。常见的有口腔黏膜的溃烂、长期不

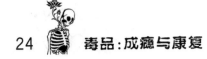

愈合的溃疡和牙齿发黄、酥脆、片状脱落和缺损等。

(2)对消化道平滑肌的作用:直接兴奋胃肠道平滑肌,提高其张力。胃的排空延长,饥饿感下降;内容物在胃肠道的运行减慢和停留时间延长;抑制排便中枢,可使患者的便意减弱,产生严重的便秘。有的甚至1～2周不排大便,干结的大便可硬如石子。严重的便秘是海洛因依赖者最感苦恼的症状之一。

(3)对消化道分泌腺的作用:抑制胃酸的分泌,抑制胆汁和胰液的分泌。海洛因强大的镇痛作用可掩盖机体消化系统的原发性疾病的主要症状,如胃和十二指肠溃疡的疼痛、反酸等,使海洛因依赖者察觉不到自己的疾病或误认为原有的疾病已经痊愈,因而放弃治疗。但事实上,在海洛因镇痛作用的掩盖下,这些疾病仍可能持续发展和加重,一旦停止使用海洛因或在脱毒治疗过程中,这些症状往往会伴随戒断症状明显地表现出来,如临床上常可见到剧烈腹痛、呕吐咖啡样物等上消化道出血的表现等等。

(4)对肝脏及其功能的影响:对肝脏的损伤包括过敏性反应、中毒性炎症改变和感染性炎症改变几个方面。前者主要由海洛因掺杂物引起,后者则多由静脉不洁用药行为所致。临床上常可见到有的海洛因依赖者伴有明显的黄疸,体检时可发现肝脏肿大,肝功能检查有GPT增高,但病人可无其他症状和肝区疼痛,可能与海洛因的强大镇痛作用有关。另外,在以静脉方式用药的海洛因依赖者中,共用注射器和注射针头的现象十分普遍,极易造成肝炎病毒的相互感染。因此,这个群体中各型肝炎的发病率远远高于普通人群。

4. 对呼吸系统的作用

长期以"烫吸"方式吸食海洛因时,各种掺杂物可以沉积于气管、支气管、细支气管黏膜表面,产生局部刺激作用、炎性反应和慢性增生性改变,使呼吸道假复层纤毛柱状上皮细胞的功能受损,如纤毛倒伏、分泌物增多等,并在此基础上继发细菌等感染。这些改变加上海洛因对咳嗽中枢的抑制作用,使得咳嗽反射、排痰等呼吸道自我清洁功能遭到严重破坏,故临床上常可见海洛因依赖者伴有气管支气管炎、支气管周围炎、支气管扩张、肺组织炎症等呼吸系统病变,特别是在停用海洛因后其相关症状变得尤为明显。

5. 对泌尿系统的作用

泌尿系统本身影响不大,其不良影响可能与掺杂物所致的过敏反应有关,临床上表现为严重的蛋白尿,无肾病的其他症状,但肾功能衰竭出现较快,有人称之为"海洛因肾",电子显微镜下可发现免疫复合物呈斑块状分布沉积于肾小球毛细血管基底膜。

6. 对免疫系统的作用

免疫系统的基本功能包括免疫防御功能及免疫监视功能。当机体出现免疫缺陷时,感染性疾病和肿瘤的发病率便会上升。长期滥用海洛因者并发感染性疾病的机会远远高于正常人群。

7. 对内分泌系统的作用

长期使用海洛因,神经—内分泌系统及其功能将受到较大的影响,通常多表现在以下几个方面:使促肾上腺皮质激素和皮质醇24h分泌时发生改变,表现为上午下降而晚上升高;使促甲状腺素明显降低,T_3、T_4增高;男性丘脑—垂体—性腺轴的功能改变表现为睾丸酮分泌降低,临床表现为性欲减退、性功能减退或消失;女性则表现为黄体生成素、雌三醇、孕酮均低于正常水平,卵泡刺激素高于正常生育女性,表现为月经紊乱或闭经。男女均可出现生育能力降低。

（二）可卡因类毒品

1. 来源

可卡因又名古柯碱，是以植物古柯树提炼制成的白色结晶状生物碱，属于天然毒品，是天然毒品中最强的中枢神经兴奋剂。可卡因的原料为"古柯"。古柯为灌木，是美洲大陆的传统种植作物。古柯产地的人滥用的是古柯叶和古柯浆，而其他地方滥用的是可卡因。古柯树叶嚼起来是苦的，为当地的咀嚼者喜爱，被称作"圣草"或"绿色的金子"。他们认为古柯可以使他们增加力量、驱除饥饿、减轻痛苦和疲劳感。因为古柯是一种高热能植物，每100克古柯叶中含热量127.5焦（30.5卡路里）。

2. 使用方式

常用鼻吸法，通过鼻黏膜吸收。这种方式的长期作用是使鼻粘膜部分组织坏死或溃疡；也由于可卡因对鼻黏膜的刺激性，吸毒者常不由自主地挖鼻子，导致鼻中隔穿孔甚至坍塌。用静脉注射方式注射可卡因，其毒性作用可非常迅速直达心脏，给生命带来的危险是非常大的。吸毒者往往使用未经消毒使用注射器，极易造成皮肤脓肿和各种感染。滥用者由于共用针头和注射器，也会感染和传播肝炎和艾滋病病毒。

3. 药物作用

古柯碱药力与用量、纯度、用药途径、使者心理及生理状态、周期、使用场合等皆有关系，有些用药者甚至觉得他们能控制自己，判断力也不会受影响。古柯碱会阻碍脑部神经传递质多巴胺，并影响正肾上腺素、血清素正常摄取，加速大脑老化。除此，可卡因还会严重影响神经系统，导致血管的收缩、眼球的膨大及心率失常。

古柯碱药效与安非他命非常类似。虽然有人认为古柯碱较不会"醉"人，对身体及头部的伤害也较轻，但美国一组双重实验显示，长期使用古柯碱的人无法确认他们正服用的是古柯碱还是安非他命。古柯碱使用者喜以连续不断的方式用药，通常一或二日连续服用数次，这样的持续期较安非他命短。长期使用或使用量大者常觉得紧张、生病、无法放松、焦躁易怒、视力模糊、盗汗、耳鸣、抽筋、失去协调性。

可卡因对中枢神经系统产生兴奋作用，兴奋初期，滥用者产生欣快感，感到飘飘欲仙、舒适无比，表现洋洋自得、健谈。用药后的兴奋作用，产生了消除疲劳的感觉。这类兴奋感觉只能维持30分钟左右。随后，它给人身体的抑制效应便出现了。吸毒者为了恢复初期的体验，往往再用第二剂……乃至每10分钟使用一次，以维持"瘾劲"不致衰落。周而复始，剂量越用越大，使用越来越频繁，把吸食者带到毁灭的深渊。

服用大量古柯碱之后，有些用药者产生迷幻现象，有些则举止怪异，甚至有暴力行为。连续服用一二天之后，用药者会觉得饥饿、疲倦、易怒、沮丧、需要沉睡。单一剂量的古柯碱作用期间非常短，约15～30分钟。药力过后用药者觉得易怒，一小时之后这种情绪也会消失。

古柯碱曾一度拥有"药物界的香槟"、"用药者的劳斯莱斯"等美喻。这些绰号显示了它在一般上流社会及演艺界受欢迎的程度。但事实上，所有社会阶级，不论是贫穷人的社区或出没于高级俱乐部的富人都使用这种药。大多数人在周末与朋友出游时使用；有些人用它是因为他们觉得古柯碱帮助他们表现出色；有些人利用古柯碱来解决个人问题，如沮丧、神经性食欲减低等。企图利用古柯碱来解决问题的人易成为上瘾者。

4. 中毒症状

小剂量的可卡因导致的心律是缓慢的。剂量增大后则心律增快，呼吸急促，可出现呕吐、震颤、痉挛、惊厥等现象。如果大剂量,则可导致死亡。一剂 70 毫克的纯可卡因,可以使体重 70 公斤的人当场丧命。可卡因成瘾者在高剂量使用可卡因时,出现类偏执性精神病,出现妄想、假性幻觉。在被害妄想的驱使下,把一切人视为敌人,把别人的一举一动都视为对自己的威胁,便采取"先发制人"、攻击他人的行为,伤害他人,危害社会。产生的幻视、幻触,感觉看到而实际没有出现的东西,或感觉身体某一部分有"虫子"钻进去在涌动的难受,而常常"采取措施"自残肢体。这叫做可卡因中毒性精神病。

(1)急性中毒:包括愉快感,陶醉感,好斗,夸大,多疑,有被害妄想及幻想,脱离现实感,判断障碍而容易导致危险行为的出现。

(2)身体上之症状有脉搏跳动快速,瞳孔放大,血压上升,腹痛,恶心,呕吐及呼吸困难等现象。

(3)服用大量会产生谵妄,甚至造成延脑麻痹及呼吸衰竭而导致死亡。

(4)长期服用会成瘾,而导致人格异常或妄想性精神病症状,若突然停用,可能发生严重的忧郁及昏昏欲睡现象。

(5)幻觉,大多为原始性视觉幻觉(即光、影等),也有感觉、味觉、听觉等幻象。

(三)大麻及其衍生物

1. 来源

大麻是一种广泛分布在世界温带和热带地区的一年生草本植物,有野生,也有栽培,并有很多变种,是人类最早种植的植物之一,人类吸食大麻的历史可以追溯至公元前三千年。当今世界毒品消费中,大麻是吸食使用最多、范围最广的毒品。然而大多数大麻,都没有任何有毒成分。通常所说的可制造毒品的大麻,是指印度大麻中一种较矮小、多分枝的变种。生长地区包括在亚洲的吉尔吉斯斯坦、阿富汗、中国部分地区、印度和尼泊尔,以及欧洲的匈牙利、波兰、保加利亚等地。今天世界上多数毒品大麻是在墨西哥和哥伦比亚种植的。

2. 使用方式

大麻草可以单独吸食。将其卷住香烟,被称为"爆竹",或将它捣碎,混入一般烟叶里,做成烟卷直接卖给吸毒者,这就是"大麻烟"。一支大麻烟卷,通常可供五六个人过瘾。吸食大麻油的方法主要是用扎洞法。事先在黄烟上用针扎许多洞,然后将纸浸在大麻油中,卷在烟外,外面再卷上两至三层烟纸,以免大麻油失掉。以大麻油为原料,做成的大麻衍生物可供注射使用,这种溶液的作用特别危险,毒性特别强烈。

3. 药物作用

大麻最主要的精神活性成分是四氢大麻酚(THC),能使人产生欣快感。可使心率增快:平均每分钟增加 25～50 次,可达到 140 次/分,心率增快与使用剂量及血液中含量大小有关;眼结合膜血管充血扩张:出现典型的红眼睛;可以降低眼压,有利于青光眼的好转;长期使用使血容量增多;大量使用可产生体位性直立性低血压;长期吸入损伤支气管上皮细胞功能,致支气管炎及喘息发生;吸入物有一定的致癌作用;青少年时期经常吸食大麻,智商会永久性降低。

小剂量的大麻,会使吸食者产生洋洋自得的感受。独自一人的吸毒者,表现为嗜睡,有松弛感。若有几个吸毒者在一起,则表现为莫名其妙地傻笑、愚蠢性欢乐唱歌等。这类吸毒者的记忆力受损害,难以做依靠智力的综合活动的工作。对时间、空间发生错觉,觉得时间过得特别慢,原来只有几分钟的时间,觉得有好几小时。他们的平衡功能也发生障碍,由于肌肉张力松弛,变得站立不稳,双手也会不由自主地震颤。如吸入大剂量大麻,会产生大麻中毒性精神病出现幻觉、妄想和类偏执状态,伴有思维紊乱、自我意识障碍,出现双重人格。长期吸服大麻者,表现为呆滞、淡漠,注意力不集中、记忆力差、判断力损害。偶有无故攻击性行为。随着吸毒时间迁延,个人卫生不顾、饮食不佳、人格扭曲,对任何事物缺乏兴趣,呈精神衰退状态。

吸食大麻可对人造成精神上和生理上的影响。一个人最少需要每公斤体重10微克剂量的四氢大麻酚(THC)才会有可以感受到的心理影响。各种生理心理变化如下:

(1)情绪和心境的变化:抽吸大麻后1～2分钟内可出现短暂的焦虑期,出现莫名其妙而又模糊不清的焦虑和烦躁,数分钟后进入爽朗期,感到特别安定、惬意、轻松愉快,感觉一切都很美好,充满幸福感,待人接物爽朗热情,十分健谈,很想找人作体贴的倾诉,以分享他的愉快。此后,即慢慢地转入陶醉期,恬静自得,不再想与人谈话,愿意独自沉浸在销魂状态。

(2)感知觉:依赖者一般于宁静的情绪中,对于颜色感觉生动、丰富而深刻,感到周围事物绚丽多彩,五光十色。对音乐的鉴赏能力增强,对其他声音也很敏感。触觉、味觉与嗅觉均可被强化。最突出的是对时间感受的变化,即感到时间过得缓慢,几分钟如同几小时。空间知觉也发生改变,如觉得周围事物变近、变大,犹如从望远镜中观察事物一般。

(3)思维与联想:在感知觉改变的同时,感觉自己脑子好使了,工作更能胜任了。接着就可能出现不寻常的联想和思维程序,或是采取一种新奇的观点看问题,浮想联翩,观念飘忽不定。记忆广度缩小,注意力涣散,计算功能差,有时连一句话也说不全,只能意会,不能言传。严重者出现偏执意念,幻想与现实交织在一起,概念模糊,甚至导致精神崩溃。

(4)精神运动功能:主要表现为动作反应迟缓,协调运动性操作不能。长期滥用者产生动机缺乏症状群,表现为始动性不足,人格堕落,道德沦丧。躯体和心理依赖大麻。依赖以心理依赖为主,躯体依赖较轻,不易产生耐受性。通常小量吸入或间歇使用大剂量时不产生戒断症状,戒断反应多见于广泛流行地区使用较大剂量者。骤然停用可发生激动、不安、食欲下降、失眠、体温下降甚至寒战、发热、震颤。一般持续4～5天逐渐消失。

4.中毒症状

长期吸食大麻可诱发精神错乱、偏执和妄想,对记忆和行为能力造成损害,使大脑记忆力混乱、判断力减退、反应迟钝;可引起退行性脑病,人体免疫系统受损,对疾病的抵抗力下降,极易受病毒、细菌感染,而且易患口腔肿瘤;也会导致呼吸器官受损,引起气管炎、咽炎、哮喘等疾病。有人说吸一支大麻烟对肺功能的影响比一支香烟大10倍。同时,长期吸食大麻还会影响运动协调,损伤肌肉运动的协调功能,造成站立平衡失调,手颤抖,失去复杂的操作能力和驾驶机动车的能力。

大麻急性中毒症状包括:

(1)中毒性谵妄:发生在一次大量使用时。患者意识不清,同时伴发错觉、幻觉与思维障碍。有一部分患者伴随恐惧和冲动行为,也有报道出现凶杀死亡的案例。

(2)急性焦虑发作:吸食过量时,有时产生严重的焦虑感,重者达到恐惧程度,伴随有灾难感或濒死感。有些病人在焦虑的同时产生偏执意念,对他人产生敌对意识,或感到被别人监视。

(3)急性抑郁反应:有些病人可产生一过性的抑郁状态,悲观厌世,有自杀意念。

（四）合成类麻醉品

1. 杜冷丁。杜冷丁是人工合成的吗啡代用品，其盐酸盐为白色、无嗅、结晶状粉末，一般制成针剂的形式。作为人工合成的麻醉药物，普遍地应用于临床，对人体的作用和机理与吗啡相似，但镇痛、欣快作用较吗啡小，具有成瘾性。

使用过量可出现阿托品样中毒症状，如瞳孔散大、心跳加快、兴奋、谵妄，还可产生肌肉痉挛、反射亢进、震颤、惊厥。停药时出现的戒断症状主要有精神萎靡不振、全身不适、流泪、呕吐、腹泻、失眠，严重者也会产生虚脱。

2. 美沙酮。又称美散痛，属人工合成的麻醉药品。其盐酸盐为无色或白色结晶状，无嗅、味苦，常见剂型为胶囊，在临床上用作镇痛麻醉剂，止痛效果略强于吗啡，毒性、副作用较小，成瘾性也比吗啡小。

3. 埃托菲。全称盐酸二氢埃托菲（DHE），是近年来我国新研制的一种高效麻醉性强镇痛药，多被制成片剂。埃托菲属于人工合成的药物，在医疗上主要用于晚期癌症病人的缓解疼痛，属化学合成的阿片受体激动剂。使用 DHE 可造成生理和心理依赖性，其精神和心理依赖性至少比海洛因大 100 倍，且耐受性形成快，用药量和用药次数增长很快。因此，被国家列为麻醉药品严格管制。

二、精神类毒品

（一）兴奋剂类毒品

1. 苯基丙胺（Amphetamine）。苯基丙胺简称苯丙胺，又名去羟基麻黄素，俗称安非他命或安非他明。原药为白色粉末，合法生产的有药片、胶囊、糖浆或针剂，对中枢神经系统有类似于可卡因的强烈兴奋作用。苯丙胺影响中脑边缘系统欣快中枢，产生欣快体验，中枢兴奋作用，使活动增加、疲劳感消失、睡眠减少。刺激延髓呼吸中枢，使呼吸频率和呼吸深度增加；抑制摄食中枢，导致食欲下降；对心血管系统产生兴奋作用可使血压增高，心率加快，可导致体温升高；作用于瞳孔括约肌，可使瞳孔扩大。

滥用过量可产生幻觉、妄想和认知功能的损害，长期大量滥用可导致神经系统永久性的损伤，如神经末梢的退行性改变等。

2. 冰毒（Methamphetamine）。冰毒简称甲基苯丙胺，又名去氧麻黄素，俗称甲基安非他明，形状为白色透明结晶体，与普通冰块相似，故又被称之为"冰"，亦称"艾斯（ICE）"。该药少量使用时有短暂的兴奋、抗疲劳作用，故其丸药又有"大力丸"之称。是我国目前流行最广、危害最严重的毒品之一。冰毒的毒性相当大，很容易上瘾，致幻力强，毒性发作快，用药后精神兴奋，性欲亢进，食欲减退，睡眠要求降低，常导致情感冲动和产生暴力行为。对人体损害大，长期吸食可产生呕吐、腹痛、腹泻，慢性中毒并出现肠胃功能障碍等症状，严重时可导致肾功能衰竭及精神失常，甚至造成中毒死亡。戒断症状包括精神呆滞、昏睡、易怒、烦躁不安、忧虑，甚至产生自杀的倾向。

3. 摇头丸（MDMA）。"摇头丸"是安非他明类衍生物，属中枢神经兴奋剂，俗称"摇头丸"、"快乐丸"、"劲乐丸"、"狂喜"、"忘我"、"疯药"等。也有按药片、药丸的不同颜色或不同图案、字母称为"蓝精灵"、"白天使"、"蝴蝶"、"鸽子"、"小鸟"、"恐龙"、"M 药片"等，是我国目前流行最广、危害最严重的毒品之一。MDMA 既具有三甲氧苯乙胺的致幻作用和苯丙胺的兴奋作用，也具有很强的精神依赖性，对人体有严重的危害。服用后表现为：活动过度，感情冲动,性欲亢进,嗜舞,偏执,妄想,自我约束力下降以及出现幻觉和暴力倾向等。该毒品现主要在迪厅、卡拉 OK 厅、夜总会等公共娱乐场所以口服形式被滥用。

4.咖啡因。咖啡因系中枢神经兴奋剂,俗称"咖啡精",是从天然植物咖啡果中提取的生物碱,又称为"咖啡碱"。茶叶、咖啡、可口可乐等饮品都含有咖啡因。咖啡因不仅能直接兴奋大脑皮层,还能直接兴奋延髓,有一定的精神依赖。适度使用有祛除疲劳、兴奋神经的作用,临床上用于治疗神经衰弱和昏迷复苏。大剂量或长期使用会对人体造成损害,引起惊厥,导致心律失常,并可加重或诱发消化性溃疡,甚至导致吸食者下一代智能低下、肢体畸形。一旦停用会出现精神萎靡、浑身困乏疲软等各种戒断症状。

5.安纳加。安纳加学名苯甲酸咖啡因,安纳加是由苯甲酸和咖啡因以近似 1∶1 的比例配制而成的。其中,咖啡因起兴奋神经作用,苯甲酸钠起助溶作用以帮助人体吸收。安纳加作为兴奋型的精神药品,有一定镇痛作用。临床上用于治疗中枢神经抑制以及麻醉药引起的呼吸和循环抑制等症。长期使用安纳加会产生药物耐受性、与咖啡因相似的药物依赖性和副作用。

6."麻古"。麻古系泰语的音译,是一种加工后的冰毒片剂,其主要成分是甲基苯丙胺和咖啡因,属苯丙胺类兴奋剂。外观与摇头丸相似,通常为圆形片剂,有玫瑰红、橘红、苹果绿等色,上面印有"R"、"WY"、"66"、"888"等标记。服用麻古后会使人中枢神经系统、血液系统极度兴奋,大量耗尽人的体力和免疫功能。同时,还表现出健谈、性欲亢进等生理上的反应。长期服用会导致情绪低落及疲倦,精神失常,损害心脏、肾和肝,严重者甚至导致死亡。

(二)抑制剂类毒品

1.FM2。FM2 学名为氟硝安定,俗称"十字架"。其具有快速安眠(20 分钟内安眠)的效果和作用强烈、效果持久(8~12 小时)的特点,也具有成瘾性。FM2 服用后,人会嗜睡、昏迷、语意模糊、无知觉、身体瘫软、自我控制力差。高剂量的吸食会产生低血压、呼吸困难、视觉障碍及深度昏迷,如与酒精类和其他镇静催眠药合用后,会加强其毒性,严重时可导致中毒死亡。

2.三唑仑。三唑仑又名海乐神、酣乐欣,淡蓝色片,是一种强烈的麻醉药品。口服后可以迅速使人昏迷晕倒,药效比普通安定强 45~100 倍,服用 5~10 分钟即可见效,用药 2 片致眠效果可以达到 6 小时以上,昏睡期间对外界无任何知觉。服用后还使人出现狂躁、好斗甚至人性改变等情况。

3.γ-羟丁酸(GHB)。它又称"液体迷魂药"或"G 毒",是一种无色、无味、无嗅的液体。使用后可导致意识丧失、心率缓慢、呼吸抑制、痉挛、体温下降、恶心、呕吐、昏迷或其他疾病发作。特别是当与苯丙胺类中枢神经兴奋剂合用时,危险性增加。与酒精等其他中枢神经抑制剂合用,可出现恶心和呼吸困难,甚至死亡。

4.红中、青发。它是一种白色带苦味无气味粉末,通常为胶囊装。可以口服或注射。有时与酒精、安非他命、海洛因等混合使用,危险性增高。红中、青发可以抑制中枢神经,短期间低剂量服用大多产生松弛与安宁感,有时则感到兴奋并可能出现思想障碍及动作不协调。重剂量使欢欣感加重,说话含糊,行动笨拙;血压下降及呼吸减慢,却常被忽略而导致呼吸停止而死亡。长期服用会导致失眠、长期疲劳、记忆力、判断力及思想受损、抑郁、情绪问题恶化、反应迟钝、呼吸困难、晕眩。易造成心理及生理依赖,耐药性强,产生欢欣感之剂量与致死量差距甚微,长期大量使用者就是小量增加也可能致死。停药 3~5 天即有典型戒断症状,包括持续性抽搐、头疼、恶心、呕吐、肚子绞痛、发抖、失眠、躁动及姿态性低血压。

5.地西泮。又名安定,白色结晶性粉末,适用治疗焦虑症及各种神经官能症与失眠、癫痫。长期大量服用可产生耐受性并成瘾。久服骤停可引起惊厥、震颤、痉挛、呕吐和出汗等戒断症状。用药过量,会出现头痛、言语不清、震颤、心动徐缓、低血压、视力模糊及复视等,并伴有嗜睡、疲乏、头昏及共济失调(走路不稳)。超剂量可导致急性中毒,表现为动作失调、肌无力、言语不清、精神混乱、昏迷、反向减弱和呼吸抑制直至死亡等,也可引起神经错乱、关节肿胀和血压下降等。

6.安眠酮。在医学上又称甲喹酮、海米那、眠可欣、甲苯喹唑酮,俗称"佛得",西北地区称"忽悠悠"。药品性状有药片状、胶囊状、粉状。合成的安眠酮一般为褐色或黑色的粒状粉剂,有的是米黄色粉状。安眠酮通过酒精增强作用,具有一种谵妄性的能力,常作为引起幻觉的代用药。小剂量服用安眠酮使服用者从消沉状态进入极端神经质和兴奋状态。大剂量服用会引起中毒,其中毒症状为:头晕、颜面潮红、胸闷、恶心、烦躁不安、四肢麻木,谵语、昏迷,最后呼吸衰竭死亡。安眠酮最小致死量为2～10克。服用150～500毫克安眠酮后,会有一种发麻的感觉,肌肉放松时能诱使运动机能失调、困倦,欣快感和主观感的变化随之而出现。

7.止咳水。通常含有可待因、麻黄碱等成分,常用的含有磷酸可待因成分的止咳药水有:联邦止咳露、小儿联邦止咳露、联邦泰洛其、新泰洛其、小儿联邦泰洛其、菲迪克、可非、可非止咳露、复方磷酸可待因止咳露、珮夫人止咳露、万辉化痰止咳露、复方福尔可定口服溶液(澳特斯小儿止咳露)、奥亭止咳露、欧博士止咳露、博士小儿止咳露、苏菲止咳糖浆、强力止咳露、可愈糖浆等,其中磷酸可待因的含量一般在0.10%左右,如联邦止咳露、菲迪克、佩夫人止咳露中分别为0.10%,0.10%,0.09%。另外,一些含有罂粟壳的具有止咳作用的中草药糖浆剂如强力枇杷露、麻芩止咳糖浆、清热止咳糖浆等(罂粟壳含量多未注明,但临床用药剂量在安全范围),长期、大量、连续服用,亦可成瘾,因为罂粟壳中含有吗啡、可待因、蒂巴因、那可汀等鸦片中所含有的成分。

服用后会出现昏昏欲睡、便秘、恶心、情绪不稳定、睡眠失调等症状,大量服用能抑制呼吸。长期服用可形成心理依赖,戒断症状类似海洛因毒品。现在国内不少迪厅等娱乐场所内存在将止咳药水与可乐混合制成所谓的"摇头水"滥用的情况,本质上也属于止咳药水滥用,亦可导致成瘾。过量滥用,可导致抽筋、神智失常、中毒性精神病、昏迷、心跳停止及呼吸停顿引致窒息死亡。

(三)致幻剂类毒品

1.麦角酰二乙胺(LSD)。LSD是白色无味粉末,常掺杂其他物质并被制成粉剂、药片、胶囊等形式非法使用和出售。LSD被认为是当代最惊奇、最强烈的迷幻剂,是从北美和欧洲一种黑麦病菌中提取出的生物碱,有强烈的致幻作用,毒性很大,可产生持续幻觉。吸毒者服用该药30～40分钟后起效,出现眩晕、头痛、乏力、心跳加速、血压升高、瞳孔放大、恶心和呕吐等反应,2～3小时左右产生各种幻觉,以幻视最常见,同时出现感知觉歪曲,对周围的声音、颜色、气味及其他事物的敏感性畸形增大,对事物的判断力和对自己的控制力下降或消失。其典型体验有"快乐之旅"、"倒霉之旅"两种。LSD的半衰期约3小时,主要在肝内代谢,通过肠道排出体外。当药效消失,迷幻期结束后,吸毒者往往会感到严重的忧郁,有些人还会出现幻觉重现现象(闪回症状)。对这种现象的恐惧性反应有时会导致自杀行为。

LSD 会使服用者产生顽固的心理依赖性,长期服用会出现药物耐受性。长期或大量服用 LSD 会使记忆力受到损害,出现抽象思维障碍,还有相当严重的毒副作用:大量杀伤细胞中的染色体,携带着遗传基因的染色体被大量破坏将导致孕妇的流产或婴儿的先天性畸形。

2.苯环己哌啶(PCP)。PCP 是一种合法生产的动物麻醉剂,由于它具有廉价、欣快感强的特点,在欧美、亚洲年轻的吸毒者中多见,被称为"天使尘"。PCP 影响中枢神经系统,少量服用能产生与大多数抑制剂相类似的镇静效果;中等量会出现感觉障碍,产生痛觉、感觉消失现象;而大量服用则会导致惊风、昏迷甚至死亡。对人的行为产生的作用往往不可预测,可能是暴力、错乱倾向,也可能是精神分裂,因此更为危险。由于使吸毒者对疼痛感觉迟钝,精神错乱,导致因服用 PCP 所引起的奇怪举动而丧生的人数比这种毒品本身毒性导致死亡的人数还要多。服用者往往缺乏辨别方向的能力而在浅水中溺死,或从大楼的窗口摔下,或与慢速的汽车相撞而被压死,或在大火中毙命。吸食 PCP 后,有些人会变得好斗,自己觉得力大无穷,由此而引发犯罪。它主要在迪厅、卡拉 OK 厅和夜总会等公共娱乐场所被一些疯狂的舞迷所滥用。

3.K 粉。K 粉俗称 K 仔,化学名称"氯胺酮",是一种新型毒品,为白色粉状结晶物,常被制成针剂,在医学上一般作为麻醉剂使用。K 粉能兴奋心血管,具有一定的精神依赖性。成瘾后,在毒品作用下,吸食者会疯狂摇头,很容易摇断颈椎。同时,疯狂的摇摆会造成心力、呼吸衰竭。吸食过量或长期吸食,可对心、肺、神经都造成致命损伤,对中枢神经损伤比冰毒还厉害,出现恶心、呕吐,心率加快,血压升高,幻觉和噩梦、举止失常、判断力失准和动作不协调等症状。

4.麦司卡林。麦司卡林学名三甲氧苯乙胺,是苯乙胺的衍生物,起效时间比麦角酸二乙基酰胺(LSD)稍慢,服用 2～3 小时后出现幻觉,幻觉持续时间短,大约 1～2 小时即可消失,容易引起恶心、呕吐。吸食麦司卡林的危害主要是导致精神恍惚,服用者可发展为迁延性精神病,还会出现攻击性及自杀和自残等行为。

5.迷幻蘑菇。它多为粉红色片剂,其迷幻成分主要由一种含毒性的菌类植物"毒蝇伞"制成。"毒蝇伞"生长在北欧、西伯利亚及马来西亚一带,属于带有神经性毒素的鹅膏菌科,含有刺激交感神经、与迷幻药 LSD 相似的毒性成分。药力持久,有吸食者称比摇头丸、K 粉更强烈。吸食后即会出现健谈、性欲亢进等生理异常反应。过量吸食会出现呕吐、腹泻、大量流汗、血压下降、哮喘、急性肾衰竭和休克等症状或因败血症猝死。心脏有问题的人服用后可导致休克或突然死亡。

6."浴盐"。它是一种合成致幻药,主要成分包括亚甲基双氧吡咯戊酮(MDPV)、甲氧麻黄酮、吡咯戊酮和甲基氨基丙酮,有的还含有咖啡因。街头也称为"沐浴粉"、"香草精"或"植物食品"。口服或鼻吸,会引致胸痛、高血压、心跳加速、烦躁、幻觉、极端偏执和妄想。"浴盐"是一种中枢神经系统的兴奋剂,在最危险的情况下,药物滥用专家形容其兴奋功能比可卡因强 13 倍。而其带来的精神状态改变,可能会导致恐慌、躁动、妄想、幻觉和暴力行为。

一般会通过各种各样的商品标签出售,诸如"研究化品"、"浴盐"、"植物食品"等等,且覆盖广泛的合成和植物提取成分。

(四)其他新型毒品

1.新型毒品"2C-B"

2C-B(4-溴-2,5-二甲氧基苯乙胺)在美国称为"NEXUS",在台湾称为"六角",在香港则被称为"番仔"，内地称为"开心佛"，外表酷似感冒胶囊，是一种人工合成的化合物，分子式 $C_{10}H_{14}BrNO_2$，分子量 259。1974 年，美国人 Alexander Shulgin 首次合成 2C-B 并发现其有精神作用，未发现其临床药用价值，后制成春药——爱神，被称为"终极毒品"。20 世纪 90 年代，瑞士、荷兰等国先后发现"Esctasy"片中含有该成分。自 1986 年开始，WHO 和一些国家陆续将 2C-B 列为管制药品品种目录，我国 2001 年将 2C-B 列入 I 类精神药品管制目录。2004 年，我国禁毒部门发现在收缴的毒品中含有 2C-B。

2C-B 兼具兴奋和致幻的精神作用。2C-B 的致幻效果比 4-溴-2,5-二甲氧基苯丙胺（DOB）强 10 倍，是位列 MDMA，MDEA 之后的第三类需严格管制的精神物质。其精神作用与服用剂量相关，摄入 4mg 时，开始出现欣快感，产生消极和松弛的精神状态；随着剂量增加，兴奋状态由弱至强，伴随视、听、嗅、触觉的欣快，直至出现幻觉或达妄想状态，持续时间约 4～8h。

2. 新型毒品"K2"

K2 又称"Spice（香料）"、"Genie（精灵）"、"Zohai（佐海）"、"迷幻鼠尾草"等，是由多种香料和草药与多种化学物质混合而制成的低成本草药组合物的通称，外观与一般香草或茶叶无异，具有多种口味，燃烧吸食会产生类似大麻的兴奋反应，但效果比大麻强 4 倍以上。境外媒体称，K2 主要产地为中、韩等亚洲国家，多以香料或草药名义输往世界各地。

K2 不含大麻成分，但由于表面喷涂了一层合成大麻素例如 JWH-018（类似于 THC，四氢大麻酚，大麻的一种主要活性成分），所以吸食后会产生欣快感和亢奋。不过，吸食者亦会出现头痛、呕吐、妄想、精神恍惚、情绪波动、瞳孔放大、心跳加速、呼吸困难等不良反应，严重者甚至陷入昏迷。目前，暂无死亡案例。

3. 混合毒品"开心水"

"开心水"呈液态，透明，无味，由少量冰毒、K 粉、飞仔粉等多种毒品调配。与"摇头丸"不同，吸食"开心水"后不需要激烈音乐、热闹氛围，也会出现亢奋感和幻觉等兴奋状态，因此，吸食"开心水"的场所逐步由热闹的迪斯科舞厅、KTV 等场所向茶艺吧、咖啡厅、酒店、宾馆等公共场所扩散。吸食"开心水"后，人的神经系统受损，会产生暴力倾向和性冲动等，极易诱发暴力犯罪和性犯罪。此外，"开心水"无色无味可溶于水的特性，易使女性在无意中成为性侵害对象。

【知识链接】

苯丙胺类药物

苯丙胺类药物（Amphetamine-type stimulants，ATS）是苯丙胺及其衍生物的统称，涉及几十个品种，具有药物依赖性（主要是精神依赖性）、中枢神经兴奋、致幻、食欲抑制和拟交感能效应等药理、毒理学特性，是联合国精神药品公约管制的精神活性物质。由于此类物质具有较强的依赖性（成瘾性），滥用潜力很大。

1. 药理、毒理学特性

苯丙胺类药物是指以苯丙胺为代表的具有相似化学结构和药理作用的一类化合物，其主要药理毒理学作用有：

（1）影响中脑边缘区欣快中枢,产生欣快体验;

（2）中枢兴奋作用,使活动增加、疲劳感消失、睡眠减少;

（3）刺激延髓呼吸中枢,使呼吸频率和呼吸深度增加;

（4）抑制摄食中枢,导致食欲下降;

（5）对心血管系统产生兴奋作用可使血压增高,心率加快;

（6）可导致体温升高;

（7）作用于瞳孔括约肌,可使瞳孔扩大;

（8）滥用过量可产生幻觉和妄想,损害认知功能;

（9）长期大量滥用苯丙胺类药物可导致神经系统永久性的损伤。如:亚甲二氧甲苯丙胺(MDMA)进入神经系统后,可形成有毒的代谢产物,导致神经末梢退行性改变。

苯丙胺类药物进入脑部速度快,并在脑组织中蓄积。一般在摄入数分钟内即可产生外周和中枢作用。在体内的清除主要通过原形排泄和生物转化两种方式。苯丙胺与甲基苯丙胺可以在服用后 20 分钟内在尿中出现。苯丙胺在人体的半衰期约为 7～11 小时,剂量的30%以原型排泄,尿 pH 值降低时,半衰期缩短。

排泄率和排出原型药的量随尿液 pH 值不同有所差异。碱性尿在 24 小时中排出率约为 45%,其中 2% 为原型药;而酸性尿 24 小时排出率约为 78%,其中 68% 为原型药。口服苯丙胺 5mg 后 29 小时仍可在尿中检出原型药。摄入体内的甲基苯丙胺大约一半以原形由肾排泄,部分转化成为苯丙胺继续代谢。

2. 分类

苯丙胺类药物均具有中枢神经系统兴奋作用,但不同药物的作用各有侧重。根据苯丙胺类药物化学结构不同及药理、毒理学特性可分为以下四类:

（1）兴奋型苯丙胺类

此类药以中枢神经系统兴奋作用为主。代表药有苯丙胺、甲基苯丙胺、卡西酮等。

（2）致幻型苯丙胺类

此类药具有导致用药者产生幻觉的作用。代表药有二甲氧甲苯丙胺(DOM)、溴基二甲氧苯丙胺(DOB)和麦司卡林等。

（3）抑制食欲型苯丙胺类

此类药具有抑制食欲的作用,包括苯甲吗啉、苯二甲吗啉,二乙胺苯丙酮;芬氟拉明及右旋芬氟拉明等。

（4）混合型苯丙胺类

此类药兼具兴奋和致幻作用,包括亚甲二氧基甲基苯丙胺(MDMA)和亚甲二氧基乙基苯丙胺(MDEA)等。"摇头丸"多指 MDMA,但目前国内黑市所售多为苯丙胺类药物的混杂剂。常见苯丙胺类药物的名称及作用见表 2-1 所示。

3. 苯丙胺类药物急性中毒的表现

（1）躯体症状

苯丙胺类药物摄入量较大时可引起收缩压和舒张压升高,低剂量时由于心输出量增加而反射性地降低心率,高剂量可出现心动过速和心律失常,呼吸速率及深度增加,出汗等。同时可出现头痛、心慌、疲倦、血压增高、发热、反射性心率减缓、瞳孔扩大、睡眠障碍。部分滥用者还可能出现咬牙、共济失调、头痛、恶心、呕吐等。

表 2-1 常见苯丙胺类药物的名称及作用

中文名	英文名	别名	俗名	主要作用
苯丙胺	Amphetamine	安非他明	提神丸，大力丸	中枢神经兴奋
右旋苯丙胺	Dexamfetamine			中枢神经兴奋
左旋苯丙胺	Levamfetamine			中枢神经兴奋
甲基苯丙胺	Methamphetamine	去氧麻黄硷	冰毒	中枢神经兴奋作用较苯丙胺强
卡西酮	Cathinone			具有类似于苯丙胺的兴奋作用
哌醋甲酯	Methylphenidate	利他林		中枢神经兴奋
二甲氧甲苯丙胺	2,5-dimethoxy-4-methyl-amphetamine,DOM		致幻作用	
溴基二甲氧苯丙胺	4-bromo-2,5-dimethoxy-amphetamine,DOB			致幻作用，作用慢，恢复慢
三甲氧苯乙胺	Mescaline	麦司卡林仙人球毒碱	坏种	致幻作用
苯甲吗啉	Phenmetrazine	芬美曲嗪		抑制食欲
苯双甲吗啉	Phendimetrazine	苯甲曲嗪		抑制食欲
芬氟拉明右旋芬氟拉明	Fenfluramine Dexfenfluramine	氟苯丙胺右苯丙胺		抑制食欲
3,4-亚甲二氧甲基苯丙胺	3,4-methylene-dioxymethyl-amphetamine,MDMA,Domex	替甲基苯丙胺都麦克斯	摇头丸，迷魂药狂欢丸，爱芝	兴奋及致幻作用
3,4-亚甲二氧基乙基苯丙胺	3,4-methylene-dioxyethyl-amphetamine,MDEA	三乙氧苯乙胺		兴奋及致幻作用

采用静脉注射方式的滥用者，为追求最大程度的快感，可每隔 2-3 小时注射一次，从而出现明显的中毒症状，包括瞳孔扩大、大汗、口渴、厌食、血压增高、脉搏增快等。由于外周血管收缩使得皮肤冰冷，同时可出现心房和心室的异位节律增多、阵发性心动过速、室性早搏。一些人可出现血糖升高，血液凝集速度加快。还会出现因口干而引起的固体食物吞咽困难。骨骼肌张力增加，肌腱反射亢进，出现不自主的磨牙动作，并可见手部静止时的细微震颤或手足舞蹈样动作。还可出现尿潴留和便秘。重者可导致惊厥、昏迷、心律失常甚至死亡。

（2）精神症状

初次使用苯丙胺后可体验到欣快感或焦虑不安，同时表现为自信心和自我意识增强、警觉性增高、精力旺盛、饥饿感及疲劳感减轻等，并可出现判断力受损。行为上表现活动增多，话多，易激惹，坐立不安。

药量继续增加时，可出现严重的焦虑情绪、情感表现愚蠢且不协调。思维联想松散，逻辑性差，并出现幻觉、偏执观念或妄想。语速增快，言语含混不清或持续言语。行为上表现为刻板动作和自发动作，少数人可出现冲动、伤人或自伤。静脉注射方式滥用者上述症状来得更快、更严重。

4. 苯丙胺类药物的慢性中毒

一些长期大量滥用者,可出现躯体多系统的损害。除前述的急性中毒、依赖综合征外,还可以有如下表现:

(1)躯体异常:由于滥用期间厌食和长期消耗,滥用者体重明显下降。此外,由于在滥用时可有磨牙动作,长期滥用者常会出现口腔黏膜的磨伤和溃疡。

(2)神经系统异常:长期滥用者常会出现肌腱反射增高、运动困难和步态不稳等表现。

(3)精神活动异常:长期滥用者最初用药后的欣快感往往代之以突发的情绪变化,表现为情绪不稳、易激惹,后者表现因小事而大发脾气。慢性中毒症状可有注意力和记忆力损害。

5. 苯丙胺性精神病

苯丙胺性精神病是由滥用苯丙胺类药物引起的中毒性精神障碍,可在长期用药中逐渐出现,也可在一次使用后发生。其症状表现与偏执型精神分裂症颇为相似,应注意鉴别。

(1)感知觉障碍:患者在意识清晰的状态下出现丰富的错觉或幻觉(幻听或幻视)。错觉及幻觉使滥用者感到恐怖,幻听内容常常是侮辱性言语,说话的人可能是一个或多个熟悉或生疏的声音。

(2)思维障碍:最初表现为敏感、多疑,逐渐发展为援引观念,偏执观念,被害妄想或夸大妄想,并伴有相应的情感反应。在妄想支配下可采取冲动甚至自伤或伤人等暴力行为。

(3)上述症状在停止滥用后的数周内可以自行恢复,使用抗精神病药可缩短病程,改善症状。

日本学者认为,日本人使用甲基苯丙胺主要偏向于欣快感和性欲的增强,美国主要追求陶醉般的幻觉感受。抑制食欲型苯丙胺类兴奋剂能明显抑制脑干饱食中枢神经活动,从而使食欲减退、进食减少,以达到减肥目的,但也有促进儿茶酚胺递质和5-羟色胺递质释放,使服用者情绪兴奋并产生明显的迷幻感。与甲基苯丙胺相比,致幻性苯丙胺类(摇头丸)兴奋作用较弱,而迷幻感觉作用较强。此外,致幻性苯丙胺类兴奋剂还可以产生较强的"共鸣"作用。滥用者口服后约半小时出现幻觉,感觉世界充满美好,对陌生人友善,警惕性下降,性开放倾向增强,极易出现群宿乱交行为。吸食苯丙胺兴奋剂可以导致人体神经突触内的儿茶酚胺递质和5-羟色胺递质的耗竭性释放,抑制这些神经递质的再摄取,阻断儿茶酚胺递质合成前物的生成,体内神经递质的正常合成过程受到破坏,形成神经递质依赖。由于药物性递质过量或耗竭性释放,导致突触后膜受体兴奋阈值不断提高,产生受体耐受性,吸食者需不断增加吸毒量才能达到吸食的欣快和致幻效果。

第三节 常规条件下毒品的快速识别

我们的民警在日常工作中或是在安检过程中,常常需要初步判断现场可疑物质是否为毒品,以便于决定是否采取进一步的措施,常规条件毒品的快速识别是解决这一问题简便、快捷、有效的方法。现场的快速识别是利用民警掌握的一些基本技能和知识,依靠气味、颜色或是利用一些简单的试剂或是工具进行毒品的初步的筛查的一种工作方式。

一、现场快速识别的内容

毒品的现场快速识别除利用现场检验设备进行识别外,最简单的方法就是观察毒品的物理特征,也叫物理检验。物理检验包括外观检验,如对毒品的颜色、气味、物理状态及外观等外在特性进行观察、比较,如是片剂或胶囊,还需对其有关尺寸进行测量。

物理特征可反映毒品的产地、生产厂家、生产过程等,尤其是可反映毒品成品的加工过程特点,如图案、尺寸等。还可以通过毒品的包装和材料,毒品上的特征标记进行鉴别。例如,通过大麻树脂表面或打印在样品包装上的标记对查获的大麻树脂进行鉴别和比较。同样,通过检查片剂表面的瑕疵或标记可以将不同案件中查获的片剂毒品关联自同一个加工过程(有些情况下来自同一个压片设备)。但是,物理检验完全依赖于毒品是否存在这样的物理特征,如果不存在这样的物理特征,如多数粉末样品,毒品的特征只能通过化学分析来建立。

二、常用的现场检测设备

为了现场快速识别的需要,目前联合国和美国、日本、德国、法国、中国等国家的毒品管理部门以及相应的科技部门研制出不同特色的毒品现场检验箱、检验盒、检验包、毒检板、快速检测试纸等等便携式识别装置,能在几分钟至几十分钟内得出初步结论。

(一)检验箱

检验箱一般能识别的毒品种类较多,使用较广泛,目前在我国的一些政法机关,如公安技侦部门、监狱狱内侦查部门、戒毒所管理部门等,使用较多。又如联合国麻醉药品司提供的"麻醉药品检验箱",可检验五类 10 多种毒品。

公安部物证鉴定中心及某些省、区、市公安厅(局)研制的毒品、易制毒化学品快速检验箱,其检验对象包括了国内常见的毒品及我国《易制毒化学品管理条例》中管制的 23 种易制毒化学品。

另外,还有一种检验箱以 TLC 法为主、增加 UV、FI 检测手段,提供各种毒品标准溶液、改进显示剂,相当于一个小型的、可移动的实验室。

(二)快速检测试纸

快速检测试纸分为鸦片类毒品检测试纸和苯丙胺类毒品检测试纸。它是采用胶体金单克隆抗原与抗体免疫竞争作用原理制成,当样品中含有鸦片类毒品及其代谢物(或苯丙胺类毒品及其代谢物)时,就会与固着在渗透膜上的带微小显色颗粒的有限抗体结合,从而阻止其与 T 线区(即测试区)的抗原相结合,T 线区便不会出现沉淀色带。若样品中不含鸦片类(或苯丙胺类)毒品或其代谢物,T 线区便会出现一条色带沉淀线。试纸上 C 线区的色带用于确定试验是否可靠。快速检测试纸的灵敏度为每毫升 300 纳克。

快速检测试纸用于涉嫌吸毒人员人尿样筛选,只作定性检验,而不作定量分析。

目前,市场上还有由北京大成环太科技开发有限公司生产的 Toxi-LAB 纸片、美国伯乐公司生产的 REMEDI 药物分析仪,均能对毒品进行快速识别。

三、现场快速识别结果判定的规则

现场快速识别和颜色试验并不是对毒品的识别方法,作为法庭上出示的证据必须经实验室做进一步验证。因此,下列规则可以帮助民警对毒品的识别结果作出解释:

因为所给出的用于测定特定的控制物质的颜色反应并不是专一的,这些试剂与别的物质作用时也可能得到相似的颜色,因此,如果只是进行颜色试验,其阳性结果表示有可能存在能进行该反应的非毒品的某种成分。所有阳性结果或是结果模糊的样品必须要送实验室作进一步分析;如果某一试验的结果为阴性,则应对同一份样品做重复试验,如果试验的结果仍为阴性,则可认为该样品中不含某一物质。但是当有别的理由怀疑该样品含有毒品时,可将该样品全部送到实验室做进一步分析,并向实验室提供现场检验情况、检验结果和怀疑原因。

现场快速识别试验结果的颜色应与标准品的颜色相比较才能下结果,否则会因颜色的个体差异而导致错误的结论。

所有现场快速识别结果仅作为可疑物的推断性鉴定试验,而不能在案件中作为肯定的证据。

四、常见毒品现场识别方法

现场快速识别毒品的方法一般为外观检验和使用快速、便捷的化学显色反应,根据毒品的外观物理特征和化学反应特征在极快时间内做出判断,以判断是否存在某类毒品,排除某类毒品的存在。某类毒品的颜色、形态、特殊的气味、特殊的溶解性能及其特殊的化学反应颜色都能直观、快速地提示毒品或易制毒化学品存在的可能性。

(一)常见毒品的现场识别方法

1. 鸦片类毒品的识别

(1)外观识别

鸦片主要有生鸦片、熟鸦片、鸦片渣。其中,生鸦片有特殊的气味和苦味,呈褐色,外观极不规则,有平面状、球状等;熟鸦片为黑色块状物质;鸦片渣呈珠状或粉末状,其形态更硬,略带香味。

吗啡主要有粗制吗啡、吗啡碱、吗啡片。粗制吗啡有粉末状或块状,呈白色、米色和深褐色,味苦,东南亚地区习惯称之为"一号海洛因";吗啡碱有鸦片的特殊气味,形状似细咖啡粒,毒品市场称为"黄皮";吗啡片为小片,呈米色或浅黄色。

海洛因按其成分和纯度不同分为一至四号海洛因。一号海洛因,即粗制吗啡;二号海洛因呈浅灰褐色,压成砖块状;三号海洛因一般呈颗粒状,也有粉末状的,颜色从浅棕色到深灰色都有;四号海洛因开拆后有少许醋味,包装及牌号特殊。

(2)现场快速检验装备

在现场可选用配备的检验箱、毒检包、毒检板、毒检试纸等单项检验装置对鸦片类毒品进行识别,其原理是将装置中的试剂与鸦片类毒品进行化学反应,将反应后的颜色与配给的色标比对,初步确定鸦片类毒品是否存在。这种方法操作简单,结果只需用几秒钟就能出来,但由于检验样品中可能存在杂质,反应的选择性不大,故此类方法只限于初检用,不能定量。这类方法的具体操作及鸦片可疑物的用量可按各种装备箱、包、板、试纸等的操作要求进行。各种装备都附有操作说明书及色标,可具体选择使用。

2. 大麻类毒品的识别

(1)外观识别

粗制的大麻毒含植物叶、花、茎及种子,容易与树叶、茶叶相混淆,有草腥味,略感麻性。混合于香烟内的麻烟叶与烟叶相同,颜色较为一致,使用5倍大的放大镜就不难将其分开,唯有混糅于雪茄香烟内的必须仔细观察。精制的大麻毒品仅含有细碎的叶茎和花穗,新鲜时呈暗绿色,放久或暴露后变为棕色、褐色。

精制大麻树脂以过滤、打浆等抽取方法收集、压缩成块状。固定成形的方式不同,其硬度、形状也不相同,外观有颗粒状、片状或块状,呈深绿色、浅棕色、黑色,有特殊的气味。用热水浸泡溶解,呈深绿色混溶状,气味较腥、较麻。有些块状物有凹形花纹、文字,一般被认为是毒品产地的商标记号,故应仔细记录,拍照存档。

大麻油是一种具有特殊气味,呈绿色或棕色,具有黏性的油状液体。由于加工过程不同,大麻油的颜色不一,常见的有琥珀色、深绿色、棕色或黑色。

（2）现场快速检验装备识别

方法、原理及操作与鸦片类毒品的相同。

3.古柯类毒品的识别

（1）外观识别

常见古柯类毒品主要有古柯叶、古柯糊（古柯膏）、可卡因碱及盐酸可卡因等。古柯叶的外观形体与月桂树叶类似,为长椭圆形,呈深绿色,叶子的背面有两条与中间主叶脉相平行的纵向叶脉线,这是识别古柯叶的主要特征;古柯膏为呈浅白色、乳白色或米色的粉状物,颗粒较粗且为潮湿,呈团块状,轻压即能粉碎,有特殊气味;纯品可卡因生物碱是无色或白色柱状结晶,具有苦味,熔点为98℃,易溶于乙醇、乙醚、苯、氯仿等,难溶于水;盐酸可卡因为无色柱状结晶或白色结晶状粉末,具有光泽,近似透明,即使碾碎后仍呈闪光的晶体状,味苦,尝起来舌头感到麻木,熔点157℃,易溶于水、乙醚、氯仿等。

（2）现场快速检验装备识别

方法、原理及操作与鸦片类毒品的相同。

4.苯丙胺类毒品的识别

（1）外观识别

常见的兴奋剂主要有苯丙胺、甲基苯丙胺及其衍生物亚甲二氧基苯丙胺（MDA）、亚甲二氧基甲基苯丙胺（MDMA）,本身为液体,不稳定,常以盐类如盐酸盐、硫酸盐及磷酸盐形式存在。

非法生产的苯丙胺硫酸盐为白色粉末,由于成品中含有杂质或掺有各种添加剂,如色料,使得其色泽呈粉色、黄色或褐色,无嗅,略带有苦辣味,常以片剂、粉末、胶囊、糖浆等形式出售。

非法生产的甲基苯丙胺,形状为白色透明结晶体,与普通冰块相似。在走私冰毒中常掺有葡萄糖、乳糖、蔗糖、硫酸镁、谷氨酸钠、咖啡因、麻黄碱、普鲁卡因、安替比林等。常以片剂、块状、颗粒或无色液体形式出售,偶有以邮票等形式出现。

MDA、MDMA的游离体为无色油状液体,一般不溶于水而溶于有机溶剂,如乙醇、乙醚和氯仿。其盐酸盐纯品为白色粉末,常以白色、红色、橘黄色、蓝绿色和棕色等五颜六色的片剂形式出售,药片上刻有"鸟"形、"五角"形、"菱"形和"LOVE"等标志,也有无标志。

（2）现场快速检验装备识别

其方法、原理及操作与鸦片类毒品的相同。

5.致幻剂类毒品的识别

（1）外观识别

目前国际上广为滥用的致幻剂类毒品主要有麦角酰二乙胺（LSD）、麦斯卡林、苯环利定

(PCP)等。LSD为白色晶体,无味,难溶于水,易溶于甲醇,在碱性溶液中易分解,对光不稳定。吸食者一般吸食的LSD为其酒石酸盐,无味,外形为粉末,一般皆为口服,也可静脉或皮下注射,或洒在烟草上以抽吸方式吸入。LSD能完全在体内代谢,肝脏是其主要的代谢器官,代谢产物为LSD的氧化物。但从尿及粪便中的排泄量极少。LSD的剂型为粉剂、溶液、纸型、剂量类似"微剂型"的小片和胶囊。

麦斯卡林的外形为结晶体,溶于水、乙醇和氯仿,几乎不溶于乙醚。其盐酸盐为针状结晶,溶于水和乙醇。麦斯卡林的硫酸盐含有两个结晶水,为菱形,可溶于热水、甲醇,微溶于冷水和乙醇。走私的麦斯卡林有花粉、药片或胶囊。

PCP通常以盐酸盐的形式存在,外形为白色结晶性粉末,无嗅,极易溶于水、乙醇和氯仿。而大多数出售的PCP,因拌有其他杂质而呈棕黄色至褐色,形态有粉末状和黏土状,成品有片剂和胶囊。

(2)现场快速检验装备识别

致幻剂类毒品目前在我国还很少出现,所以市场上也很少有这类现场快速检验装备,主要出现在欧美市场上。

6.抑制剂类毒品的识别

(1)外观识别

中枢抑制剂主要是指巴比妥类和安定类药物,近年来,吸毒者把中枢抑制剂与其他毒品合用,严重危害身体健康,也给社会造成不良后果。

巴比妥类催眠药多为白色结晶或结晶性粉末,无臭,味苦。巴比妥的外形为白色长方形结晶,易溶于乙醇等有机溶剂,但不溶于水;戊巴比妥钠的外形为白色结晶性粉末,无臭,味微苦,几乎不溶于乙醚和绝大多数有机溶剂,但极易溶于水和乙醇。水溶液加酸酸化,就会析出戊巴比妥的白色沉淀。硫喷妥钠呈浅黄色,略有蒜样臭味。

安定类药物中的利眠宁纯品为淡黄色结晶性粉末,无嗅,味苦;安定纯品为白色结晶性粉末,无嗅,味苦;硝基安定为黄色结晶性粉末,无嗅,无味。三唑仑的外形为白色或微黄色结晶性粉末,无味,难溶于水,可溶于乙醇,可以伴随酒精类共同服用,也可溶于水及各种饮料中。

安眠酮纯品为白色结晶性粉末,无嗅,味微苦,在水中几乎不溶,易溶于氯仿、苯、乙醇、丙酮等有机溶剂。

目前,氯胺酮(俗称K粉)也在一些地方被广为滥用。氯胺酮的盐酸盐为白色结晶性粉末,微溶于乙醇,能溶于水,水溶液呈酸性。

(2)现场快速检验装备识别

其方法、原理及操作与鸦片类毒品的相同。

(二)人体内毒品及代谢物的现场快速识别

人体内毒品及代谢物的检验可通过吸毒人员的尿液、血液、毛发来进行。

1.涉嫌吸毒人员疑尿液的提取

对吸毒嫌疑人提取尿液的原则是时间越早越好,以保持其真实性,有利于检验。提取嫌疑人尿液,体积为300ml为最佳。收集于干净玻璃或塑料瓶中,封固,并作好样品编号和登记。在提取吸毒嫌疑人尿样时要注意:应在专门人员亲自监督下分别提取,以防止嫌疑人与嫌疑人间、嫌疑人与正常人之间互换尿样或用其他物质假代尿样;提取嫌疑人尿样要注意防止嫌疑人服用其他药物,特别是服用利尿剂,以免给尿液检验带来干扰。

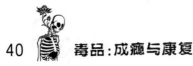

在对吸毒嫌疑人的尿液进行检验时，若含有可见的沉淀物时，尿液标本必须离心或过滤，或采用上层的清晰的尿液进行检测。

2.原理

人体内毒品及代谢物的现场快速识别是基于免疫层析分析技术（抗原—抗体的作用原理）来定性人体尿液中是否含有毒品。当尿液样品滴入快速检验板孔后，与胶体金标记的抗毒品单科隆抗体作用，因毛细原理会自动推动紫色抗体在合成膜上面移动。当尿液中毒品达到一定量时，即与经胶体金标记的抗毒品单克隆抗体全部反应，而使其不能与预涂于合成膜上（检测区）的毒品抗原结合，检测区不出现紫红色线条，而仅在质控区出现一条紫红线条，结果为阳性；反之在检测区及质控区均出现紫红线条，即两条紫红线条，结果为阴性。

3.使用方法

在进行任何测试前必须先完整阅读使用说明书，使用前将快诊盒和尿样标本恢复至室温。

具体的操作步骤为：

第一步，从原包装铝锚袋中取出毒品快速诊断试剂盒，在1h内尽快地使用快诊盒，特别是在室温高于30℃和高度潮湿的环境中；

第二步，拔掉试剂盒盖，将测试板浸入尿液中，并确保尿液不接触塑料板；

第三步，等待质控区（C）紫红色条带出现后，取出试剂板，盖上盖子，置于干净平坦台面上；

第四步，测试结果应在加样后5分钟时读取，10分钟以后读取无效。

如果只有质控区（C）出现一条紫红色条带，在测试区（T）内无紫红色条带出现，测试结果为阳性，根据测试区（T）未出现紫红色条带的位置，判定此尿液中含有该种毒品。

如果质控区（C）出现两条紫红色条带，一条位于测试区（T）内，另一条位于质控区（C），测试结果为阴性，表明尿液中检测不出毒品。需要注意，测试区（T）内的紫红色条带可显现出颜色深浅不一的现象，在规定的观察时间内，不论该色带颜色深浅，即使只有非常弱的色带也应判为阴性结果（详见图 2-1）。

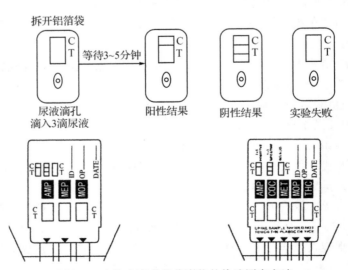

图 2-1　人体内毒品及代谢物的快速测定方法

第四节 易制毒化学品概述

易制毒化学品是指国家规定管制的可用于制造海洛因、甲基苯丙胺（冰毒）、可卡因等麻醉药品和精神药品的化学原料及配剂。易制毒化学品作为化工产品和制造毒品的原料或者配剂，具有合法性、可制毒性和管制性特点。鉴于易制毒化学品在制毒中的作用，国际社会分两类对其进行管制，我国亦制定严格法律，对易制毒化学品实行分部门管理、分类管理和分级管理，通过对易制毒化学品管理建立许可证制度、备案制度、登记制度、报告制度、监督检查制度和核查制度，严厉打击非法贩运、走私各类易制毒化学品的犯罪活动。本章节主要介绍易制毒化学品的基本常识。

一、易制毒化学品的概念

易制毒化学品是禁毒领域的一个专业术语，其实质就是化工合成、生产、配制过程中的各种化工原料，当这些化工原料被用于毒品的非法生产、制造或合成时就成为易制毒化学品。易制毒化学品有许多称谓，国际麻醉品管制局称其为经常用于非法制造麻醉药品和精神药品的前体和化学品，也有的叫做制毒物品。

易制毒化学品是指国家规定管制的可用于制造海洛因、甲基苯丙胺（冰毒）、可卡因等麻醉药品和精神药品的化学原料及配剂。它包括用以制造毒品的原料前体、试剂、溶剂及稀释剂、添加剂等。易制毒化学品具有双重性，即合法用途性和非法用途性，它既是一般医药、化工的工业原料，又是生产、制造或合成毒品必不可少的化学品。易制毒化学品本身不是毒品，但与毒品的制造有很大的关系，是毒品的上游产品。

二、易制毒化学品的特性

（一）合法性

易制毒化学品首先是化工产品，是工农业生产、医药和科研的常用原料或日常生活的化工用品，是有用和有益于社会的物品，有着合法的用途，这是该类物品与冰毒、海洛因等不具有有益性的毒品的较大的区别。例如，麻黄碱类的化学品可制作支气管扩张药（止咳药、感冒药）；异黄樟脑可制作胡椒醛，改良香水，用作肥皂香料补剂，还可当作杀虫剂使用；N-乙酰邻氨苯酸可合成多种精细化学品。

（二）可制毒性

易制毒化学品的另一特征是这些产品的理化性质具备制造毒品的特性，存在潜在的、间接的危险和危害，一旦流入非法渠道用于制造毒品，即可成为毒品的原料或者配剂。在制毒过程中，易制毒化学品或者作为前体原料，或者作为配剂发挥作用，没有这些化学品也就不可能制造出毒品，这也是易制毒化学品不同于普通化工产品的根本之处。例如，麻黄碱类的化学品是制造冰毒的主要原料，异黄樟脑是制造摇头丸（MDMA）所需的主要易制毒化学品，N-乙酰邻氨基苯酸是制造安眠酮和新安眠酮的主要原料。

（三）管制性

易制毒化学品兼具有益和有害的两面性决定了其具有管制性。易制毒化学品的管制性具有两层含义:一是易制毒化学品的应当被管制性;二是易制毒化学品应当是业已管制的,即已制定法律明文规定管制。其中,易制毒化学品的可制毒性决定了其应当被管制的性质,也就是说,易制毒化学品因其本身特性决定了其既不能如普通商品一样完全自由生产和贸易,也不能等同于纯粹毒品完全禁止,而是在国家管制措施下有条件地生产、经营和使用,继而进行相应的管理和约束。同时,易制毒化学品的管制性也表现为该类化学品是国家明文规定管制的物品,没有立法明确予以管制的,即使该物质具备用于制造毒品的危害,被制毒分子使用于毒品加工过程中,如甲胺、氯化亚砜、麻黄素复方制剂等,也只能称作替代化学品,而非法律意义上的易制毒化学品。

表 2-2　常见易制毒化学品别名及其合法、非法用途

名称	别名	合法使用	非法使用
醋酸酐	氧化乙酸;无水醋酸;乙酐;乙酸酐;醋酐	化工业作为乙酰剂;制药业用于生产阿斯匹林、非那西汀	生产海洛因、安眠酮、1-苯基-2-丙酮及 N-乙酰邻氨基苯酸
麻黄素	麻黄碱;2-甲氨基-1-苯基-1-丙醇;1-苯基-2-甲氧基丙醇	制药业用于生产支气管扩张剂(一种止咳药)	合成甲基安非他明
乙醚	1,1-氧二乙烷;二乙醚;乙氧乙烷	常用的溶剂、在医药方面作为麻醉剂	作为溶剂
异黄樟脑	1,2-(亚甲二氧基)-4-丙烯基苯	生产香水、香精、调味品、杀虫剂	合成 MDA、MDMA,MDE
3,4-亚甲基二氧苯基-2-丙酮	3,4-亚甲二氧苄基甲基酮;胡椒基甲基酮	用于胡椒醛和其他香水成分的生产	合成 MDA、MDMA,MDE
苯乙酸	a-甲苯甲酸	生产香水、苯乙酸脂、除草剂、青霉素	合成甲基安非他明、安非他明和 1-苯基-2-丙酮
1-苯基-2-丙酮	苄基丙酮;苯基-2-丙酮;苄基甲基酮;甲基苄基;苯基甲酮	用于化工与医药工业生产安非他明、甲基安非他明及清洁液添加剂	合成甲基安非他明、安非他明和 1-苯基-2-丙酮
胡椒醛	3,4-亚甲二氧基苯甲醛;洋茉莉醛	生产香水、香精、驱蚊剂	合成 MDA、MDMA,MDE 和 N-羟基-MDA
高锰酸钾	过锰酸钾;灰锰氧	作为氧化剂、增白剂、杀菌剂、抗菌与抗真菌剂	精制可卡因的关键化学品
黄樟脑	5-(2-丙烯基)-1,3-苯间二氧杂环戊烯;4-烯丙-1,2-亚甲二氧苯	用于调味及香料工业	合成 MDA、MDMA,MDE 和 N-羟基-MDA

由表 2-1 可以看出,制毒物品具有双重性,一方面作为重要的化工原料或配剂,在制药行业和工农业生产中被广泛使用,以满足生产和生活的需要,另一方面它一旦流入非法渠道,就会被犯罪分子用于制造毒品,给社会带来危害。

第五节　我国禁毒法律法规文件历史发展

根据学者考证,中国人最早接触鸦片是在唐朝。最早的鸦片,是作为一种珍贵的药品,从中东地区流传到中国来的。当时,这种主要成分为鸦片的药品名字叫"底也伽"。现在伊拉克地区,特别是巴格达,就盛产"底也伽"。

唐朝的时候,中国与阿拉伯交往逐渐频繁。一些阿拉伯商人分陆海两途来到中国。陆路,就是沿着著名的丝绸之路,从中东来到唐朝的国都长安。海路,即经过马六甲海峡到达广州、泉州、扬州等地。《旧唐书》上记载:"乾封二年(公元 667 年)拂霖遣使献底也伽。"("乾封"是唐高宗(李治)的年号,时间是在唐初。"拂霖",是伊斯兰语突厥文的译音,也称"大食",属于东罗马帝国,其中心位置在今叙利亚一带,除了史书上的正式记载,《唐本草》上说底也伽的功能是主治恶客忤邪气心腹积聚,并且说它产自"西戎"。由此可见,中国人最早接触鸦片,是在唐朝的初年。当然,这种叫"底也伽"的东西,是作为一种药品进入中国的。

阿拉伯人从中东带来了含有鸦片成分的药品"底也伽",也带来了提取鸦片的罂粟的种子。唐朝陈藏器所编著的《本草拾遗》中,有引用前人的话,说"罂粟花有四叶,红白色,上有浅红晕子,其囊型如箭头,中有细米"。《本草拾遗》成书于开元 29 年,即公元 741 年,那么可以肯定,在此之前中国就已经有罂粟种植了。罂粟花很美丽,唐代诗人雍陶在《西归斜谷》中吟道:"行过险栈出褒斜,历尽平川似到家。万里愁容今日散,马前初见米囊花。"至少在唐代,中国人就已经开始种植罂粟了,但它是作为一种观赏植物被种植的。

在唐代中国人开始种植罂粟,到了宋代种植就比较普遍了。人们逐渐认识、熟悉了这种植物,人们在欣赏它的美丽的同时,也逐渐发现了它的一些药用功能。在杨世瀛的《直指方》、王璆的《百一选方》、王硕的《易简方》等医书里,都有用罂粟的壳治病的药方。寇宗爽在他编纂的《本草衍义》里面说:"罂粟米性寒,多食利二便动膀胱气,服食人研此水煮,加蜜作汤饮甚宜。"杨世瀛的《直指方》里面说"粟壳治病,人皆薄之,固矣。然下痢日久,腹中无积痛,当止涩者,岂容不涩?不有此剂,何以对治乎?"王硕的《易简方》中说:"粟壳治痢如神,但性紧涩,多令呕逆,故人畏而不敢服。若用醋制,加以乌梅,则用得法矣。"由此可见,在宋代,罂粟已经用来治病,尤其是治"痢"。同时还注意到它的一些副作用,并且有了减轻副作用的方法。在宋代,随着罂粟的广泛种植及药用价值的被开掘,罂粟子逐渐受到百姓的欢迎。人们用罂粟子煮粥,以为有滋补的功效。刘翰(919—990 年)是宋代的翰林医官使,曾经治好过宋太宗的病,他所撰写的《开宝本草》里说:"罂粟子一名米囊子,一名御米,其米主治丹石发动,不下饮食,和竹沥煮作粥,食极美。"宋代大诗人苏轼曾经咏道:"道人劝饮鸡苏水,童子能煎莺粟汤",可见这时候罂粟已经成为一种美食了。苏轼的弟弟苏辙在《种药苗诗》里面说得更加详细:"罂小如粟,与麦皆种,与麦皆熟……研为牛乳,烹为佛粥。老人气衰,饮食无几,食肉不消,食菜寡味,柳槌石钵,煎以蜜水,利口便喉,调肺养胃……"由此可见,罂粟在宋

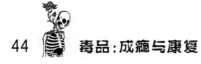

代就已经广泛受到欢迎,甚至作为一种保健食品被人们接受。

罂粟是如何从药品、保健食品演变为毒品的?这是一个缓慢的,渐进的过程。这一过程有两个关键点,即从罂粟提取鸦片技术的掌握及服用方法的变化。在明代成化年间,中国人懂得并且掌握了从罂粟中提取鸦片的方法。明代曾经当过甘肃总督的王玺在他的《医林集要》里提到了罂粟提取鸦片的技术:"罂粟花花卸后三五日,午后于壳上用大针刺开外面青皮十余处,次日早津出,以竹刀刮在瓷器中,阴干,每用小豆大一粒……"后来明朝的名医李挺在他的《医学入门》里面也提到:"鸦片一名阿芙蓉,即罂粟花未开时,用针刺十数孔,其津自出……"从上面可以看出,尽管方法上有些出入,但提取的技术基本确定。从罂粟提取鸦片技术的完善,直接导致的就是鸦片药效的增强,同时也给普及提供了条件。比如著名的医学专家李时珍就在他的《本草纲目》里面提到"(鸦片)能固丈夫精气",因此"俗人房中术用之"。在明代,鸦片已经成为一种能增强男性性功能的"春药"了。不仅民间流传,皇帝也沾染了这种嗜好。明宪宗与神宗都有对鸦片的依赖,1958年中国考古人员在对定陵的发掘后发现,对明万历皇帝的头颅作了化验,发现有吗啡成分。如同罂粟是由海外传入的一样,吸食熟鸦片的方法也是由海外传入的。明朝末年,中国的东南沿海的某些地区,尤其是厦门、台湾等海外贸易较发达的地区,也开始使用吸食法享用鸦片毒了。到了乾隆年间,中国已流行竹管吸食鸦片,即烟枪吸食鸦片了。既有了成熟的生产能力,又有了新的吸食方法,鸦片就从唐宋时期的稀有的药品及普及的美食、保健食品逐渐演变为毒品了。可以说这一过程的开端在明代,造成普遍的危害在清代初期。

从毒品传入中国的时候起,人们就已经认识到它的危害性,也许最初的认识只是出于好奇,怎么会有瘾呢?为什么吸食后很难戒掉呢?当看到因吸食鸦片形容"日见枯槁乃至消亡"的时候,当看见因鸦片家破人亡的时候,人们终于明白:"此乃洪水猛兽!"于是禁烟开始。

在中国禁毒史上,1813年以前的立法条例都规定种毒、制毒和贩毒是违法行为,要坚决予以打击,但对于吸毒没有做违法惩处规定。

吸毒违法始于1813年。当年嘉庆颁旨《吸食鸦片烟治罪条例》。条例规定,军中官员买食鸦片者革职,并且杖一百,枷两个月;士兵和文官吸毒的,均杖一百,枷号一个月;太监吸毒者枷号两个月并发往黑龙江为奴。这道禁令与以前有关鸦片的禁令相比,除了重申惩治贩运者外,新增了惩治吸食者的条例。这是中国法令史上第一道惩办鸦片吸食者的法令,在禁毒史上具有创始意义。

由于吸毒屡禁不止,在1831年清政府又规定,吸毒者杖一百、枷号两个月,若不如实招供,除杖一百外,还要判处三年有期徒刑;朝廷官员以及在衙门当差的人吸毒者,罪加一等;限期内不戒毒者一律判处死刑。

1839年6月15日,清廷颁布了《钦定严禁鸦片烟条例》。条例明确规定,吸食鸦片者均限一年半以内戒除烟瘾,逾期未戒,无论官民概拟绞监候(绞监候是清代的一种死刑执行方式,即虽被判处绞刑,但不立即执行,而是先收押,一段时间之后再执行绞刑)。平民吸食鸦片在一年半限内者,拟杖责和流徙;如系旗人,除名旗档;职官在限内吸鸦片,发往新疆充苦差;兵丁在限内吸鸦片,发往近边充军;幕友、差役在限内吸鸦片较平民罪加一等;宗室有吸鸦片者,发往盛京严加管束,如系职官或有爵位,革职革爵,发往盛京永不续用。如犯在一年半限后,照新定章程加重拟绞监候。

1927年,国民政府定都南京,上海的中华国民拒毒会代表各界群众发表宣言,呼吁在全国禁烟,同时向国民政府递交了禁烟请愿书,共提出 8 项建议。其中有:请训令各省在各县成立勒戒所,调查烟民,分批勒令戒断毒瘾,年老患病一时未能戒绝者,实行注册管理,按年递减,限期肃清;请通令所属文武官吏、海陆军人以身作则,凡染有烟瘾者一律辞退;请通令各省区中小学校教科书中加入拒毒教育内容。

1935 年 4 月,国民政府颁布《禁毒实施办法》,该办法规定:吸用烈性毒品及施打吗啡针者,限于 1935 年内自行投戒,如查获未经投戒者,拘送戒毒所勒戒;1936 年内如仍有未经投戒而私吸者,除勒戒外,并处以五年以上有期徒刑;自 1937 年起,凡有吸用毒品及施打吗啡针者,一律处以死刑或无期徒刑。此外,凡制造、运输、贩卖烈性毒品者,依法处以死刑,从犯按情节轻重,处五年以上十二年以下有期徒刑或无期徒刑。公务员对于制造、运输、贩卖烈性毒品有帮助者,概处死刑。自 1937 年起,凡制造、贩卖烈性毒品者,无论主犯还是从犯,一律处死刑。

1950 年 2 月,中央人民政府政务院发布《关于严禁鸦片烟毒的通令》,我国开展声势浩大的禁烟运动,禁绝了为患百余年的鸦片烟毒。针对旧中国遗留下来的鸦片烟毒问题(1949 年,全国罂粟种植面积达 100 万公顷;吸毒者 2000 万名,平均 25 人中就有一个瘾君子;以贩毒为业者 30 多万名)。中国共产党充分发挥社会主义制度的优越性,最广泛地发动和依靠人民群众,坚持严厉惩办与改造教育相结合,收缴毒品,禁种罂粟,封闭烟馆,严厉惩治制贩毒品活动,8 万多名毒贩子被判处刑罚,2000 万名吸毒者被戒除毒瘾,并结合农村土地改革根除了罂粟种植。短短三年时间,就基本禁绝了为患百余年的鸦片烟毒,创造了举世公认的奇迹,不仅巩固了新生的人民政权,而且树立了党和政府的威信和形象,赢得了广大群众的信任和爱戴。至此,从 20 世纪 50 年代到 70 年代末,我国以"无毒国"享誉世界近三十年。

1963 年 5 月 26 日,中共中央颁布《中央关于严禁鸦片、吗啡毒害的通知》,规定严惩私藏毒品、吸食毒品、种植罂粟、私设地下烟馆和贩卖毒品等犯罪行为;规定对吸毒犯应强制戒毒,对已吸食鸦片或打吗啡针等毒品成瘾者,必须指定专门机构严加管制,在群众监督下,有计划、有组织、有步骤地限期强制戒除,在吸毒严重的地区可以集中戒除;规定凡自己吸食毒品,但自动交出毒品并坦白交代其犯罪行为者,可从宽处理。

1973 年 1 月 13 日,国务院又颁发了《关于严禁私种罂粟和贩卖、吸食鸦片等毒品的通知》。该通知重申 1950 年《关于严禁鸦片烟毒的通令》,要求发动群众同私种罂粟和贩卖、吸食鸦片等毒品的违法犯罪行为作斗争,规定严惩偷运、贩运毒品的犯罪行为,对吸毒者实行强制戒毒。

1990 年 12 月 28 日,全国人大常委会通过《关于禁毒的决定》。该决定第八条规定,吸食、注射毒品的,由公安机关处十五日以下拘留,可以单处或者并处两千元以下罚款,并没收毒品和吸食、注射器具。吸食、注射毒品成瘾的,依照前款规定处罚外,予以强制戒除,进行治疗、教育。强制戒除后又吸食、注射毒品的,可以实行劳动教养,并在劳动教养中强制戒除。

1995 年 1 月 12 日,国务院发布《强制戒毒办法》,对需要送入强制戒毒所的吸食、注射毒品成瘾人员(以下简称戒毒人员)实施强制戒毒,强制戒毒期限为 3 个月至 6 个月。

1996 年 12 月中央政治局常委会召开专门会议,针对 20 世纪 90 年代中后期,国际毒潮泛滥对我国影响加大,我国禁毒工作出现反复、毒品问题发展蔓延的情况,要求大声疾呼,进一步加强禁毒工作;中共中央、国务院于 1997 年 1 月下发五号文件,明确各级党委、政府主要领导是当地禁毒工作的第一责任人。

1997年3月，新修订的《中华人民共和国刑法》第三百四十八条规定：非法持有鸦片一千克以上、海洛因或者甲基苯丙胺五十克以上或者其他毒品数量大的，处七年以上有期徒刑或者无期徒刑，并处罚金；非法持有鸦片二百克以上不满一千克、海洛因或者甲基苯丙胺十克以上不满五十克或者其他毒品数量较大，处三年以下有期徒刑、拘役或者管制，并处罚金；情节严重的，处三年以上七年以下有期徒刑，并处罚金。第三百五十三条规定："引诱、教唆、欺骗他人吸食、注射毒品的，处三年以下有期徒刑、拘役或者管制，并处罚金；情节严重的，处三年以上七年以下有期徒刑，并处罚金。强迫他人吸食、注射毒品的，处三年以上十年以下有期徒刑、拘役或者管制，并处罚金。引诱、教唆、欺骗或者强迫未成年人吸食、注射毒品的，从重处罚"。

1997年3月，国家禁毒委员会召开第二次全国禁毒工作会议，部署开展了80年代以来我国第一次全国范围的禁毒专项斗争，并在此基础上，于1998年5月至7月举办了以"珍爱生命、拒绝毒品"为主题的全国禁毒展览。这次展览，被媒体誉为新中国成立以来展览时间最长（历时63天）、观众最多（直接接待166万多人）、规格最高（首次全部常委到军事博物馆参观）、教育面最广（社会各界组织参观，并组织全国巡展）、社会效果最好（被称为"禁毒展览现象"，产生巨大的社会反响）的一次展览。特别是党的十五届中央政治局委员、第七届人大党委会委员和国家机关的主要领导都前往参观，对进一步加强禁毒工作作出了一系列重要指示。这次展览后，国务院于1998年批准公安部成立了禁毒局，于1999年重新组建了新一届国家禁毒委员会，于2000年发表了《中国的禁毒白皮书》；国家禁毒委员会于1999年8月在包头召开了第三次全国禁毒工作会议，我国禁毒工作在社会主义市场经济条件下进入到一个新阶段。

2002年4月12日，公安部印发《公安机关办理劳动教养案件规定》，对年满十六周岁，"吸食、注射毒品成瘾，经过强制戒除后又吸食、注射毒品的，应当依法决定劳动教养"。第四十四条规定："决定劳动教养的期限，应当与违法犯罪嫌疑人的违法犯罪事实、性质、情节、动机、社会危害程度及应当承担的法律责任相适应，确定为一年、一年三个月、一年六个月、一年九个月、二年、二年三个月、二年六个月、二年九个月或者三年。"

2003年5月20日，中华人民共和国司法部发布《劳动教养戒毒工作规定》，对因吸食、注射毒品被决定劳动教养的人员，以及因其他罪错被决定劳动教养但兼有吸毒行为尚未戒除毒瘾的劳动教养人员（简称戒毒劳动教养人员）的管理、治疗和教育工作作了具体规定。

2004年4月，中央政治局常委会专题研究禁毒工作，九位常委都作出重要指示。5月，中共中央、国务院转发新中国成立以来第一个禁毒工作规划——《国家禁毒委员会2004—2008年禁毒工作规划》。6月，国家禁毒委员会在昆明召开全国禁毒工作会议，数十名省部级领导包乘两架专机赴云南德宏州实地体察毒品危害。特别是2005年至2008年，胡锦涛总书记、温家宝总理亲自发动了为期三年的全国禁毒人民战争，全面形成了禁毒斗争的强大声势，有效遏制了毒品来源、毒品危害和新吸毒人员的滋生。

2005年8月，全国人民代表大会常务委员会第十七次会议通过《中华人民共和国治安管理处罚法》，第七十二条规定，有下列行为之一的，处十日以上十五日以下拘留，可以并处二千元以下罚款；情节较轻的，处五日以下拘留或者五百元以下罚款：（1）非法持有鸦片不满二百克、海洛因或者甲基苯丙胺不满十克或者其他少量毒品的；（2）向他人提供毒品的；（3）吸食、注射毒品的；（4）胁迫、欺骗医务人员开具麻醉药品、精神药品的。

2007年12月29日，第十届全国人民代表大会常务委员会第三十一次会议审议通过

《中华人民共和国禁毒法》(以下简称《禁毒法》),并于 2008 年 6 月 1 日起施行。《禁毒法》的颁布实施,对预防和惩治毒品违法犯罪行为,保护公民身心健康,维护社会秩序,具有十分重要的作用。禁毒法将强制戒毒和劳动教养戒毒整合为强制隔离戒毒。为了加强对吸毒人员的管理和帮教,提高戒毒的成效,《禁毒法》针对吸毒人员的不同情况,分别规定了自愿戒毒、社区戒毒和强制隔离戒毒三种方式。

《禁毒法》规定国家采取各种措施帮助吸毒人员戒除毒瘾,教育和挽救吸毒人员。强制隔离戒毒场所对有严重残疾或者疾病的戒毒人员,应当给予必要的看护和治疗,对患有传染病戒毒人员,应当依法采取必要的隔离、治疗措施,对可能发生自伤、自残等情形的戒毒人员,可以采取相应的保护性约束措施;强制隔离戒毒场所管理人员不得体罚、虐待或者侮辱戒毒人员;戒毒人员的亲属和所在单位或者就读学校的工作人员,可以按照有关规定探访戒毒人员;戒毒人员经强制隔离戒毒场所批准,可以外出探视配偶、直系亲属;执行强制隔离戒毒一年后,经诊断评估,对于戒毒情况良好的戒毒人员,强制隔离戒毒场所可以提出提前解除强制隔离戒毒的意见,报强制隔离戒毒的决定机关批准;在检查邮件时,应当依法保护戒毒人员的通信自由和通信秘密。

《禁毒法》特别强调:戒毒人员在入学、就业和享受社会保障等方面不受歧视;有关部门、组织和人员应当在入学、就业和享受社会保障等方面对戒毒人员给予必要的指导和帮助。

在 2011 年 6 月 26 日第 24 个国际禁毒日当天,温家宝总理签署国务院令,公布《戒毒条例》,条例自公布之日起施行。作为我国禁毒法的配套法规,戒毒条例以人性化、科学化的方式,全面系统地规定了自愿戒毒、社区戒毒、强制隔离戒毒和社区康复等戒毒措施,明确了责任主体以及戒毒人员的权利和义务。条例的施行将推动我国新的戒毒制度发展,帮助"瘾君子"戒除毒瘾,更好地融入社会。

1. 以人为本,鼓励自愿戒毒

2008 年 6 月 1 日起施行的禁毒法对我国的戒毒制度作出了重大改革:首次设立了社区戒毒、社区康复措施,将强制戒毒和劳动教养戒毒整合为强制隔离戒毒,增设了戒毒康复场所等内容。戒毒条例是为了配合新的戒毒制度的实施而制定的,具有可操作性,它最大的亮点就是体现了以人为本的理念。

根据戒毒条例,我国的戒毒工作将"坚持以人为本、科学戒毒、综合矫治、关怀救助的原则,采取自愿戒毒、社区戒毒、强制隔离戒毒、社区康复等多种措施,建立戒毒治疗、康复指导、救助服务兼备的工作体系"。

基于新的指导思想和理念,条例规定:国家鼓励吸毒成瘾人员自行戒除毒瘾。吸毒人员可以自行到戒毒医疗机构接受戒毒治疗。对自愿接受戒毒治疗的吸毒人员,公安机关对其原吸毒行为不予处罚。我们过去的戒毒形式比较单一,一旦发现就需强制戒毒。现在更加注重尊重吸毒人员的基本权利,以不限制人身自由的社区戒毒为首选。

为了进一步保障戒毒人员的合法权益,条例还作出了戒毒人员在入学、就业、享受社会保障等方面不受歧视;对戒毒人员戒毒的个人信息应当依法予以保密;参加戒毒康复场所组织的生产劳动应给以劳动报酬等方面的规定。

戒毒者具有病人、违法者、受害者三重属性。违法者要处罚,病人和受害者更应救治和教育,所以救治和教育应放在首位。正是从这一考虑出发,探索出了生理脱毒、心理康复、回归社会为一体的戒毒康复新模式。

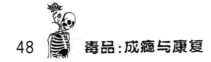

2.不能仅凭意志盲目行动,应科学戒毒

戒毒条例公布施行前,我国被强制戒毒、劳教戒毒的吸毒人员超过 200 万人,相当多的吸毒人员存在戒断难、巩固难、高复吸的现象。近年来,全国各地纷纷开展了社区戒毒康复的有益探索。如云南省开远市"雨露社区"的社区康复模式,以集中就业和真情关爱为核心,有效破解戒毒人员"融入社会难、重返吸毒易"的难题。

戒毒条例对新模式帮助戒毒人员戒断毒瘾予以了很好的体现。除了规定三位一体的戒毒康复模式外,条例还强调:负责社区康复工作的人员应当为社区康复人员提供必要的心理治疗和辅导、职业技能培训、职业指导以及就学、就业、就医援助。戒毒康复场所应当配备必要的管理人员和医务人员,为戒毒人员提供戒毒康复、职业技能培训和生产劳动条件。

过去我们把复吸率高、戒断巩固率低更多地归于吸毒者本人或毒品本身,认为是吸毒人员意志力不够坚强导致的。从这次条例的规定中,我们也能注意到一个倾向,就是改变了这样的认识,纠正了过去对吸毒者本人身份的认定,更加强调科学戒毒。

3.戒毒期限因人而异、视情而定

根据条例的规定,社区戒毒的期限为 3 年,自报到之日起计算;强制隔离戒毒的期限为 2 年,自作出强制隔离戒毒决定之日起计算;对解除强制隔离戒毒的人员,强制隔离戒毒的决定机关可以责令其接受不超过 3 年的社区康复。

如此看来,一名戒毒人员的戒毒期限可因人而异、视情而定,主要取决于吸毒者本人吸食毒品的种类、成瘾的程度和个人戒毒的状况。这样的规定就可以帮助戒毒人员"量身定做"一个科学的戒毒方案。

条例规定:对吸毒成瘾人员,公安机关可以责令其接受社区戒毒;吸毒成瘾人员符合禁毒法规定情形的,公安机关可作出强制隔离戒毒的决定;对解除强制隔离戒毒的人员,强制隔离戒毒的决定机关可以责令其接受不超过 3 年的社区康复;自愿戒毒、社区戒毒、社区康复的人员可以自愿与戒毒康复场所签订协议,到戒毒康复场所戒毒康复、生活和劳动。

这样的规定延长了戒毒的周期,社区戒毒、强制隔离戒毒、社区康复等戒毒措施使戒毒的各个阶段紧密衔接,为戒毒人员提供了一个全程的法律保障,有利于他们一步紧接着一步戒毒,避免半途而废,最终戒断毒瘾回归社会。

4.戒毒力量要专职化

要有效落实新的戒毒制度,很重要的一条就是建立戒毒人员社会监控、帮教机制,落实社区戒毒力量和帮教措施。

据了解,目前,上海、甘肃、浙江以及江苏无锡、福建厦门、云南昆明等地对社区戒毒工作开展了试点。他们将监督社区戒毒和社区康复的责任切实落实到城市街道办事处和乡镇人民政府,坚持聘用专职力量与发展志愿者队伍相结合的方式,大力发展社区戒毒工作力量,取得了一些成绩。但绝大多数地区社区戒毒和社区康复的工作基础比较薄弱,还没有建立专门的机构和工作队伍。

根据现实情况,戒毒条例明确要求:乡(镇)人民政府、城市街道办事处应当根据工作需要成立社区戒毒工作领导小组,配备社区戒毒专职工作人员,制定社区戒毒工作计划,落实社区戒毒措施;社区戒毒专职工作人员、社区民警、社区医务人员、社区戒毒人员的家庭成员以及禁毒志愿者共同组成社区戒毒工作小组具体实施社区戒毒。

第三章　吸毒与成瘾概述

第一节　吸毒与成瘾相关基本概念

在进行本章节介绍之前,先对一些基本概念进行介绍,有助于读者在阅读本书以及其他相关文献资料时,能更好地理解文章的内容。

在前一章,我们介绍了毒品和药品的关系,为了便于读者的阅读和理解,在本章以及本书中提到的"精神活性物质(物质)"和"药物",可以理解为指的是毒品,即"药物依赖"和"毒品依赖"同义,"药物成瘾"和"毒品成瘾"同义。

一、精神活性物质

精神活性物质(Psychoactive Substance)是指摄入人体后影响思维、情感、意志行为等心理过程的物质。包括:

1. 中枢神经系统抑制剂(Depressants):能抑制中枢神经系统,如巴比妥类、苯二氮卓类、酒精等。

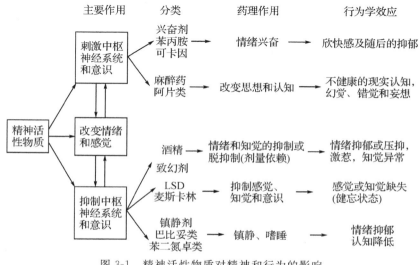

图 3-1　精神活性物质对精神和行为的影响

2. 中枢神经系统兴奋剂（Stimulants）：能兴奋中枢神经系统，如咖啡因、苯丙胺、可卡因等。

3. 大麻（Cannabis,Marijuana）：大麻是世界上最古老、最有名的致幻剂，适量吸入或食用可使人欣快，增加剂量可使人进入梦幻，陷入深沉而爽快的睡眠之中，主要成分为$\triangle^9$-四氢大麻酚。

4. 致幻剂（Hallucinogen）：能改变意识状态或感知觉，如麦角酸二乙酰胺（LSD）、仙人掌毒素（mescaline）等。

5. 阿片类（Opioid）：包括天然、人工合成或半合成的阿片类物质，如海洛因、吗啡、阿片、美沙酮、二氢埃托啡、哌替啶、丁丙诺啡等。

6. 挥发性溶剂（Solvents）：如丙酮、苯环己哌啶（PCP）等。

7. 烟草（Tobacco）。

二、药物滥用

药物滥用（Drug Abuse,我国俗称为吸毒），在 ICD-10 分类中称为有害使用（harmful use），是指非医疗用途地使用具有成瘾潜力的精神活性物质的行为，目的是为体验该物质产生的特殊精神效应。药物滥用与医疗上的不合理用药不同，后者指医生从治疗目的出发为病人开具药物（例如抗生素），或者患者自行使用一些药物，但是在用药适应症或配伍等方面不合理，所用药物达不到治疗疾病的效果或无益于原发疾病的治疗，反而可能出现一些药物不良反应的现象。因此，不合理用药同药物滥用在用药目的、人群、用药种类及其造成的后果等方面都是完全不同的。

三、药物依赖性

药物依赖性（Drug Dependence）指作用于中枢神经系统的部分药物（包括中枢抑制药和中枢兴奋药）所具有的一种特性。它表现为药物在镇痛和缓解不适的同时，用药者可感受到一种舒适或,愉悦感（即用药初期的欣快感）。因而使这类药物具有滥用潜力。随着反复使用成瘾性药物引起用药者中枢神经系统发生适应性改变，表现为对药物的耐受、依赖，以及停药后的复发或复吸。依赖的结果是给用药者的身心健康造成极大损害，并带来严重的公共卫生问题和社会问题。

根据 WHO 的定义，药物依赖性分为身体依赖性（Physical Dependence）和精神依赖性（Psychic Dependence）两个方面。

（一）身体依赖性

身体依赖性亦称生理依赖性（Physiological Dependence），是指反复使用依赖性药物后，机体产生的一种适应状态。身体依赖表现的特点是：一旦停药，用药者出现一系列令人难以忍受的症状和体征，称为戒断症状或戒断综合症（Withdrawal Syndrome,Abstinence Syndrome）。

可以产生身体依赖性的药物（或物质）包括阿片类（如吗啡、鸦片、海洛因等）、镇静催眠药（巴比妥类和苯二氮䓬类）和酒精。根据现代医学的观点，身体依赖性是一种生理或药理学反应。任何人，无论是医疗用途还是非医疗用途使用上述三类药物或物质，只要是持续反复使用，达到一定时间和频率，都会产生身体依赖性。通过采用长效和依赖性潜力低的同类药物替代逐渐减量或其他治疗方法，机体经过一段时间调整，可以基本消除由于长期用药导致的各种身体依赖性症状，使身体逐步恢复到原来（无药时）的状态，这就是我们俗称的"脱毒"（Detoxification）。

（二）精神依赖性

精神依赖性亦称心理依赖性（Psychological Dependence），是由于所滥用药物（或毒品）对大脑"奖赏中枢"产生非生理性刺激，滥用者为体验或追求滥用药物所致特殊精神刺激（如愉悦、满足、幻觉）的一种心理渴求（Desire or Craving）和周期性强迫性觅药、用药行为。同身体依赖性不同，精神依赖性一旦产生，就很难祛除。

主要产生心理依赖的药物包括可卡因，大麻，苯丙胺及致幻剂，如麦角酰二乙胺（LSD）、3,4-亚甲基二氧苯乙胺（MDMA）和佩奥特碱（Peyote）等。

由于大多数依赖性药物都具有精神活性，所以一个人可以对一种以上的依赖性药物产生依赖。大多数依赖性药物兼有身体依赖性和精神依赖性，例如阿片类药物（吗啡，海洛因）等。一般规律是先产生精神依赖性，后产生身体依赖性，而身体依赖一旦产生，就会加重精神依赖。少数依赖性药物（如致幻剂）仅有精神依赖性，而无身体依赖性，即停药后不出现明显的戒断症状。

四、药物成瘾

成瘾（Addiction），现在没有一个固定的、被普遍接受的观念，主流观点认为："成瘾是一种强迫性行为，可以是对赌博、网络、游戏、图片等非物质的欲求行为，亦可以是涉及到诸如药物等所有物质的滥用；可能不产生生理依赖。"成瘾意味着损伤的危险，所以必须立即停止。

药物成瘾（Drug Addiction）主要是指强迫性地服用药物，包括服用过量，服用频率过高，并且较难从药物作用中恢复过来。表现为不可遏制地应用偏爱的物质和难以自制或难以矫正使用行为，为获取精神活性物质达到感觉良好或避免戒断痛苦之目的，可以不择手段。典型情况是耐受性增高，并在物质使用中断后常出现戒断症状。成瘾者的生活可能完全由物质使用主宰，因而严重影响，甚至抛弃了其他重要活动和一切责任。

也有学者认为：成瘾（Habituation）主要指精神依赖性，强调依赖者的强迫性觅药和用药行为是导致药物成瘾的关键因素，本质是一种以中枢神经适应性或可塑性（Adaptability or Plasticity）改变为基础的慢性、复发性脑病。然而在很多研究报道和综述性文章中，常常将"药物依赖"与"药物成瘾"这两个名词交替使用。

五、奖赏

奖赏（Reward）是指被大脑认为具有正性强化（Positive Reinforcement）作用或应该获取的刺激。人或动物对某种刺激的行为反应次数增加的效应称为强化效应（Reinforcement），分为正性强化和负性强化。正性强化指能满足渴求（趋利）的行为，负性强化指能逃避厌恶（避害）的行为。

六、复发/复吸

复发/复吸（relapse）指在经过一段戒断期后又恢复以前的觅药和用药行为。再次使用依赖性药物(点燃)、与先前用药相关的线索(如与以往用药相关的人、地点或物品)、身体或心理应激或压力(Stress)都可能触发强烈的渴求而导致复吸。

【知识链接】

可以引起依赖的药物

药物	心理依赖	躯体依赖
抑制剂	+	+
酒精	+	+
麻醉药品	+	+
催眠药	+	+
苯二氮卓类(抗焦虑剂)	+	+
吸入剂	+	±
硝化挥发剂	±	±
兴奋剂		
苯丙胺	+	+
甲基苯丙胺	+	+
MDMA	+	+
可卡因	+	+
2,5 二甲氧基-4-甲基苯异丙胺(DOM,STP)	+	+
苯环己哌啶(PCP)	+	+
致幻剂		
麦角酰二乙胺(LSD)	+	±
大麻	+	±
麦斯卡林	+	±
赛洛西宾(二甲-4-羟色胺磷酸)	+	±

注:十:有;±:可能有。

第二节 吸 毒

一、吸毒的概念

吸毒是我国对滥用国家管制的麻醉药品和精神药品的一般称谓,多指非医疗用途、强迫性地连续或定期使用毒品的行为。国外一般称之为药物滥用(Drug abuse),以吗啡为例:在临床上用吗啡来止痛是合理用药,因为用药的目的是消除疼痛;在没有疼痛或其他吗啡适应证存在的情况下病人还要求应用吗啡,此时病人用药的目的不是为了治病,而是为了追求吗啡给机体带来的欣快感,这就是药物滥用。与国外的药物滥用相比,我国吸毒行为中所涉及的药品仅限于国家管制的麻醉药品和精神药品。而国外所称的药物滥用中所涉及的滥用物质范围则更广泛,除对麻醉药品和精神药品外,还包括对酒精、烟草以及挥发性有机溶剂等的滥用。

二、吸毒的方式

吸食、注射毒品的方式多种多样，有口吸、鼻吸、口服、注射等多种方式。因最初滥用毒品的方式为口鼻吸入，所以现将滥用毒品的各种方式统称为吸毒。

（一）吸入

1."烟吸"：百余年前吸食鸦片是借助烟枪点燃烟土口吸。现多将海洛因掺入烟丝，通过吸烟将毒品吸入，多见于初吸者。成瘾后大多改为烫吸或注射。大麻烟也可通过这种方式吸食。

2."烫吸"：又称"追龙"、"溜"，是吸毒者最常见的吸毒方式。由于肺黏膜的吸收功能很强，而且肺血流直接入左心，再到大脑需时极短。故吸毒后起效较快、欣快感较强。主要用于烫吸黄皮、海洛因、冰毒、麻古等。

3."鼻吸"：多用于可卡因、氯胺酮（K 粉）的吸食，吸食者将可卡因装入 3～5cm 的小管中，在小管中插入稻草秆、塑料管、纸管等，然后对准鼻孔用力吸入，或堵住一个鼻孔，用另一个鼻孔猛吸。毒品可直接从呼吸道进入血循环，起效较快。

（二）口服

阿片酊、大麻油过去曾以口服方式吸食，现多为口服麻醉药品与精神药品制剂，如摇头丸、苯丙胺、含阿片的止咳糖浆、三唑仑等。口服毒品后由于消化道各种酶的作用，加上肝脏首过效应的影响，毒品的药效可明显减弱，故产生依赖性的危险相对较低。但某些毒品如摇头丸、苯丙胺由于其水溶性差、熔点低等特点，决定了这些毒品的吸食以口服为宜。

（三）注射

1.静脉注射：近年在国际上非常流行静脉注射吸毒（Injection Drug Use，IDU），多见于海洛因、哌替啶、吗啡等毒品。吸毒者到了一定程度，量小或纯度不够，便找不到那种"感觉"，于是就采用将毒品直接注入血液的手段，以寻求一种转瞬即逝的快感；二是以静脉注射吸毒，所需的毒品量少，可以节约毒资。

2.动脉注射：其方法与静脉注射相同，动脉注射的危险性要明显大于静脉注射，容易导致动脉瘤或死亡，采用动脉注射者多为追求超强快感的年轻吸毒者，也见于静脉闭塞无法使用的 IDU 人员。

3.其他注射法包括皮下注射、肌内注射、指甲下注射，多用于浅表静脉闭塞无法使用时。

（四）黏膜摩擦

将毒品在口腔黏膜、鼻黏膜、直肠黏膜上摩擦，使毒品通过黏膜而吸收，此法应用较少。

三、吸毒行为的认定

并不是所有使用致依赖性药品的行为都是吸毒行为，如癌症病人使用吗啡镇痛、外伤性骨折的病人使用哌替啶镇痛等，这些行为都不能认定为吸毒。那么在实践中如何认定吸毒行为呢？根据我国公安部的规定，涉嫌吸毒人员具有下列情形之一的，可以认定为有吸毒行为：

1.被公安机关现场查获，当场缴获毒品或吸食、注射毒品的器具且本人供认的。

2.有举报，本人供认且有其他旁证材料能够相互印证的。

3.本人供认且其临床表现经县级以上公安机关委托指定的县级以上医院具有相关知识

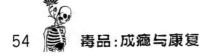

的医师认定符合吸毒人员特征,并出具相应证明材料的。

4.本人供认且其尿样经检测含毒反应呈阳性的。

5.本人不供认,但经尿样检测含毒反应呈阳性,并有其他旁证材料印证的。

6.本人不供认,但经尿样检测含毒反应呈阳性,且用其他检测手段(如促瘾试验)检测证明当事人有戒断症状的。

上述规定为我国公安机关禁毒部门快速、准确打击吸毒违法行为提供了政策上的保障,执法实践证明该规定具有较强的可操作性。

但我们在戒毒实践中发现,以上规定在某些情况下对于吸毒行为的认定并不好把握,特别是对于处方药的使用,如吗啡、丁丙诺啡、三唑仑、曲马朵、含阿片的止咳糖浆等。我们认为对于这些吸毒行为的认定还应注意以下四个方面:

一是要注意使用的时间、地点:如果一个人在家中、在睡觉前使用了一定量的三唑仑帮助睡眠,我们一般不认为他在吸毒;如果一个人在家中、在咳嗽时使用了某些止咳糖浆,我们也不认为他吸毒。但如果以上情况发生于娱乐场所、发生于聚会时就要区别对待。

二是要注意使用的动机:这是一个十分复杂、难以判断,但很重要的问题。如果一个人使用医师为治疗他摔伤的膝盖而给他开出的麻醉药品,大多数人不会认为是吸毒。但如果他使用这种麻醉药品只是喜欢药品带给他的那种感觉,那么我们就会认为他在吸毒。对于如何判断其动机,主要一点是寻找该行为发生情境中的一致性(何时、何地)。

三是要注意使用的方式、途径:这同样是重要的,常会成为判断的关键。多年以来,氯胺酮常被用于创伤外科的麻醉用药,虽然在麻醉恢复过程中会产生兴奋、躁动、幻觉,但我们并不认为是吸毒。但若将相同量的氯胺酮粉剂"吸入"鼻内,会在较短的时间内产生兴奋、激动等感觉,并导致严重的依赖,我们就认为是吸毒行为。如果一个人使用丁丙诺啡片剂含服镇痛,我们不认为是吸毒,但如果这个人将该含片用于注射,我们就认为是吸毒。改变原来的用药途径对于吸毒的认定十分重要。

四是要注意使用的剂量:正常使用和滥用是有区别的,特别是对于处方药而言,如某些止咳糖浆是否被滥用,取决于人们的用量多少。

四、吸毒人员的发现和认定

一般来说,吸毒人员具有以下一些特征:

1.行为特征

吸毒人员的行为与正常人群相比,存在着明显的差别。从某种意义上讲,吸毒者的行为表现无不带有毒品的"烙印"。

(1)"用'药'压倒一切"。对于吸毒人员来讲,用"药"比日常饮食、睡眠、性需求等基本需要还要渴求十倍、百倍。

(2)生活一反常态。吸毒人员与正常人员相比,昼夜颠倒,昼伏夜出,他们整天不见阳光、不运动、不工作,睡眠错位,浑浑噩噩。

(3)谎话连篇。"我们这些人没有一句真话,要说真话只有在吸毒的时候。"这是吸毒人群中的"潜规则",说谎是吸毒人员的共同特性之一,吸毒人员为了能够继续使用、获得毒品以及逃避或是缓解内心和外界的压力,说谎是必然的,也是最好的解决方式。

(4)意志薄弱。吸毒人员往往在戒毒时候信誓旦旦要痛改前非,要"立志戒毒",一旦脱离了监控,立刻故态复萌,千方百计地去寻求毒品。

(5)做事不计后果。吸毒人员已经将吸毒作为人生命中最为重要的事情,吸毒已经成为其生活中不可分割的一部分,为了能吸到毒品任何事情都可以置之脑后,如不计后果的借贷、乞求、变卖家产,甚至巧取豪夺、男盗女娼等各种违法活动,直至杀人越货,触犯刑律。

2.人格特征

吸毒人员情绪容易冲动,不考虑后果,经受不起失败和挫折,持有破罐破摔的生活态度;缺乏自信与决策能力;自卑感强烈而隐蔽、内心孤独、害羞、不会交知心朋友;冷酷、仇恨,缺乏爱心;没有责任感。

3.情绪特征

吸毒人员在使用毒品后常常有舒适和欣快感,继而进入一种似睡非睡的松弛的境地,此时烦恼、忧虑、焦虑、紧张、一扫而光,人觉得非常宁静、平安、快慰,同时伴有愉快的幻想,在药物中断后出现戒断症状时,则表现出焦虑不安、烦躁和易激惹等情绪障碍。常见的戒断症状主要表现为失眠、出汗增加、烦躁不安、骨及关节疼痛、鸡皮疙瘩、哈欠、流泪、流涕、冷热交感、乏力、全身不适、呕吐、皮肤蚁行感等等。

4.思维特征

据国外研究,药物依赖人群中的精神障碍患病率高于一般人群,其中有相当数量的人出现反社会行为、神经症和精神分裂症的表现。

另外,长期吸毒人员还有一些体表特征:如烫吸者有牙齿发黄发黑的表现;肌肉注射者在上臂三角肌或臀部有针眼或硬块形成,严重的可出现皮下脓肿;静脉注射者可发现静脉炎。

总之,吸毒者有着以下的心理学特征:外表萎靡不振、面黄肌瘦、衣着不整洁;谈吐过程中可见思维散漫甚至赘述,注意力难以集中,记忆力明显受损、智力活动较迟钝;情感反应以淡漠、沮丧多见,亦有欣快者;意志活动减弱,行为趋于退缩,懒散疲沓,劳动力明显下降;人格改变尤为突出,表现为焦躁易怒,或猥琐自卑,或狡猾奸诈,对家庭和社会的责任感明显削弱。

第三节　毒品成瘾机制

我国古代医典《救世良方》对鸦片成瘾有过这样的描述:"脏腑赖烟而后快,精神赖烟而后爽,耳目手足赖烟而后安。一旦无烟湿润其间,则肾先苦之,肾苦则呵欠频频。肝因困乏,肝困则涕泪涟涟。脾亦生疾矣。盖脾主信,脾之感也,如此则五脏交相困矣。五脏交困,众体无所秉令,轻则一身痿软,重则诸疾蜂起,则又何病之不作哉。嗟夫,此之所谓瘾也。"

成瘾是大脑奖赏、动机、记忆以及相关回路的一种原发性的慢性疾病。这些回路的功能失调造成了生物、心理、社会、精神方面的特征性表现,通过物质(药物)或其他欲求行为病理性寻求奖赏和/或减轻痛苦。和其他的慢性疾病一样,成瘾也具有复发和缓解的循环特点。如果不治疗或者参与康复活动,成瘾会逐渐发展并导致残疾或过早死亡。

成瘾时大脑的执行功能会被明显破坏,表现为感知、学习、冲动控制、强迫性以及判断力出现问题。尽管生活中其他人对成瘾者表现出极高的关心,但成瘾者经常表现出较低的意愿来改变失调行为,同时会显示出对问题和并发症的积累明显缺乏认知。

成瘾的特征包括:(简单归纳为 ABCDEF)

1. 无法持续戒断(Abstain),具有复发风险:个体在压力、应激和环境线索情况下触发脑应激通路的强化活动;

2. 行为(Behavioral)控制受损,包括:过度使用药物和/或沉溺于欲求行为,频率和/或剂量比人们所设想的更高,经常伴有行为控制方面的持久渴望和不成功的尝试;在物质使用或上瘾行为效果的恢复方面,耗费过多的时间,伴有社会和职业功能不利影响(如人际关系的发展问题或忽视对家庭、学校或工作的责任);持续使用药物或沉溺于欲求行为,不顾及所造成的持续恶化的或循环往复的身体或精神异常;专注于奖赏的行为组成部分的窄化;尽管对所出现问题有所认知,明显缺乏采取持续的改善的行动的能力和/或意愿;

3. 渴求(Craving),或者对药物/奖赏体验的"欲求"增强;

4. 对个体行为和人际关系问题的严重性的认知程度降低(Diminished);

5. 情绪(Emotional)反应功能失调:焦虑,心境不佳以及情感痛苦增加;对有关大脑应激系统募集反应的敏感性增加,例如"事情变得更加紧张";情感识别、区分情感和由情绪激发的身体感觉以及向他人描述情感(类似于述情障碍)困难;

6. 外部线索导致成瘾行为的频率增加(Frequency)。

综上,这六个特点广泛存在于大多数情况下,但是不被用来作为"诊断标准"确定是否成瘾。成瘾不只是行为失常,成瘾的特征包括个体行为,认知,情感以及与他人的交互作用等方面,包括个体处理与家庭成员、社区间的关系能力,心理状态,以及超越他们日常经验的事物的能力。

会促使成瘾,包括生物—心理—社会—精神的四大因素,现介绍如下:

一、生物学因素

(一)神经系统解剖学

中脑-边缘多巴胺系统(Meo-limbic-dorpamine System,MLDS)是药物依赖产生的最主要神经解剖基础,不同的成瘾药物直接或间接作用于该系统,从而使该系统的不同结构(伏隔核、海马、额前皮质、腹侧被盖区、杏仁核等)的受体、神经递质等发生变化导致成瘾行为的产生。成瘾影响了大脑奖赏结构内包括伏隔核(NAc)、前扣带回皮质、基底前脑、杏仁核的神经传递和相互作用,致使动机层次结构发生改变,成瘾行为代替了健康的自我照顾行为。成瘾同样也影响皮质和海马回的神经传递和相互作用,以往的有关奖赏的记忆(例如食物、性、酒精和其他药物等)对外部线索做出生物和行为反应,反过来又触发了欲求行为。伏隔核内侧部是伏隔核的核心部分,和许多具有重要生理功能的脑结构相连,比外侧部具有更为复杂和重要的生理功能,在腹侧纹状体和基底前脑中占有重要地位。主要与纹状体、杏仁体、丘脑前核、中脑水管周围灰质,特别与腹侧被盖区(VTA)密切关联。海马区负责欣快或者焦虑经历的记忆,杏仁核负责以往经历相关的行为选择动机。

尽管个体能够认识到物质使用和欲求行为所累积的不良后果,但位于额叶皮层与"奖赏、动机和记忆通路"间的额叶皮层-底层白质联接是成瘾中的冲动控制,判断,和追求奖赏的功能失调表现的解剖学基础。额叶主要在抑制冲动和协助个人适当延迟满足方面有重要作用。成瘾者在延迟满足时，出现问题的神经部位是额叶皮质。个体在青春期和成年早期，额叶发育、连接性和功能仍在成熟的过程中，神经学家认为脑结构发育形态不完全是青少年过早接触物质造成成瘾的一个重要的生物学因素。

学者 Solomon 提出中枢神经系统还存在着一种力量，总是在对抗并试图限制 MLDS 的奖赏效应，以达到平衡状态。人们将这种试图限制奖赏系统效应的力量称之为"反奖赏系统"（Antireward System）。这种反向过程是中枢神经自我调控机制之一，目的是为了维护情绪的稳定状态。Koob 等认为精神活性物质滥用引起的负性情绪体验主要由两方面的因素造成，一是系统内适应性改变，表现为奖赏系统功能的下调；一是系统间适应性改变，表现为反奖赏系统功能的上调。

（二）神经系统适应性变化

持续用药引起中枢神经系统发生各种适应性的改变，最终导致药物耐受、躯体依赖、敏化、渴求和复吸。成瘾药物对全身各个系统都有不同程度的损害，其中以神经系统损害最为严重，而神经系统的损害以神经系统的适应性变化最具特征。

1. 成瘾相关神经递质及其神经核团的变化

在药物的反复作用下，MLDS 内相关核团或神经元触发持续的对抗性适应特别是多巴胺（DA）受体会发生一系列适应性变化，涉及受体的数量或活性、细胞内信号转导分子活性或信号转导途径以及进一步的基因表达等的改变，这些适应性变化构成了药物依赖的神经生物学基础。大多数成瘾类药物都有一个共同特征，就是促使纹状体 DA 释放增加。DA 是动机活动和产生新快感的重要神经递质，对学习和运动也至关重要。精神兴奋药产生的运动活动以及刻板行为似乎分别与腹侧和背侧纹状体的 DA 释放有关，阻断腹侧纹状体的 DA 释放可以降低成瘾药物的大部分作用。5-羟色胺可能通过 5-HT(2C) 受体对 DA 的释放产生影响，间接参与了成瘾的形成过程。

蓝斑核（Locuscoeruleus，LC）是脑内最大的去甲肾上腺素（NE）能神经核，且有阿片受体密集。LC 是主要的阿片类身体依赖性调控部位，当动物对吗啡耐受或成瘾后，该核放电也出现耐受，一旦停用吗啡，则放电加速，同时出现戒断症状。

氨基酸类神经递质谷氨酸（Glu）是脑中主要的兴奋神经递质，氨基丁酸（GABA）是中枢内典型的抑制性神经递质，也可作用于自身受体，产生突触前抑制。Glu/GABA 代表脑内兴奋性和抑制性神经系统的平衡状态，根据 Glu/GABA 值的变化可以判断脑内神经系统的兴奋或抑制。吗啡成瘾时，各脑区 Glu 和 GABA 含量不同程度下降。药物成瘾者渴求的程度和额叶皮层及杏仁核神经元活动的强度平行，这些脑区释放 Glu 进入伏隔核内，并与学习记忆功能有关。因此，依赖于 Glu 的中枢认知结构在由外界暗示引发的渴求中起着重要作用，在药物渴求时，这些 Glu 回路可以被重新激活。

2. 细胞信号转导的改变

成瘾药物作用的受体包括配体门控离子通道、G 蛋白偶联受体和电压门控离子通道。这些受体调节 cAMP，Ca^{2+} 等第二信使，然后激活细胞内不同的蛋白激酶系统。慢性给予成瘾药物可使不同脑区 AC-cAMP-PKA 信号传导通路功能上调。钙离子-钙调蛋白（CaM）-钙调蛋白激酶（Ca^{2+}-CaM-CaMK）是另一条信号通路。在胞质内，不同的信号通路相互影响，它们之间或抑制或协同，形成复杂的网络化联系。DA、Glu、一氧化氮（NO）相互间的作用在神经兴奋性药物所致的神经可塑性变化中起重要的作用，NO 对由可卡因引发的奖赏

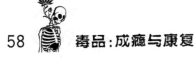

环路神经传递的改变起着作用。

3. 离子通道的变化

电压依赖性钙通道（Voltage Dependent Calcium Channels, VDCCs）可通过多种途径参与阿片成瘾的形成。阿片类受体激动后，能够抑制 VDCCs，使钙离子内流减弱。吗啡急性给药时，突触体的 Ca^{2+} 浓度降低和 Ca^{2+} 流入减少，而长期慢性给药能显著提高大、小鼠突触囊泡内钙离子浓度水平。长期给予吗啡引起钙通道密度的增加，形成身体依赖性。

4. 突触可塑性的改变

突触可塑性是指突触在形态结构和功能上的可变动性和可修饰性，包括形态结构和功能的可塑性，是大脑重塑的基础，前者主要包括新突触的形成重排以及结构的修饰；后者主要包括突触传递的长时程增强（LTP）和长时程抑制（LTD）。突触可塑性作为学习和记忆的神经生物学基础，在整个药物成瘾中扮演了重要角色，其变化也反应出了药物成瘾和学习记忆在过程上的共性。

导致成瘾的可塑性变化集中在海马、背侧纹状体、伏隔核、腹侧被盖区、额前皮质等脑区。反复暴露于成瘾药物，影响和改变了它们之间的传递和功能联系，在一系列递质、受体参与下，使原有的神经回路发生变化，并进一步导致神经细胞突触形态结构的适应性改变而形成新的成瘾回路，导致成瘾的发生。在这些传统的成瘾相关脑区之外，比如基底神经节，也出现了突出可塑性改变（LTP 的改变）。成瘾药物对大脑的影响已经不仅仅局限在那些传统的脑区上，而是在更大的范围内对神经系统产生了影响。

5. 细胞凋亡与成瘾的变化

细胞凋亡是指生物体为了维持自身内环境的稳定，所具有的一种由基因控制，能使细胞自主、有序地死亡的现象。细胞凋亡过程中有基因的激活、表达及调控，涉及一系列的 RNA 及蛋白质等生物大分子的合成。神经系统在发育过程中及病理状态的细胞主动性死亡过程。海洛因成瘾会导致大鼠脑组织出现广泛性神经元凋亡，是海洛因成瘾造成脑神经元死亡的主要形式。凋亡机制涉及神经行为学的致畸性。

（三）遗传因素

遗传因素有一半的可能性促使成瘾。环境因素与生物学因素相互作用，并且影响程度遗传因素的效力发挥。个人获得的韧性（通过父母教育或以后的生活经历）会影响基因遗传对成瘾欲求行为表现的倾向性程度。对于具有成瘾易感性的个体，文化因素在促进成瘾方面同样起作用。科研人员通过长期的调查发现，在共同的生活背景下，只有部分人尝试吸毒，而在尝试者中又只有部分人成瘾，吸毒成瘾者中则有部分人能够戒除，另一部分人则戒而复吸。相关的动物模型显示，有些动物确实存在先天性地对药物敏感，而这种嗜药特征可以稳定遗传。

二、心理学因素

（一）精神分析心理学对成瘾行为的分析

1. 精神分析的人格结构理论对成瘾的解释

弗洛伊德（Freud）的人格结构由本我、自我、超我三部分组成。本我指人的本能，欲望，是原始的力量源泉，有即刻要求满足的冲动倾向，处于潜意识的最深层，遵循的是享乐原则。因此精神分析理论学者认为，药物成瘾者要从药物中寻求"享乐"的感觉，以使得自己心里踏实,适应环境。克里斯特尔(Krystal)和拉斯金(Raskin)在1970年的研究中说:"在自我不足的人格中,毒品被用来逃避他们面临的也许对别人来说并不构成潜在损害的精神创伤……通过使用毒品,虽然现实被逃避开来,但这只是暂时的,当化学反应消退时,充满邪恶的现实世界又重新回到眼前,他们不得不再次从毒品中获得安慰,从而形成对毒品的依赖。"成瘾者的自我调节能力有缺陷;对于生活中的请客威胁缺乏警惕,如对药瘾的严重后果视而不见;当遇到困难时不善于冷静处理,摆脱困境;追寻人格发育史,发现未曾得到父母恰如其分的爱护,缺乏自尊心、责任感、理想和抱负,有过多的愤怒、仇恨、自暴自弃,感觉不到世界的美好。

2.精神分析的性发展理论对成瘾的解释

弗洛伊德的性心理发展理论认为人的行为都是受性的本能和欲望来支配的,性的背后就是潜在的心理能量叫力比多(libido)也就是性力或欲力,常常驱使人们去寻找快感。当然这个性不仅仅是指以生育为目的的成熟的两性行为,它还包括广泛的身体愉快,甚至还包括心情的愉快和友谊。弗洛伊德曾经指出,对成瘾者而言,毒品充当了其性满足的替代品,除非重建正常的性功能,否则戒断后的复发在所难免。Rado称药物滥用是一种自恋障碍,是"对天然自我结构的人为的破坏"。当药物作用减弱后,用药者的抑郁情绪便会再度出现,与用药引起情绪高涨形成鲜明对比,个体自然会产生强烈的用药渴求。此时,自我形成了药物的奴隶,只好继续用药。一般认为,"阴盛阳衰"的家庭(即家庭中以母亲为主,而父亲处于被动地位,缺乏阳刚之气)易于培养出滥用药物的子女。Savitt发现,药物滥用者大多性欲缺乏,多数成瘾者都可引出潜在的乱伦欲望,用药使性欲受到抑制,使其进一步退行到生殖器阶段,只视哺乳及进食为第一需要。

(二)行为主义对成瘾行为的分析

1.强化理论对成瘾的解释

行为主义理论认为,人的大脑有三分之一的结构属于行为强化系统。反复做一件事情,就会使行为强化系统过度兴奋,交感神经系统高度变化,这样人便会对反复从事的行为成瘾。人们首次使用成瘾物质后,由于体验到成瘾物质所带来的欣快感,成为一种阳性的强化因素,通过奖赏机制促使人们再次重复使用行为,直至成瘾。而停用成瘾物质所引起的戒断症状、痛苦体验是一种惩罚,又是一种阴性强化因素或负性强化作用。为了缓解焦虑,驱除戒断反应,逃避这种惩罚,成瘾者只好继续使用成瘾物质,强迫觅药而避免戒断时的痛苦。这产生间接的阳性强化作用,直接与间接的阳性强化协同形成一级强化。除了成瘾物质的强化作用外,社会因素也有强化作用,形成物质依赖的情景和条件也可形成环境上的强化作用,即二级强化。依赖者受接触到的周围人群的群体心理影响,更可构成社会性的强化,促使物质依赖更加顽固,如参加吸毒团伙,取得了情感上的交流,一起干违法的行为取得了经济效益,吸毒的环境、工具等都会强化行为。当成瘾的行为模式受到挫折而不能进行下去的时候,就会产生与吸食鸦片的人突然被强制戒毒时类似的反应。这两级强化作用的叠加遂使人的行为固定,从而形成物质依赖。

2.条件反射理论对成瘾的解释

从生理学学习和记忆原理得出,"心瘾"的形成是通过操作式条件反射等执行的联合型学习过程。刚开始吸毒时,毒友、吸毒的环境、工具等刺激都是一些无关刺激,吸毒时则伴随这些刺激产生独特的欣快感。长期吸毒后上述无关刺激与欣快感反复同时出现,变成了条件刺激,吸毒者表现为吸毒成瘾后一见到毒友、吸毒环境、烟具、注射器、矿泉水等条件反射性引起对吸毒的欣快感的回忆以至于产生强烈的觅药渴求。由于上述操作式条件反射是通过反复操作,通过激活大脑内源性奖赏系统来完成的,所以吸毒成瘾机体的记忆表现为三级记忆,大脑皮质可有局部增厚,而这种"心瘾"可谓是刻骨铭心的。

(三)社会学习理论对成瘾行为的分析

心理控制是 Rotter 在社会学习理论中首先提出的一个概念,指个体认为可以在多大程度上把握和控制自己的行为。Rotter 认为内控者能够看到自己的行为和后果之间的一致性,并体会到控制感;而外控者则往往把行为后果归结为机遇、运气,或自己无法控制的力量。人的心理控制源倾向不是一种特质,也不是一种先天性倾向,而是会随着环境条件的变化而变化。

如果一个人的生活需要长期受人照顾或受人约束,则其心理控制源会向外控方向转变。国内的一些研究表明,毒品依赖者的内控性低,有比较高的外控倾向,高外控者更易产生焦虑、抑郁的情绪。他们较多地相信行为的结果由外部所控制,而较少地相信成功要依靠自己的努力。缺乏自我把握和控制能力,所以可能更多地将戒毒的失败归于外部因素。虽然导致毒品依赖者复吸的因素很多,但其内在的心理控制源的高外控倾向与其复吸的行为不无关系。

由于毒品依赖者的内控水平低,有着较高外控倾向,加上吸毒以后,由于社会、家庭对他们的行为不能接受、疏远,因而更容易导致他们严重的心理障碍和行为问题。也有研究表明,外控倾向与酒精依赖及饮酒问题的联系,即使在正常饮酒的范围内,外控者也倾向于比内控者更多的使用酒精,这表明心理控制源倾向于外控者,更易使用精神活性物质。

在男女成瘾者的性别之间也存在着控制源的差异。有研究表明,男性在外控倾向方面比女性高,两者有明显的差异。这可能是由于男性成瘾者在成瘾后会给家庭和社会带来危害,如暴力事件,犯罪等,使家庭和社会对男人的个人期望和要求要比女性更低,加上吸毒后,钱财散尽,谋生能力比女性低,导致男性的自我控制能力降低。

(四)认知心理学对成瘾行为的分析

1. 注意缺陷对成瘾的解释

成瘾的认知过程,主要是由于成瘾者信息加工缺陷,或者认知方式的偏差所致。信息加工缺陷主要是指成瘾者的注意缺陷,过分的偏见和过分专注,如酗酒者一心一意地想着下一次饮酒,而病理性赌博者总想着下一次把钱能够赢回来。另外,成瘾者也有着独特的思维习惯,以特定的方式对信息加以歪曲并且这种歪曲与成瘾行为有着密切的关系。

2. 自动加工对成瘾的解释

认知主义的研究者认为,大多数关于渴求的理论直接或间接地指出药物渴求的三种成分:

(1)个体感到需要药物的主观体验;

(2)伴随寻求药物及预期注射药物而产生的与享乐联系在一起的情绪状态;

(3)由于个体引发寻药行为体验的动机。

成瘾是由储存在长时记忆中的自动化行为控制。操作程序不需要注意(即自动)就可完成,并且显示出完整性和协调性。自动化的操作图示有快速、省力、无意识等特征。不需要注意的特征提示,当环境刺激足够强时,某些行为就会不由自主地发生,一旦某种行为开始了,就几乎很难停止。表现出像子弹进入弹道一样的倾向,只要开始就意味着要进行结束。一些关于自愿(可控的)及不自愿(自动的)认知过程和技巧本质的实验研究直接或间接支持了这一提议。觅药行为与用药行为已经被反复进行,这就形成了一种自动操作快速有效的行为模式,经常不经注意就完成了而且很难阻止。因此,成瘾可能是一种可以预见行为后果的由环境线索、不遗余力的觅药过程及躯体和植物神经适应所组成的混合体。

（五）人格素质观点对成瘾行为的分析

吸毒是人们在空虚、挫折和压力之下,寻求解脱和逃避现实的一种方法。但是在一个开放、充满激烈竞争和迅速变迁的社会里,人们遭受挫折、失意和各种压力是不可避免的,只是程度有所不同。但是,在客观环境给人造成的心理压力或精神压力面前,为什么有的人心理承受能力强而有的人心理承受能力差而非要从毒品中寻求解脱呢? 心理学家认为,人的承受力主要取决于行为者的人格素质和人格特点。人格发展越完善,就越能对自我作出正确的评价,在压力面前对自我态度、自我行为的调节能力就越强,也就越能形成稳定的心理特征,反之就容易出现心理不稳定和心理危机。一些心理承受能力差的人,由于缺乏自我调节能力,从而无法摆脱心理危机,导致他们使用毒品来降低不满和提供对快乐的满足。

心理发展是人们客观行为的一个准备过程,吸毒作为一种偏离和违反社会规范的行为,在它产生之前,吸毒者必定经历了一个心理准备的过程,更确切地说是经历了一个心理危机的过程。科布尔的研究证实了这一点,他在调查中发现,在被调查的吸毒者中,有86％的人在吸毒以前是行为非正常者。成瘾者特别是年轻的吸毒者成瘾前的经历,大多都有某些品行障碍,如逃学、偷窃、斗殴和少年犯罪等。他们的成绩差,情绪不稳,与社会格格不入,常无法适应正常的社会生活。

性格是成瘾的基础,发生成瘾者,其人格往往有缺陷,称为"成瘾人格"。通常认为有三种人格缺陷者易产生物质依赖,即变态人格、孤独人格和依赖性人格。这些人格缺陷所表现的共同特征是,易产生焦虑、紧张、欲望不满足、情感易冲动、自制能力差、缺乏独立性、意志薄弱,外强中干、好奇、模仿。一些心理学家更多地使用"依附性人格"来解释吸毒的原因。它的特征是缺乏自我控制和自我尊重,享乐主义、缺乏对未来筹划的能力,精神和情绪经常处于抑郁状态。依赖依附性的人格使他们一方面根据快乐原则从毒品中寻求最基本的满足,另一方面他们对吸毒行为的后果置若罔闻,只是寻求片刻的满足。极易对致瘾源产生依赖,但最终到底染上其中的哪一种瘾,则视外界的具体条件了。比如,听别人说吸食毒品后产生美妙的愉快感,就由好奇心、侥幸心、逆反心所致想去体验体验。

心理学家对海洛因吸毒者测试后发现,海洛因吸毒者存在一些人格弱点:敌意性、进攻性、叛逆性、不负责任、嬉戏性、冲动性。也有人发现,凡与酒依赖相一致的人格缺陷就可以造成其他物质依赖。成瘾者的这些人格特征证明了心理学家所持的这种观点。所以,成瘾行为也是一种自我伤害性疾病,伴有意志或道德缺陷。

此外,成瘾者的情感承受能力也有缺陷,不善于言语表达。缺乏沟通,依赖性很强,但是又找不到合适人来倾诉,只有把自己的情感封闭起来,一旦承受不了则失去控制,自甘堕落。

以上的理论都从各自的角度对成瘾行为的心理机制进行了分析,彼此又有一种共通之处,如成瘾者的自控性比较差等,但是没有任何一种理论能完全独立地把成瘾行为解释清楚,因此今后成瘾行为的研究有必要对各理论进行整合,也将生物、心理、社会、精神四者有机地结合起来,为应对防治成瘾行为提出有力的理论依据。

三、社会学因素

首先是成瘾药物的供应。成瘾药物实行工业化生产,使质量提高、产量增加、成本降低。毒品的高额利润,促使一些人铤而走险,毒品走私网的高效率,又使打击毒品走私的困难增大。

其次是成瘾药物的需要。随着社会的竞争激烈,传统的道德和价值观近于解体,有相当的人无法面对失学、失业、下岗的现实,这是潜在的成瘾后备军,即高危人群,他们很可能放弃奋斗目标,到药物中寻取安慰与逃避。医护和药剂人员易获得成瘾药物,也可成为高危阶层。

成瘾物质的供应和需求互相促进,具有巨大的潜力,于是全球的吸毒成瘾的增长势头至今难以遏制。在成瘾过程中生物学因素是基础,心理学因素能导致成瘾,现代社会的畸形发展使成瘾现象空前增多。但是,吸毒成瘾明摆着是火坑,却有如此多的人主动跳下去,一些心理健全、事业有成者也加入进来,但高危人群中却也有不少人躲过灾难、悬崖勒马,这里还有许多未知数需要去探索。

家庭负面影响、不良的同伴榜样、情感紊乱及行为问题这四个因素与青少年药物吸毒有最显著的关系。近年来青少年吸毒以及女性吸毒、艾滋病造成的社会问题越来越突出,是毒品问题的一个新的研究方向。

四、精神医学因素

目前,精神医学的服务对象与研究对象已有明显的变化,重点从传统的重性精神障碍(Psychosis),如精神分裂症,渐向轻性精神障碍,如神经症、适应不良行为转变;同时,服务模式也从封闭式管理转向开放式或半开放式管理,由于新的精神药物的出现、对康复及复发预防的重视,精神障碍患者的预后已大为改观。因此当代精神医学的概念已远远超过传统的精神病学概念所覆盖的范围。

精神医学将毒品成瘾归于精神活性物质所致精神障碍,包括:精神活性物质中毒,戒断反应,谵妄,持久性痴呆,持久性遗忘障碍,精神病性障碍,心境障碍,焦虑障碍,性功能障碍和睡眠障碍等。精神障碍(Mental Disorders)是一类具有诊断意义的精神方面的问题,特征为认知、情绪、行为等方面的改变,可伴有痛苦体验和/或功能损害,使得病人感到痛苦,功能受损或增加病人死亡、残疾等的危险性。精神病人因为患病不能正常工作、学习,行使自己的社会责任;也可能由于社会歧视而丧失工作、学习机会。精神病人对家庭的影响不仅仅是成为治疗、照顾的负担,还包括诸如家庭成员的精神付出、重新适应、忍受社会歧视等等。

从最宽泛的意义上说,各种成瘾行为都属于偏常行为,即他们的行为有悖现行的社会规范。纵观历史可见,社会对某些偏常行为的认识和处理方式,是随时代的发展而不断变化的。比如,以前人们认为精神失常的某些表现是不道德或犯罪的行为,可现在愈来愈多的人认识到,精神失常主要属于医学问题,应由精神卫生专业人员去研究、处理。也就是说,某些偏常行为经历了从受道德谴责,到受惩罚,到接受医学治疗的转变。人们将这种转变称为偏常行为的医学化。通俗地说,就是一些社会问题逐渐成了医学问题。

疾病模型是成瘾模型的一种,可分为易感性模型和药物暴露模型。前者为遗传决定的"药物使用失控"易感性质,对物质使用失控导致成瘾;后者为慢性的药物使用导致脑功能的改变,使药物使用失控,成瘾者强迫性寻求和使用药物。成瘾的疾病模型认为物质成瘾是一种疾病,而并非道德或其他方面的问题,故在减轻成瘾者的自罪感以及提高社会对成瘾者提供医疗帮助的认可方面起到重要作用。但由于物质成瘾的临床诊断同其他精神疾病一样,主要依赖患者的精神和行为症状,缺乏特异性的辅助检查证据,同时患者和物质正常使用者在症状学方面互相移行成为连续谱,它们之间缺乏明确的界限,故根据严格的疾病定义成瘾的疾病模型又受到广泛质疑。

精神医学从成瘾的情绪方面进行分析:情绪是人对客观事物是否符合自己的愿望和需要所产生的体验。情绪具有两极性,如喜悦和悲伤,爱和恨,紧张和轻松,激动和平静。凡是遭遇符合自己的需要或符合自己愿望的事物就会产生爱慕、满意、愉快和尊敬的积极的正性情绪。反之,凡是遭遇不符合自己需要或违背自己意愿的事物,就会产生憎恨、恐惧、愤怒、妒忌和悲哀等不愉快的、消极的负性情绪。一般来说,正性情绪会起积极作用,即"人逢喜事精神爽",而负性情绪则起消极作用。一些人使用酒精或其他药物或病理性追求其他奖赏,因为他们在寻求"正强化"或者创造出正性情绪状态(欣快感)。另外一些人追求物质使用或其他奖赏,因为他们体验到了从负性情绪(病理性心境恶劣)状态中解脱的快感。度过了最初的奖赏和解脱的体验,大部分持续沉溺于成瘾行为的成瘾案例中,出现了功能失调的情绪状态。成瘾状态与沉醉状态并不一样。任何一个人达到轻度沉醉状态,或通过非病理性潜在成瘾行为,例如赌博或进食,会体验到"嗨"的感觉(与奖赏通路的多巴胺和阿片肽活动有关的"正性的"情绪状态)。在这种体验之后,会出现神经化学反跳,奖赏功能不会简单的复归到基线,而是降到最初水平以下。这通常不会被个体觉察出,并且不一定会出现功能损害。

随着时间的推移,重复的物质使用体验或欲求行为并不会导致奖赏通路活的持续增加。药物使用和欲求行为的戒断,会出现焦虑、激动、烦躁不安和不稳定的情绪体验,这些戒断现象与最低奖赏,大脑募集反应以及激素应激系统有关。伴随着沉醉和戒断循环,当耐受性发展成为"嗨"的时候,便不会有情绪低落。因此,在成瘾时,他们重复尝试制造"嗨",但是他们大部分的经历是越来越"低落"。成瘾者为了继续感受"嗨",需要强迫性地不断使用成瘾物质或者欲求行为,来解决他们的烦躁不安的情绪状态或者戒断症状。在一些情况下,追求奖赏后的一段时间其实并不快乐。尽管不同文化的人群会选择从不同的活动中"得到嗨",但是成瘾不是单独的选择功能,不是一个理想化状态。

五、其他因素

1. 奖赏通路功能存在潜在的生物学缺陷,使得提高奖赏功能药物和行为成为优先以及强化寻求;

2. 反复的使用药物以及欲求行为,导致动机回路的神经适应,使控制力受损,又进一步进行使用药物以及欲求行为;

3. 认知和情感扭曲,破坏了感知和调和情感的能力,导致严重的自我欺骗;

4. 健康的社会支持以及人际关系被破坏,影响了个体心理弹性的发展;

5. 所遭受的创伤和压力超过个体的应对能力;

6. 指引个体的态度、想法和行为的意图、目标和价值发生扭曲;

7. 自身、与他人以及超然(诸如上帝,12步疗法中提及的超卓力量,以及更高的意识)之

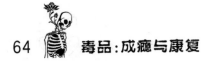

间联系的扭曲;

　　8.在进行物质使用或欲求行为时,同时存在精神障碍。

六、研究进展

　　最近国外的一些行为心理学家并不认同 NIDA(国立药物滥用研究所)对"成瘾"的定义:"成瘾是一种慢性、复发性大脑疾病。特征是不顾及有害后果的强迫性寻求和使用药物。"NIDA 是美国有关"成瘾"最主要的研究部门,其大脑病变模型被世界各国广泛采纳。

　　这些学者不认为成瘾是一种大脑的疾病,他们认为:"上瘾作为一种疾病的关键是建立在对自愿行为的有限认识上的。""对一个障碍症状做了越多了解后,我们就越倾向于认为这是一种病变。"从而也就认为虽然结果是完全可以预料的,但却无法对过程进行任何更改。脑科学本应是能够完善个人、法律和公民对于行为和责任的相互概念的。看来如何使得脑科学的发展和社会意义相和谐将是我们下阶段的主要文化工程。

第四章　成瘾表现与诊断

第一节　毒品成瘾的表现

一、阿片类

（一）基本概述

阿片类的使用常是出于医疗的目的，但如果没有医生的监管或者其他一切非医疗目的的使用会导致谵妄和损害。长期使用可以导致成瘾。成瘾即表现为强制性地追求继续使用阿片类药品，由于耐受的发展导致必须加大剂量才能获得初始的快感，同时躯体的依赖会随着剂量的增加和长期的使用而变得越来越严重。

阿片类药品的依赖是呈递增性质的。阿片类在娱乐场所用的较多的是海洛因，而阿片本身的使用并不常见。阿片类中作为止痛的处方药如吗啡、羟考酮等，它们的依赖性也会逐渐增强。一些合法应用阿片类药品治疗的患者，在治疗的过程中剂量也会逐渐递增。另外，一些人发现阿片类的使用使他们能够承受他们原以为不能承受的生活应激。

躯体依赖迫使成瘾者继续使用阿片类药品，以此来阻止戒断时带来的痛苦。药物在戒断时或在使用一种相应的拮抗剂时会产生一种特征性的、自限性的戒断症状。

规律地使用治疗剂量2～3天会产生耐受和依赖，当停止用药时，使用者会出现轻微的戒断症状，一般较难察觉或有类流感样的表现。

因慢性疼痛需要长期使用阿片类药品的病人不应属于成瘾者。尽管他们也有躯体依赖和耐受的问题。阿片类药品会导致交叉耐受，因此成瘾者可以用一种药品替代另一种药品。如果个体的耐受加深，可能不会对药物的使用表现出相应的体征。并且在其一般的活动中表现出正常的功能，但是获得药物成为最先出现的问题。对药物各种效果的耐受通常发展得并不均衡。以海洛因使用者为例，他们可能对药物的欣快和致死作用出现较大的耐受，但仍保留瞳孔缩小和便秘的影响。

（二）症状和体征

急性中毒（过量）以欣快感、面部发红、瘙痒（特别是吗啡）、潮湿、昏昏欲睡、呼吸浅慢、低血压、心动过缓和体温降低为特征。

既往每天≥3次阿片类注射、新的注射针眼痕迹、戒断症状和体征或尿样本中检出吗啡葡糖苷酸（海洛因生物转化成吗啡和葡糖苷酸后排泄出来）均提示躯体依赖，由于海洛因经常导致喷鼻息，其鼻中隔可能穿孔。

戒断症状一般包括中枢神经系统(CNS)的兴奋过度的症状和体征。综合征的严重程度取决于阿片类的剂量和耐受的持续时间。症状最早出现在戒断后的 4 个小时,以海洛因为例,将在 72 小时内达到高峰。焦虑和对药物的渴望将随者静息呼吸频率(＞16 次/分)的增加而出现,常常打哈欠、出汗、流泪。其他症状包括瞳孔放大、汗毛竖立(起鸡皮疙瘩)、颤抖、肌肉抽搐、忽冷忽热、肌肉疼痛、厌食。服用美沙酮(具有较长的半衰期)患者的戒断症状发展得比较缓慢而且在严重程度上明显比海洛因轻得多,尽管一部分使用者可能将它描述得很糟。

(三)并发症

海洛因成瘾的并发症与不卫生地注射药物或药物固有的性质、剂量、药物使用所伴随的过度兴奋行为有关。常见的并发症包括肺、骨和神经系统的障碍;肝炎;免疫系统的改变。

吸入性肺炎、肺炎、肺脓肿、脓毒性肺水肿和肺不张等可能出现。滑石肉芽肿病的肺纤维化会因为阿片类止痛药的注射而进一步发展。慢性海洛因成瘾会导致肺活量的下降和轻度到中度的弥散能力的下降。这些影响与急性的海洛因注射所致的肺水肿有明显的差别。一些阿片类成瘾者每日抽烟不少于 1 包,这使他们对各种肺部的感染更为易感。

长期吸食海洛因会促进各型病毒性肝炎(A、B、C)的发展。病毒性肝炎的患者如果长期吸食海洛因且会使其肝功能障碍的概率大大提高。

骨髓炎(特别是腰部的脊椎)是肌与骨骼系统最常见的并发症,可能是由于不卫生的注射所致的血源性传播,另外可能发生感染性的脊椎炎和骶髂关节炎。在骨化性肌炎(药物滥用者的肘部)中,肱肌因为不恰当的针头注射而受损,伴随肌束的移位和钙化(骨外的化生)。

少于 90% 的成瘾者出现 IgG 和 IgM 的高丙种球蛋白血症。原因不明,可能是因为反复受感染或外源性物质的抗原刺激所致。美沙酮的维持将减轻高丙种球蛋白血症,海洛因成瘾者和其他注射药物的使用者都极易感染 HIV 和 AIDS。由于共用针头针管的现象比较常见,使得 AIDS 的传播更具毁灭性。

海洛因成瘾者的神经系统障碍常常是非感染性地并发昏迷和脑缺氧。中毒性弱视(明显是由于掺杂了奎宁的海洛因)、横贯性脊髓炎、各种单一神经病变和多发性神经病变、Guillain-barre 综合征都有可能出现。脑的并发症包括那些继发于细菌性的心内膜炎(细菌性的脑膜炎、真菌性动脉瘤、脑水肿、硬膜下和硬膜外的水肿),病毒性肝炎或生理性(肌)强直。某些神经系统的并发症可能是由于海洛因的掺杂物引起的变态反应。

因为污染的针头,各种表皮的水肿、蜂窝组织炎、淋巴管炎、淋巴结炎、静脉炎都可以发生。一些海洛因成瘾开始是皮下注射(皮肤隆起),这种长期注射会导致皮下大范围的瘢痕化,随之会使静脉回流受阻。当成瘾的情况更加严重时,表皮的溃疡会在不太可能的地方出现。污染的针头和针管可以导致细菌性心内膜炎、肝炎和艾滋病的感染。这些并发症常伴随非常频繁的注射。由于海洛因效能的提高,很多成瘾者是采用吸入的方式,这将减少污染感染带来的问题。

母亲是海洛因成瘾者,则她的某些问题可以传播给胎儿。因为海洛因和美沙酮,可以自由地通过胎盘屏障,胎儿易出现躯体依赖。母亲感染 HIV 或肝炎病毒 BK 可以将病毒传播给新生儿。孕妇成瘾者如果发现得足够早应该鼓励其进入美沙酮的维持方案。戒瘾则对胎儿更好些,但尝试戒瘾的母亲常常退出产前的护理并开始复吸海洛因。孕期超过 3 个月的孕妇尝试戒断海洛因或美沙酮可能会导致早产。因此,对成瘾的孕妇而言,选择稳定的美沙酮治疗可能更优于盲目地尝试戒断阿片类药品。美沙酮维持治疗的母亲对其新生儿的护理在童年期可能并不会出现明显的临床问题,因为浓缩的药物在母乳中的含量是微量的。

母亲如果有阿片类药物成瘾,其婴儿可能出现颤抖、高音调的哭声、焦虑紧张、癫痫发作(罕见)、呼吸急促。

二、大麻

(一)基本概述

大麻是非法使用的常见毒品。长期使用大麻会导致心理依赖,但在临床上很少见大麻所致的躯体依赖。

(二)症状和体征

吸食大麻会使自体的意识处于一种梦样状态,产生一些无关的、不能预期的、飘飘然的念头。另外,对时间、色彩、空间的感知也可能发生变化。总的来说,吸食者在吸食大麻后会有愉悦和放松(即舒畅兴奋)的感觉。这些效果一般会持续2～3小时,目前尚无有说服力的证据证明其有长期的或宿醉的反应。心动过速、结膜充血、口干舌燥等副作用则比较常见。吸食大麻产生的一些心理反应与吸食的阶段有关。惊恐和偏执的反应可能出现,特别是在刚开始吸食的个体身上,但是这种心理反应对一个熟悉这种药物的个体来说并不常见。交流和运动能力会下降,深度觉和定位功能将受损,并且对时间的感觉也会改变。所有这些改变对一些特定的职业(如驾驶、操作重型机械等)将是非常危险的。精神分裂症患者(哪怕是正在接受抗精神障碍药物治疗的患者)吸食大麻可能会加重其精神症状甚至激起一些新的症状。

在对大麻副作用的评价中,学者们引用了大量的科学数据,但其中绝大部分关于严重的生物学方面损害的结论尚缺乏实证。研究中缺乏针对相对严重的吸食者和某些特定领域做深入的调查研究,例如免疫学和生殖功能等。尽管如此,大剂量的吸食者可以导致其肺部的症状(急性发作的支气管炎,喘鸣、痰液增多等),肺部的功能也可能受到影响。但即使是每天吸食也不会导致气道阻塞性疾病,至今也没有单纯吸食大麻者易得肺癌的报道,这可能是因为吸食大麻比一般的抽烟吸入相对少的烟雾,而且吸入物中所含的致癌物质也相对少。但是吸食者的支气管的组织活检有时显示癌前的改变,所以癌症也可能发生。在一些病例对照研究中,发现小样本的长期大剂量吸食者的认知功能有所减退,这一结论有待进一步证实。

产前大麻的使用对新生儿的影响并不十分清楚,曾有报道称会导致胎儿的体重减轻,但当把其他因素(如母亲的酒精和香烟的使用等)考虑在内后,其对胎儿体重的影响则有所减少。$\triangle^9$-四氢大麻酚可以分泌到乳汁中。尽管这对母乳喂养的孩子的影响尚不明确,但是准备母乳喂养的母亲以及孕期的妇女还是应该避免使用大麻。

由于大麻素代谢产物的持续存在,尿检仍可以是阳性,每个吸食者在停止吸食后的数日或数周内测试仍可能是阳性。测试仅能通过非活性产物的存在确定是否使用过大麻,不能说明功能的损害。即使尿检阳性的吸食者也可能已经脱离了大麻的影响。由此在判断吸食者的吸食方式时价值不大。

三、可卡因

(一)基本概述

大剂量的可卡因使用可导致欣快的兴奋感和精神分裂样症状。可以在生理和心理上产

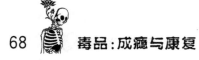

生强烈的依赖。

大多数的可卡因使用者吸食可卡因是偶尔供消遣用的,然而,在北美洲使用可卡因并发展为成瘾行为的人数在增加,尽管这个数字最近出现下落。

大部分的可卡因是用鼻吸的方式摄入的,烟吸的方式现在也被广泛采用。盐酸盐被转变成一种不稳定的形式,通常是通过加碳酸氢钠、水和加热的方式获得。这种转换后的物质易于燃烧,燃烧产生的烟便被吸入。开始的效果产生很快,兴奋的强度很大。在撤药后一段时间,继续使用毒品的倾向仍较为强烈。

（二）症状和体征

1. 急性使用:效果的差异取决于不同的使用途径。当采用吸入或注射时,可卡因会促使吸食者产生强烈刺激、兴奋、欣快感以及感到有力和强势。这种兴奋愉悦的体验与注射安非他明的效果相类似,这种感觉对于使用者而言,在强度以及产生的破坏性作用方面要低于鼻吸可卡因粉。

过量使用可能会产生震颤,抽搐以及过度兴奋。MI、心律失常和心脏骤搏可能是造成死亡的原因。就患者而言其极端临床毒性可能表现在血清胆碱酯酶的减少,而可卡因需要由该酶来清除。酒精和可卡因的合并使用导致了一种浓缩产物古柯乙烯的形成,而该物质具有刺激性并可能有毒性。

2. 长期使用:由于可卡因是一种起效作用非常短暂的毒品,某些大剂量使用者可能每隔10~15 分钟就需要注射或吸入 1 次。这种重复行为会导致毒性反应,诸如心动过速、高血压、瞳孔散大、肌颤、失眠以及极度神经紧张。幻觉、偏执性妄想以及攻击性行为都有可能发生,而这都会使患者更具危险性。瞳孔的极度扩大以及毒品的类交感神经作用能增快心率和呼吸频度并且升高血压。

严重的毒性作用发生在强迫性的大剂量使用者身上,在罕见情形下,重复吸入者会发生鼻隔膜的穿孔进而引起局部缺血。反复吸食较大剂量有高度挥发性的可卡因会造成严重的心血管毒性反应以及行为后果。

四、苯丙胺

（一）基本概述

苯丙胺(安非他明)可以制成片剂、针剂、喷雾剂和气雾剂,该药可以引起欣快感,引发失眠、警觉、集中注意力、强化躯体表现和自我感觉良好。长期使用会产生依赖。苯丙胺类药物(ATS)可分为安非他明和甲基苯丙胺(通常称为冰、水晶、快速、玻璃等)。甲基苯丙胺有时用于医疗(如注意力缺陷、过度兴奋障碍、肥胖,嗜睡),安非他明的主要滥用类型是甲基苯丙胺。

（二）症状和体征

1. 短期使用:使用安非他明引起的心理作用类似于使用可卡因的效果,包括表现为人格的改变,欣快感,感到精力和力量的充沛。其特有的作用表现为能引起男性勃起障碍,而另一方面却增强性欲。安非他明的使用常与不安全的性行为联系在一起,使用者面临着更高的性病感染危险,其中包括 HIV 病毒(艾滋病)的感染。

2. 长期使用:多次使用安非他明可以导致大量脑细胞的死亡,还可以引起药物依赖。药物耐受的形成是缓慢的,除非最终个别几次通过吸入或者静脉注射的量远远大于初次摄入的量。各种作用的耐受产生是不均衡的,所以会出现错觉和妄想,而较少出现心动过速和人格改变。然而大剂量药物的使用也很少会致死。有报道称,长期用药者在 24 小时内注射高达 15000mg 的安非他明后并未出现急性病症。

因为苯丙胺药物的滥用者在经历由药物引起的疲劳和失眠后,会感到兴奋和夸大,他们易发生意外事故。静脉注射苯丙胺可以导致出现严重的反社会行为,还可以迅速地引起精神分裂症发作。

长期大量静脉注射或者摄入口服剂量可能导致偏执性精神紊乱。但是一次性大剂量或者多次中等剂量的使用几乎不会引发该种精神病的产生。典型的临床特点是出现被害妄想,牵连观念和感到能力增强。大剂量静脉注射的人最终都会经历偏执状态,而且注射药物会经常不起作用。然而,在非常渴求药物和工作日结束的时候使用药物,会使人们意识模糊,对妄想产生应答。从苯丙胺导致的精神病中恢复所需时间延长是很常见的。彻底的行为紊乱和偏执型患者的恢复是缓慢而完全的。一些典型的病症在几天或者几星期后就能缓解,而另外一些精神错乱、记忆缺失和妄想通常要持续几个月。

多次使用甲基苯丙胺还可以引起在兴奋期后强烈的疲劳感和对睡眠的需求增加。甲基苯丙胺也可以使人产生误解他人的行为,幻觉和不切实际的怀疑等精神紊乱。一些服用者会经历一段时间比较长的情绪低落期,在这期间甚至会引起自杀。甲基苯丙胺会使服用者产生严重的脱水,使血管内血栓游走,引起肾衰竭,最终导致死亡。另外,服用者口腔内多颗严重龋齿会有较高几率发生,这是由于口腔内睡液分泌减少,气化的酸性物质产生,口腔内卫生被破坏所导致。吸食冰毒最常见的症状和体征,包括瞳孔变大、流鼻血、嘴唇干燥、慢性鼻腔问题和口臭。其中最为严重的就是"冰毒口",吸毒者的牙齿会由内而外地溃烂。

尽管在停止使用甲基苯丙胺或者其他的苯丙胺类药物后没有具体典型的戒断症状,但是在心电图上可以找到变化,这可以用来实现衡量人体依赖的标准。突然停药可以使隐藏的情绪低落反应出现或者导致急速发生的严重情绪低落。这种戒断反应通常在出现严重疲劳感、嗜睡或者情绪低落 2～3 天后出现。

五、亚甲二氧基甲基苯丙胺(摇头丸)

3,4-亚甲二氧基甲基苯丙胺(MDMA,通常称为摇头丸、亚当或迷魂药)属苯丙胺类,通常被制成小片,它具有中枢兴奋和致幻作用,长期使用可以成瘾。

MDMA 经常在舞厅等公共娱乐场所使用,摇头丸可以产生一种兴奋的去抑制状态,可以加深肉体的感觉。与苯丙胺一样,摇头丸可以透支人体的能量,与苯丙胺不一样的是它的使用和不安全的性活动和性传播疾病并不相关。尽管它的毒性作用存在争议,但由典型的苯丙胺导致的脑死亡的情况并未在摇头丸使用中发现。间歇的或偶尔使用摇头丸的后果目前还不肯定。极少数服用摇头丸的个体出现爆发性的肝衰竭。长期地反复地使用摇头丸所导致的问题与服用苯丙胺的结果类似。一些使用者出现偏执性的精神障碍,长期反复使用还可能导致认知的减退。

六、抗焦虑药和镇静剂

(一)基本概述

出于治疗目的而使用抗焦虑药和镇静剂(催眠药)是很常见的,过度使用这些药物会引

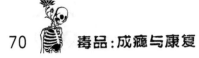

起中毒，包含着精神和生理上的伤害。反复使用会引起滥用或者依赖。

由于耐受和快速耐受的发生是不规则和不完全的，所以用药过程中相当多的行为、情绪和认知障碍会出现，甚至在正规用药者身上也可以看见，这取决于药物用量和药效。在酒精、巴比妥类和非巴比妥类的抗焦虑和镇静剂中有着交叉耐受反应，其中包括苯二氮卓类（巴比妥类和酒精在成瘾性方面是相似的，有相似的戒断症状和慢性中毒作用）。

（二）症状和体征

1. 短期使用：抗焦虑药和镇静剂的进行性中毒表现为表面化的情绪低落、快速或者眼球震颤、轻度的警觉性增高、共济失调、说话含糊不清、姿势不稳。进一步发展成为眼球向前方凝视震颤、瞌睡、共济失调导致跌倒、精神错乱、深度睡眠、瞳孔缩小、呼吸变浅最终导致死亡。使用大剂量镇静剂的人通常会在思考时有困难，以及语速变慢、理解困难（带有构音困难）和记忆力减退、判断错误、注意力范围狭窄和情感不稳定。

2. 长期使用：在容易受影响的病人中，对于药物的精神依赖会发展得很快，仅仅几周后，试图停止服药会使失眠症状恶化，产生坐立不安、梦境中断、频繁的觉醒、在清晨觉得紧张等症状。生理依赖程度取决于药物使用的量和时间：例如：持续多个月服用戊巴比妥200mg/d不会引起耐药体征，而300mg/d持续3个月以上，或者500～600mg/d服用1个月，停药后就会出现戒断反应。

服用大量巴比妥类引起的戒断反应是急速而且非常严重的，会造成生命危险。甚至在有计划地戒断1～2周后，偶尔会出现癫痫发作。在速效巴比妥类戒断后最初的12～20小时内，未接受处理的病人逐渐出现坐立不安、震颤和虚弱的症状。到了第二天，坐立不安变得更为突出，深反射亢进，病人变得更为虚弱。在第2～3天时，每日用药量大于800mg的病人中有75％的人出现癫痫发作。癫痫渐渐成为持续状态直至死亡。第2～5天时，未经处理的戒断症状包括谵妄、失眠、精神错乱和视听幻觉。高热和脱水也经常会出现。

苯二氮卓类引起的戒断症状与此类似，尽管没有那么的严重以至于致死。此类药物在体内存在时间较长所以发作比较缓慢。使用治疗剂量的患者也有报道称会引起严重的戒断反应。那些吸收药物迅速和药物血浆浓度下降很快（阿普唑仑、劳拉西伴、三唑仑）的人易出现严重的戒断反应。很多滥用苯二氮卓类药物的人，如果是嗜酒者或曾经嗜酒，会使戒断反应变得更为复杂。

七、γ-羟基丁酸

γ-羟基丁酸产生中毒是由于聚积了酒精或氯胺酮的毒性并有可能导致呼吸暂停和死亡，特别是当合并使用酒精时。

γ-羟基丁酸（GBH），简称G经口摄入。它与氯胺酮的效用类似，但持续时间更长且更具危险性。GBH能产生放松和安宁的感觉。它也同样能产生疲劳和虚脱。在高剂量下它会引起眩晕和失调，恶心还有呕吐。抽搐和昏迷也有可能发生，有可能产生呼吸衰竭和死亡。GBH与其他镇静剂的联合使用，特别是酒精，将会导致非常危险的后果。在先前规则使用后暂停使用的数日内会发生撤药反应。

仅仅当过量使用时才需要处理，如果呼吸受到影响的话可以使用呼吸机。虽然在1～2小时内影响不会消除，但大多数人仍可迅速复原。

八、致幻剂

致幻剂可能导致的毒性反应主要表现为感知觉的改变以及判断力的受损。长期使用可能会引起判断力的进一步受损并导致抑郁、焦虑或精神障碍。

致幻剂包括麦角二乙酸胺(LSD),磷酰羟基二甲色胺和三甲氧苯乙胺。其他一些毒品包括大麻也具有致幻成分。致幻剂持续使用者指的是虽然使用这些毒品但并不产生致幻作用。

1.急性使用:致幻剂引起的毒性反应主要表现为中枢神经系统的兴奋以及中枢自主高反应性,其明显表现就是感知和情绪的变化(通常是欣快感,有时是抑郁)。真正的幻觉很少见。

致幻剂的反应取决于众多因素,包括使用者的预期,他克服感觉扭曲的能力。对于LSD而言,诸如焦虑发作,极度担忧或惊恐状态等反应很少见。更常见的情形是这些反应随着在一个安全环境下迫切的处理而消退。然而,某些患者(特别是在使用LSD之后)仍然处于紊乱状态并且呈持续性的精神病性状态。究竟是毒品突然使得原先潜伏的精神病性暴露,还是使原先正常且稳定的人状态大变仍无定论。

2.长期使用:长期使用毒品的影响主要表现在心理以及判断力的受损方面,而这会导致做出危险的决定或发生事故。对于LSD的高度度耐受性产生和消退都非常之快。患者对于这类毒品中的任何一种的耐受都会和其他类型的毒品产生交叉耐受反应。心理依赖相当多样化,但通常强度不大。同时当迅速撤除时也没有发现躯体依赖的证据。

某些人(特别是那些长期或反复使用毒品者,尤其是LSD者)在停止使用毒品之后的相当长一段时间内都会有明显的毒品反应。这些情节(闪回)大多数情形下由视错觉组成,但也有可能包括某些实质性感觉的扭曲(包括自体意象以及空间和时间的感觉)和幻觉。闪回的产生可能和使用大麻、酒精、巴比妥类,或应激、疲劳有关,或没有任何明显的原因。闪回的机制仍然不明确。闪回一般可在6～12个月内消退。

九、氯胺酮

氯胺酮(也被称作"K"或"K粉")会产生毒性作用,有时容易与紧张性精神病相混淆。过量使用时可能会导致衰竭。

氯胺酮属于一种麻醉剂,它常常被非法使用,通常是鼻吸摄入。

低剂量使用时会有轻微的欣快感产生。通常随之而来的是焦虑的爆发或情绪的不稳定。高剂量时会产生一种撤药症状:当仍然以高剂量维持时,共济失调、构音障碍、肌皮颤和肌痉挛等组成的解离反应会非常严重(即"K洞")。心血管系统通常不会受影响。在高剂量情形下,可能会发生昏迷和严重的高血压,但死亡并不常见。急性期反应通常在30分钟内消退。

十、挥发性亚硝酸盐

亚硝酸盐(烷基亚硝酸盐,如戊基、丁基或异丁基,出售以 Locker Room 和 Rush 等为品牌)可以通过吸入提高性交的快感。特别是在城市的男性同性恋之间特别流行。目前证明其危险性的证据还较少,但亚硝酸盐和亚硝酸酯会使血管舒张、短暂性的低血压、头晕、脸

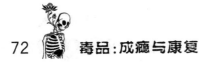

红，同时伴反射性的心动过速。但当它们作为增强勃起功能的药物合并应用时，是非常危险的；这种合并应用可以导致严重的低血压甚至死亡。

十一、挥发性溶剂

吸入挥发性工业溶剂或来自喷雾剂的溶剂能产生一种醉酒状态。长期使用可以导致神经病变和肝毒性。

挥发性溶剂的使用是在青少年中一直存在的，并且具有区域特色的问题。美国曾报道大约有 10% 的青少年吸入挥发性溶剂。挥发性溶剂（如脂肪族的和芳香族的碳氢化合物、氯化的碳氢化合物、酮、醋酸盐、醚、氯仿、酒精）在抑制中枢神经系统前会产生一段短暂的兴奋，频繁使用会导致局部耐受和心理依赖，但一般不会出现戒断症状。

急性症状出现较早的是头晕、头昏、言语急促不清、步态不稳。冲动、兴奋和激越可能出现。当对中枢神经系统的影响增加时，可以发生错觉、幻觉和妄想。使用者经历了一种欣快的、梦样的兴奋，最后是一个短期的睡眠。可以出现的谵妄较为杂乱、精神性运动笨拙、情感不稳定和思维能力受损。醉酒状态可能持续数分钟到一个多小时。

长期受挥发溶剂或其他形式的有毒化合物（例如汽油）的影响可以导致并发症。四氯化碳可能导致肝病综合征和肾衰竭。对脑、肝、肾和骨髓的损伤可能是因为暴露的程度较高和高度的敏感。而死亡大部分则是由于呼吸受阻、心律失常或昏厥导致的气道闭塞。

第二节　毒品成瘾的检查与诊断

前一节中我们粗粗介绍了"吸毒行为的认定"，在本节中就毒品成瘾情况进行详细的检查。在 2011 年 4 月 1 日，公安部、卫生部共同发布的《吸毒成瘾认定办法》中，规定吸毒人员同时具备以下三种情形的，公安机关认定其吸毒成瘾：

1. 经人体生物样本检测证明其体内含有毒品成分；

2. 有证据证明其有使用毒品行为；

3. 有戒断症状或者有证据证明吸毒史。包括曾经因使用毒品被公安机关查处或者曾经进行自愿戒毒等情形。

同时规定，吸毒成瘾人员具有下列情形之一的，公安机关认定其吸毒成瘾严重：曾经被责令社区戒毒、强制隔离戒毒（含禁毒法实施以前被强制戒毒或者劳教戒毒）、社区康复或者参加过戒毒药物维持治疗，再次吸食、注射毒品的；有证据证明其采取注射方式使用毒品或者多次使用两类以上毒品的；有证据证明其使用毒品后伴有聚众淫乱、自伤自残或者暴力侵犯他人人身、财产安全等行为的。

上述认定方法从实务的角度看似乎简单、易行，并便于操作，但是从科学的角度看，我认为还需要加大其他的成分，即需要一个全面的生物学、心理学、社会学和精神病学评估。

一、药物依赖的检查与诊断

药物依赖的诊断包括：病史（指瘾源使用史、治疗史、既往史、个人史）＋检查（躯体检查、精神检查、实验室检查）。现在以物质致瘾源为例讨论成瘾的检查与诊断。精神成瘾与物质成瘾的区别在于致瘾源的不同。

（一）吸毒史

了解吸毒史是医生准确及时地进行检查和诊断的先决条件。询问吸毒史的不同表达方式，会得到不同的效果。所以，询问吸毒史也有学问。吸毒成瘾者进入治疗后，应由医师从不同的角度了解吸毒成瘾者的致瘾源使用史及与致瘾源使用有关的问题。吸毒成瘾者如果能够提供真实、全面、简练的病史，无疑会给诊断治疗带来方便。记录所使用药物的种类、剂量，特别是入院前 5 天的使用情况，每天所花费的钱物、使用途径（口服、静脉、吸入）、开始使用的年龄、使用的时间等。

1.真实

如果吸毒成瘾者提供假造情报、隐瞒吸毒史或夸大吸毒史，必将延误诊治或导致错误的诊治。所以，一定要设法让吸毒成瘾者提供真实的吸毒史。

2.全面

让吸毒成瘾者首先讲述自己的各种症状和发生时间顺序。具体内容（以药物滥用为例）有：

（1）吸毒史。①药物滥用史；②治疗史：包括既往治疗环境、治疗种类（自愿或强制）、治疗具体方法、病人的合作程度、治疗时间、病人对治疗的态度及评价等。

（2）过去史。

（3）个人史。

（4）家族史。

（5）其他情况：包括家庭、社会、精神病史，还有生活环境、住房、经济来源、法律问题、教育程度、工作史、性生活史、嗜好、家族史（是否有药物、酒精滥用者）、是否欠债等。

3.简练

一要要求言语表达尽可能简练，不要讲述与吸毒无关之事。二要要求吸毒成瘾者除口头述说吸毒史外，也要提供它自己在吸毒前后的有关书写材料，如信件、作品、日记等，这往往会反映出吸毒成瘾者的个性心理特征、吸毒的诱因、精神创伤情况等。

（二）体格检查

1.躯体检查

（1）一般情况：营养状况、体重、有无脱水征、有无中毒或戒断症状等。

（2）生命体征：体温、呼吸、脉搏、血压。

（3）皮肤：有无注射痕迹、疲痕（沿静脉走向，一般在四肢，也可见于颈部、乳房、腹股沟、阴茎处）、皮肤的各种感染、立毛肌竖起等。

（4）眼睛：瞳孔大小、流泪情况等。

（5）鼻子：有无流鼻涕、鼻腔溃疡、流脓涕，严重的鼻腔感染提示用药途径可能为鼻内用药，最近滥用较广的氯胺酮常常会导致鼻腔溃疡。

（6）口及咽喉：反复的口腔感染、溃疡，特别注意有无艾滋病的可能。

（7）肺部：结核以及其他慢性感染表现等。

（8）心脏：有心脏杂音的特别要注意有无亚急性细菌性心内膜炎。

（9）腹部：特别注意肝脏情况。

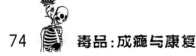

(10)神经系统:注意腿反射、有无周围神经损伤表现、有无麻木感等。

2. 精神检查

药物滥用与依赖与精神健康关系密切,吸毒者在吸毒前后往往存在心理或人格方面的问题。注意吸毒成瘾者的外貌和行为、言语思维、心境问题、智力、记忆力、定向力、自知力等。吸毒前不良的精神状况和人格异常是导致吸毒的常见原因,吸毒后由于吸毒所导致的问题进一步加重了吸毒者的精神和人格问题。而且要注意精神活性物质滥用与精神疾病的共病问题。因此,要进行认真系统的精神状况检查。

3. 实验室检查

实验室检查包括血、尿、粪三大常规,性病检查以及 HIV 试验、肺部 X 线检查、肝功能检查、乙肝全套、心电图检查等。

体液毒品分析检测:绝大多数毒品均经肾脏从尿中排泄,对药物依赖的体液分析检测主要用药物吸毒成瘾者的尿液进行。常用的金标筛选试剂盒可以快速检测是否在 48 小时(苯丙胺类)、72 小时(鸦片类)内滥用药物。尿检试剂盒仅提供初步筛选结果,检测结果呈阳性时,应选用其他方法(如 TLC/GC/HPLC 或 GC/MS 等)进一步分析。以使用阿片类尿检为例,尿液样本收集及保存:

(1)尿液收集在洁净的玻璃或塑料器皿中;尿液不加任何防腐剂。

(2)尿液如不能及时进行检验,2~8℃可保存 72 小时;—20℃以下可长期保存。

(3)尿液忌反复冻融;冷藏或冷冻的尿液在检测前要恢复至室温(18℃—30℃),混匀。

(4)尿液若混浊,需先离心,去除沉淀后再进行检测。

注意事项:

①检测结果可能是假阳性:在 48 小时内使用了含可待因或阿片成分的药物,吗啡金标筛选试剂盒的检测结果呈阳性是正常现象。

口服下列药物会使吗啡金标筛选试剂盒尿检结果呈阳性:新泰洛其、枇杷止咳露、联邦止咳露、甘草合剂、甘草片、氨芬待因片等。主要是因为新泰洛其、枇杷止咳露、联邦止咳露、氨芬待因片含有可待因成分;甘草合剂、甘草片含有阿片成分。

进一步确认,可采用头发/尿液吗啡快速检验箱或 TOXI-LABA 药物鉴定系统进行吗啡定性分析。

②检测结果可能是假阴性:尿样的采集时间,由于毒品尚未经肾排泄入尿,应在怀疑吸毒后至少 2 小时留尿结果才可靠,最好是在怀疑吸毒后 4 小时留尿。

③试剂盒都有标示灵敏度,如吗啡试剂盒一般厂家标示灵敏度是 300ng/ml,灵敏度范围在 25%,试剂盒较为科学的灵敏度标示应是 300±75ng/ml。吗啡浓度在 225ng/ml 以下时,试剂盒检测结果呈阴性;吗啡浓度在 375ng/ml 以上时,检测结果呈阳性;吗啡浓度在 225~375ng/ml 范围内时,检测结果可能呈阳性,也可能呈阴性。任何一个品牌的试剂盒均是如此。

④试剂盒的加样量不是越多越好,应根据产品的说明书准确加量。如 FENGE 毒品筛选试剂盒的加样量是 3 滴。

(三)滥用诊断标准

根据 ICD-10(国际疾病分类 international Classification of diseases, ICD)或 DSM-IV(美国精神疾病诊断标准)或 CCMD-3(中国精神障碍分类与诊断标准第 3 版)诊断标准。

1. CCMD-3 有害使用（编码：10. XZ）

反复使用精神性物质，导致躯体或心理方面的损害。

（1）症状标准。有反复使用精神活性物质导致心理或躯体损害的证据。

（2）严重标准社会功能受损。

（3）病程标准。近 1 年中，至少有一段时间符合症状标准和严重标准。

（4）排除标准排除更重的亚型诊断，如依赖综合症、戒断综合症或精神性综合症等。如诊断了这些亚型，就不再诊断有害使用。

（5）说明。急性中毒不至于导致心理或躯体健康损害时，不用本诊断。

2. ICD-10,（编码：Fix. 1）

（1）适应不良地应用某种物质以致在临床上明显的痛苦烦恼或功能缺损，表现为下列 1 项以上，出现在 12 个月之内：

①由于多次使用某种物质而导致工作、学业和家庭的失败；

②在躯体有危险可能的场合多次使用某种物质；

③多次产生与某种物质使用有关的法律问题；

④尽管由于某种物质的效应而导致或加重了一些持续的或多次发生的社交或人际关系问题，仍然继续使用此物质。

（2）症状不符合该物质的物质依赖标准。

（四）依赖诊断标准

1. CCMD-3 依赖综合症（成瘾综合症，编码：10. X3）

反复使用某种精神活性物质导致躯体或心理方面对某种物质的强烈渴求与耐受性，这种渴求导致的行为已极大地优先于其他重要活动。

（1）症状标准。反复使用某种精神活性物质，并至少有下列 2 项：

①有使用某种物质的强烈欲望；

②对使用物质的开始、结束或剂量的自控能力下降；

③明知该物质有害，但仍然使用，主观希望停用或减少，但总是失败；

④对该物质的耐受性增高；

⑤使用时体验到快感或必须用同一物质消除停止使用导致的戒断反应；

⑥减少或停用后出现戒断症状；

⑦使用该物质导致放弃其他活动或爱好。

（2）严重标准社会功能受损。

（3）病程标准。在最近一年的某段时间内符合症状标准和严重标准。

（4）包括慢性酒精中毒、发作性酒狂、酒精成瘾、药物成瘾。

2. ICD-10（编码：F1x. 2）

具有下列表现的 3 项或 3 项以上，至少出现 1 个月以上，或持续不足 1 个月，但在既往 12 个月中反复出现：

（1）对使用该物质有强烈的欲望或冲动感；

（2）对物质使用行为的控制能力受损，涉及开始使用、终止使用的量。证据为：常常比原来的打算使用更大的量或更长的时间，总是打算或者试图减少或控制物质使用；

（3）当物质使用减量或终止时出现生理的戒断状态（见 Fix. 3 和 Fix. 4），其证据为该物

质特有的戒断综合征,或使用同一物质(或相近者)可以减轻或避免戒断症状;

(4)存在对物质效应耐受的证据,例如需要使用更高剂量的物质才能出现中毒或所期望的效应,或持续使用相同量的某物之后,效应显著降低;

(5)沉溺于物质使用,表现为因物质使用放弃了或冷淡了其他的娱乐或兴趣;或在获取、使用该物质或从其作用中恢复过来,需要花费大量的时间;

(6)尽管已出现了肯定的危害性后果,仍持续使用该物质(见 Fix.1),证据为:病人确实知道或有理由推断病人知道危害的性质和程度时,仍在继续使用。

3. DSM-IV(编码:304)

适应不良地使用某种物质以致临床上明显的通病等烦恼或功能缺损,表现为下列 3 项以上,出现与同一个 12 个月时期内的任务时候。

(1)耐受性,符合以下两者之一:

① 需要明显增加剂量才能达到中毒或所需效应;

② 继续使用同一剂量,效应会明显降低。

(2)表现为以下两者之一。

① 有特征性的该物质戒断病状;

② 有同一(或相近)物质,能缓解或避免戒断症状。

(3)该物质往往被摄入较大剂量,或在应该使用的时期之外做更长时期的应用。

(4)长期来有戒掉或控制使用该物质的欲望,或曾有失败的经验。

(5)花了不少时间该能获得该物质(例如多次请医生处方或长途奔波跋涉),应用该物质(例如连续不断地吸烟),或从其效应下恢复过来。

(6)由于应用该物质,放弃或减少了不少重要的社交、职业或娱乐活动。

(7)尽管认识到不少持久的或反复发生的躯体或生理问题,都是该物质引起或加重的后果,但仍然继续应用它(例如尽管认识到可卡因会诱发抑郁,仍应用可卡因;尽管认识到饮酒会使胃溃疡恶化,仍继续饮酒)。

(五)戒断诊断标准

1. CCMD-3(编码:10.x4)

因停用或减少精神活性物质所致的综合征,由此引起精神症状、躯体症状,或社会功能受损。症状与病程与停用前所使用的物质种类和剂量有关。

(1)症状标准

① 因停用或减少所用物质,至少有下列精神症状中的 3 项:

· 意识障碍;

· 注意力不集中;

· 内感性不适;

· 幻觉或错觉;

· 妄想;

· 记忆减退;

· 判断力减退;

· 情绪改变,如坐立不安、焦虑、抑郁、易激惹、情感脆弱;

· 精神运动性兴奋或抑制;

- 不能忍受挫折或打击；
- 睡眠障碍，如失眠；
- 人格改变。

②应停用或减少所用物质，至少有以下躯体症状或体征中的 2 项：

- 寒颤、体温升高；
- 出汗、心率过速或过缓；
- 手颤加重；
- 流泪、流涕、打哈欠；
- 瞳孔放大或缩小；
- 全身疼痛；
- 恶心、呕吐、厌食或食欲增加；
- 腹痛、腹泻；
- 重大震颤或抽搐。

（2）严重标准

症状及严重程度与所用物质和剂量有关。再次使用可缓解症状。

（3）病程标准

起病或病程均有时间限制。

（4）排除标准

- 排除单纯的后遗症；
- 其他精神障碍。

（5）说明

应注意最近停用药物时，戒断症状也可由条件性刺激诱发，对这类病例只有在症状符合病状标准时才可做出诊断。

2. ICD-10（编码：FIX. 3）

（1）必须存在反复地、往往长时间或高剂量地使用某种物质后，或有近期停用或减量使用该物质的明确证据。

（2）症状和体征与特定物质的戒断状态的已知特征相吻合。

（3）症状和体征不能用与物质无关的内科障碍来解释，而且也不能为另一种精神或行为障碍更好地解释。

3. DSN-IV（编码：304）

（1）由于停用或减量某种大量长期应用的物质而产生的某种物质特殊性症状群。

（2）此物质特殊性症状群导致明显痛苦烦恼或社交、职业或其他方面功能的明显缺损。

（3）症状并非由于一般躯体情况所致，也不能归于其他精神障碍。

（六）精神活性物质所致精神障碍的诊断

CCMD-3（编码：10）

精神活性物质是指来自体外，可影响精神活动并可导致成瘾的物质。常见的精神活动性物质有酒类、阿片类、大麻、催眠药、抗焦虑药、兴奋剂、致幻剂和烟草等。

（1）症状标准

有精神活性物质进入人体内的证据，并有理由推断精神障碍系该物质所致；出现躯体或心理症状,如中毒、依赖综合症、精神病症状及情感障碍、残留性或迟发性精神障碍等。

(2)严重标准

社会功能受损。

(3)病程标准

除残留性或迟发性精神障碍之外,精神障碍发生在精神活性物质直接效应所能达到的合理期限之内。

(4)排除标准

排除精神活性物质诱发的其他精神障碍。

(5)说明

如应用多种精神活性物质,鼓励作出一种以上精神活性性质所致精神障碍的诊断,并分别编码。

(七)诊断原则

若同时符合两种或多种诊断标准,则按以下原则处理:

(1)按已有的标准、说明或排除标准中的规定诊断;

(2)按等级原则诊断,如吸毒成瘾优先诊断,不再同时诊断其他物质成瘾或精神成瘾;酒瘾与烟瘾优先诊断酒瘾;

(3)按导致社会功能受损的主要致瘾源诊断;

(4)按致瘾源的不同也可以并列诊断,如赌博瘾、酒瘾。

二、吸毒成瘾的检查与诊断

(一)临床特征

吸毒成瘾具有以下临床特征:反复多次使用成瘾药物特别是阿片类药物后,可形成精神依赖和躯体依赖;突然停药后,会产生一系列的戒断症状群;停药后,在相当长的一段时间内,存在稽延性戒断症状和药物渴求。瘾发之际,万虫钻心,万蚁啮骨,万蛆吮血,万刃割肤,求生不能,求死不能,以至撕心裂肺,割腕切脉。

(二)诊断

吸毒成瘾的诊断主要依据可靠的病史、临床症状、尿液毒品分析和催瘾实验,根据 ICD-10、DSM-IV 或 CCMD-3 诊断标准,参考药物依赖评定量表得分情况,综合判断。

吸毒成瘾的诊断=吸毒史+检查(体格检查、精神检查、实验检查)。

1.了解有关情况

吸毒成瘾者进入治疗设施后,应由医师从不同的角度了解病人的吸毒史及和吸毒有关的问题。

现病史:首次吸毒的年龄,使用了多长时间,最后一次使用的时间,每日吸毒的次数,含量,最高日剂量,平均日剂量,是否形成依赖等。

所使用的种类、毒品的来源、吸毒的动机、戒毒的场所及次数、戒毒的方法、复吸的原因、戒断症状、治疗史、过去史、个人史、家族史、家庭情况等。

2.检查

根据临床表现怀疑吸毒,应做相应的检查。

躯体检查:是否患有明显的躯体疾病及并发症。鸦片类毒品过量可出现三联征:针尖瞳孔、呼吸抑制、昏迷。吸毒成瘾者的临床表现:吸毒成瘾一般需要 3～5 天,最多不超过 10 天;吸毒欣快感的高峰期为数秒至一分钟;吸毒后出现松弛、白日梦 0.5～2 小时;吸毒后精神抖擞出现的时间为 2～4 小时;需要重复吸毒的时间为 3～6 小时;停药后出现戒断症状的时间为 8～12 小时;戒断症状达到高峰,难受得死去活来的时间为 36～72 小时;持续时间一般不超过 14 天;稽延性病状持续 2～6 月,甚至数年;躯体依赖持续时间为 15 天左右;心理依赖持续时间为数年。主要包括:精神检查、实验室检查、药物诱发、海洛因/吗啡快速薄层色谱法。

3.物质成瘾诊断标准

(1)鸦片类物质成瘾的诊断

①有吸食鸦片类物质史。

②临床表现:吸毒后出现欣快感、松弛、白日梦、精神抖擞。停药后出现戒断症状,难受得死去活来和稽延性戒断症状。

③尿液检查最佳时间为吸毒后 4 小时左右,服药后 36 小时内,尿液分析呈阳性结果。

④血清检查:海洛因成瘾者淋巴细胞和多形核白细胞增多,血红蛋白增加,尿素氮增加;肝功能检查蛋白增加,其中球蛋白增加更多,转氨酶、胆红素、碱性磷酸酶也有增加。

(2)大麻类物质成瘾的诊断

①有吸食大麻史。

②临床表现:对大麻有强烈的精神依赖,而躯体依赖和耐药性不明显。滥用大麻后最多见的是情绪变化,产生一种幸福感或欣快感,伴随困意与精神松弛,对时间的感受发生异常,觉得时间过得很慢,实际上的几分钟他却觉得有好几个小时。

③尿液中发现四氢大麻酚的代谢产物。一般在使用大麻后 1～10 天内可检出,如系大量吸食,则 2～4 周内尿检仍呈阳性。

(3)可卡因成瘾物质的诊断

①有使用可卡因史。

②典型的临床症状为兴奋、瞳孔散大、全身发抖,皮肤有小虫寄生感和蚁爬感。

③尿中发现可卡因的代谢产物苯甲酸芽子碱,停用后可发现脑电图改变。

4.物质成瘾戒断

(1)鸦片类戒断

①ICD-10(编码:F11.3 鸦片类的戒断状态)

必须符合下列任何 3 条体征:

· 对鸦片类药物的渴求;

· 流涕或打喷嚏;

· 流泪;

· 肌肉痛或抽筋;

· 腹部痉挛;

· 恶心或呕吐;

· 腹泻;

· 瞳孔扩大;

· 竖毛或反复发寒颤;

- 心跳过速或高血压；
- 打哈欠；睡眠不安。

②DSM-IV（编码：292.3 鸦片类的戒断）

下列两者之一：

- 曾大量长期使用鸦片类药物，而现在停用或减量；
- 在应用鸦片类药物一段时间后，服用某种鸦片拮抗剂；在鸦片类中毒之后几分钟至数天内出现下列 3 项以上：
  - 心境恶劣；
  - 恶心或呕吐；
  - 肌肉酸痛；
  - 流泪、流鼻涕；
  - 瞳孔扩大、汗毛竖起或出汗；
  - 腹泻；
  - 呻吟；
  - 发热；
  - 失眠。

由于鸦片类戒断的症状，产生了临床上明显的痛苦烦恼，或在社交、职业或其他重要方面的功能缺损；这些症状并非由于一般躯体情况所致，也不能归于其他精神障碍。

（2）大麻戒断

ICD-10（编码：F12.3 大麻戒断状态）

由于目前明确的诊断标准还没有建立，此综合征的定义还不完善，它在长期大量使用大麻停药后发生，据报告它持续从数小时到 7 天不等。症状和体征包括：焦虑、易激惹，平伸双手时震颤，出汗和肌肉痛。

（3）镇静催眠药物戒断

DSM-IV（编码：292.03）

曾大量长期使用镇静剂、催眠药或抗焦虑药，而现在停用或减量。在停药和减量之后几小时或数天内出现下列 2 项以上的症状：

- 自主神经系统功能亢进；
- 手部震颤加重；
- 失眠；
- 恶心或呕吐；
- 短时视、听、触幻觉或错觉；
- 精神运动性激越；
- 焦虑；
- 癫痫发作。

由于以上的症状产生了临床上明显的痛苦烦恼或在社交、职业或其他重要方面的功能缺损。这些症状并非由于一般躯体情况所致，也不能归于其他精神障碍。

（4）可卡因戒断

①ICD-10（编码：F14.3 可卡因戒断状态）

必须符合戒断状态(FX1.3)的一般标准:存在恶劣的心境;必须存在下列 2 条体征:

- 嗜睡和疲劳;
- 精神运动性迟滞或激越;
- 对可卡因的渴求;
- 食欲增加;失眠或睡眠增加;古怪而不愉快的梦境。

②DSM-IV(编码:292.0)可卡因戒断状态

曾大量长期使用可卡因,而现在停用或减量。在停药和减量之后几小时或数天内出现心境恶劣及下列 2 项以上的症状:

- 生动而不愉快的梦;
- 失眠或嗜睡;
- 食欲增加;
- 精神运动性迟缓或激越。

由于以上的症状,出现了临床上的痛苦烦恼,或在社交、职业或其他重要方面缺损;这些症状并非由于一般躯体情况所致,也不能归于其他精神障碍。

(5)苯丙胺戒断

DSM-1V(编码:292.0 苯丙胺戒断状态)

曾大量长期应用苯丙胺或类似药物,而现在停用或减量。在停药和减量之后几小时或数天内出现心境恶劣及下列生理改变 2 项以上的症状:

- 乏力;
- 生动而不愉快的梦;
- 失眠或嗜睡;
- 食欲增加;
- 精神运动性迟缓或激越。

由于以上的症状,出现了临床上的痛苦烦恼,或在社交、职业或其他重要方面缺损;这些症状并非由于一般躯体情况所致,也不能归于其他精神障碍。

(6)其他兴奋剂戒断

ICD-10(编码:F15.3 其他兴奋剂包括咖啡因所致戒断状态)

必须符合戒断状态(FLX.3)的一般标准;存在恶劣的心境;必须存在下列 2 条以上症状:

- 精神运动性迟缓或激越;
- 食欲增加;
- 对兴奋剂的渴求;
- 失眠或嗜睡;
- 古怪而不愉快的梦境。

第五章　吸毒与复吸原因分析

通过前面章节的学习，我们知道了"药物滥用"就是我们俗称的吸毒，就目前世界各国的通行做法就是将吸毒作为一种违法行为加以制止，吸毒成瘾之后要对其进行相应的戒断治疗，恢复躯体功能、心理功能和社会生活能力（包括职业能力）。但是在回归社会后绝大多数戒毒人员又会再次的吸毒，就是我们经常说的"复吸"，如此一来就形成了"吸毒—戒断治疗—复吸—戒断治疗"的恶性循环。

初次吸毒与复吸这两者看似类似，却有着截然不同的原因，简单地讲初吸多以被动性为主，受到劝诱或是好奇而吸食；而复吸则是主动性和被动性两者兼而有之，主动吸毒是由于心瘾（记忆）的存在，被动吸毒则是场景的触发以及受到劝诱。

第一节　吸毒的原因分析

一、吸毒人员的总体特征

吸毒人员在躯体特征、心理特征、行为特征和社会特征上与正常人相比有着显著的变异。

（一）躯体特征

长期吸毒对人体的危害主要表现在中枢神经系统，同时伴有机体其他器官功能失调和组织病理变化。吸毒人员常表现为精神萎靡、感觉迟钝、运动失调、幻觉、妄想、定向障碍、性功能障碍和免疫功能低下等。吸毒人员最常见的是滥用毒品导致的各种局部与周身感染。

（二）心理特征

由于中枢神经系统受到毒品强烈的刺激作用，吸毒人员有一种特殊的心理体验，即"欣快感"，随着毒品对人的躯体的毒副作用，最初的欣快感不断减弱或消失，代之以焦虑、沮丧等情绪特征。吸毒人员为追求原有的心理体验或避免生理不适仍强迫性吸毒，造成心理依赖。毒品依赖使他们的心理和行为发生变异。

（三）行为特征

心理依赖是吸毒人员产生强制性觅药行为的决定因素，吸毒人员吸毒后表现最突出的精神障碍是幻觉和思维障碍、能力和效率下降以及人格衰退。

1. 情绪方面：冲动、暴躁、易激惹、情绪波动大，悲观、抑郁、有自杀倾向，常有焦虑、烦躁、空虚、无聊等不良情绪和状态。

2. 人格衰退：吸毒成瘾后生活的唯一目标就是毒品，失去了人格，失去了尊严，责任心丧失,道德沦丧,为了毒品不惜违法犯罪。

　　3.意志活动:劳动力下降,孤僻、懒惰、无上进心,除毒品外对什么都不感兴趣,反应迟钝,记忆力下降,终日醉生梦死,如同行尸走肉,丧失社会功能。

　　4.思维方面:偏执、多疑、逃避的同时孤立自我,远离亲友,亲近吸毒群体,常讲谎话、假话。

　　(四)社会特征

　　1.年龄:20～30 岁是吸毒的多发年龄段。尤其是 20～24 岁的青年人,开始喜欢独立生活,好奇心强,缺乏社会经验,没有责任负担,判断力和预见性不强,故很容易被诱惑。

　　2.性别:男性多于女性。因为男性比女性参加社会活动的机会多,经济收入和自主权比女性高,冒险和追求刺激的欲望比女性强,得到社会容忍的程度比女性高。

　　3.受教育的程度:文化程度越低,吸毒的可能性越大;文化程度越高,吸毒的可能性越小。

　　4.职业:大部分吸毒人员属无业人员、社会闲散人员或就业不稳定者。但近年来吸毒人群开始向社会中高收入人群蔓延,涉及的职业也更加广,如医生、公司白领、公务员等都有吸毒现象发生。

　　5.家庭背景:有家庭不和、父母离异、教养无方、家庭中有吸毒人员等情况的,特别容易沾染毒品。

　　6.婚姻状况:吸毒人员中未婚、离婚、婚外同居等现象居多。

　　7.经济情况:吸毒耗资巨大,吸毒人员多数经济条件较好,用完积蓄后,相当一部分钱的来路是非法所得,如放赌债、放高利贷、敲诈勒索、盗窃、抢劫、涉足不健康服务行业,再如贪污受贿、借贷不还、侵占集体利益。吸毒人员所处的群体,大部分是低素质群体,不良的交往便养成不良的生活习惯。

二、未成年人吸毒情况概述

　　绝大多数青少年以吸食新型毒品为主。由过去的单人吸食发展到群体吸食,吸食场所由舞厅、酒吧发展到夜总会、洗浴场所、宾馆、私人会所、赌场等。未成年人为了筹集毒资走上贩毒、卖淫、盗窃、诈骗的道路,更严重的是从事抢劫、绑架、杀人等暴力犯罪活动,毒品与枪赌黑等问题相互交织的现象越来越明显。未成年人吸食毒品经常是群体性吸食,较易产生群体淫乱和暴力行凶行为,这些都严重影响社会治安的稳定。

　　(一)未成年人吸毒自身原因

　　1.盲目好奇:最初只是为了盲目满足对毒品的好奇心理而"尝鲜"。

　　2.追时尚、爱慕虚荣:以"吸毒为时尚",赶潮流,从而染毒。

　　3.追求刺激和享乐:受享乐主义的影响,将吸毒作为"追求刺激"和"高级享受"。

　　4.轻信与无知:以为吸毒能减肥、能治病,还有的认为能增加灵感。

　　5.逆反心理:因赌气或逆反心理导致吸毒。

　　6.受诱骗:因交友不慎,被所谓的"哥们"、"朋友"诱骗而步入歧途。

　　7.自暴自弃:因受挫折而自暴自弃吸食毒品。

　　(二)其他原因

　　1.家庭

　　不健康的家庭,往往对孩子的成长产生负面影响。如单亲(父母一方去世),父母或兄弟姐妹有违法犯罪经历的家庭等。

家庭矛盾的长期存在和激化，往往严重伤害彼此之间的感情，家庭成员出现沮丧、怨恨等不良情绪，使一些青少年产生孤独、怨恨等心理从而走上吸毒道路。父母离异、家庭解体，父母亲对子女漠不关心、放任自流，也容易使青少年产生自卑、自私、自负、自弱的心理，不少吸毒者就是在这种环境中吸毒成瘾的。

家庭的教育问题是产生吸毒行为的温床。许多父母将对孩子前途的期望越来越多地转移给了学校，花钱送孩子进好的学校、给孩子请好的家教，由于学校过早地将他们的前途和潜能封闭和扼杀，如果父母仍不强化家庭教育的功能，那么，青少年人性的弱点就会立刻暴露出来，他们的潜能从享乐方面得到发挥，以致欲望迅速膨胀，父母再也无法约束，吸毒也由此走向可能。

家长对子女的"控制"导致子女的逆反。家长只是将自己的观点强加给子女，要求子女按照父母的想法去学习，按照父母的要求去交友，按照父母的意志去设想今后的人生目标，做父母的"衍生品"。这种控制以爱为前提，但恰恰是这种控制会引起青少年的逃避和叛逆。

2. 学校

学校对毒品的预防教育重视不够。学校片面追求升学率，淡化了学生的世界观、人生观的教育。现行教育体制只关注学习成绩好的学生，而对差生放任自流，甚至是歧视，学校的不作为是产生吸毒行为的重要因素。

"升学率"、"分数第一"、"尖子学生"，学校名义上以培养综合素质能力、德智体全面发展的学生为追求目标，但事实上无论是学校、家庭还是社会，几乎都在渲染着这样一种文化氛围："分数是决定前途的根本"。低分者就是差生，这种人生定位，将孩子尚未发芽的理想种子捏得粉碎，造成逆反心理，使他们有意放任自己违反校规。当学生一旦犯了错误，学校往往是勒令退学，这样也使得一些有问题的学生被推向社会的大染缸，从而走向堕落。

淘汰式的教育结构埋没了青少年多元潜能的发挥。对以人为本的社会生存需要来说，培养青少年的宽容、关爱、合作、勇敢的精神以及创造力、领悟力、判断力和平衡能力往往比书本知识和考试分数更重要，对抽象接受能力尚不成熟和未开发阶段的青少年学生来说，仅仅以书本考核知识作为淘汰青少年、决定青少年能力与前途的标准，很可能将一部分潜能尚未开发的青少年抛弃和埋没掉。

3. 社会交往

青少年的犯罪行为正如其他行为一样，是从其他人那里学来的，但这种学习是在与其他人的交往过程中实现的。

同辈群体是个人重要的社会支持系统之一，青少年在其中所形成的同伴关系与其心理健康水平、人格发展都有密切关系。随着年龄的增长，青少年与社会的交往越来越广泛。他们渴望独立的愿望日益变得强烈，与家庭的联系逐渐疏远，对父母的权威产生怀疑，甚至产生反抗行为。进入青春期，随着活动范围的扩展，青少年对家庭的依赖逐渐转向伙伴群体，形成亲密的伙伴关系。他们的言行、爱好、衣着、打扮等相互影响，信任伙伴胜过家长和老师。此时他们结交的朋友中如有吸食毒品的，走上吸毒道路就变得非常简单了。

青少年对新型毒品危害认识不足。由于新型毒品（冰毒、摇头丸、氯胺酮）在服用后成瘾时间比较长，身体的依赖性不强，停用后戒断症状不明显，使吸食者错误地认为新型毒品危害不大。部分青少年甚至认为吸新型毒品是时尚,是潮流,是找灵感,是充分展现能量的,而新型毒品的兴奋效果恰恰迎合了人们缓解压力、放松身心的心理需要。

亚文化因素的影响。吸毒也是一种文化认同,吸毒人群初次"追求性吸毒"行为的原因是享乐主义的亚文化。近年来新型毒品的消费群体在逐渐扩大,吸食场所也在不断延伸,而且吸食人群也发生了结构性的变化,由过去以社会无业青年为主逐步向公司的职员、演员、大学生、企业主管和国家公务员等其他阶层扩散。吸食新型毒品的绝大多数是年轻人,年龄越来越低。在一些歌舞厅、夜总会等场所,一些小女孩,在金钱和毒品的诱惑下,从事着"陪嗨"(陪客人吸食摇头丸、K粉)和"陪溜"(陪客人吸食冰毒)的工作,为客人助兴,并提供性服务。在这种亚文化的氛围中,越来越多的社会大众以追寻刺激为目的,吸食新型毒品。

三、女性吸毒

女性吸毒在某种程度上是衡量社会道德水平、犯罪、治安状况的标志。女性吸食新型毒品人数迅速增长的同时,低龄化趋势亦十分明显,一方面预示着新型毒品滥用流行蔓延加快;另一方面势必将进一步引发更为复杂的社会和公共问题。如浙江省2005年至2008年查获的未成年吸毒人员中女性占比高达55%,年龄最小的才13岁。女性吸食新型毒品较之男性有更强烈的"被动吸食"特点,她们大多为男性权力主宰下的新型毒品消费市场的受害者。

(一)新型毒品的"助性"效应

1.为男性吸毒助"性"的受害者

海洛因吸食过程中,女性吸毒"助兴"和"助性"的娱乐效果基本没有,吸食男女比例一般是8:2,几个男人在一起也可以吸食。

冰毒、摇头丸、K粉等新型毒品则属于兴奋剂和致幻剂,多在娱乐性场所或聚会活动中群体使用。新型毒品吸食者在超强超重的音乐刺激下,情绪高涨、容易冲动,性行为发生率几乎是百分之百,吸毒女性"助兴"和"助性"的娱乐色彩十分明显,吸食男女比例可高达5:5。在娱乐场所消费的男性吸毒者一般都会召陪侍"小姐",并引发一些"诱奸"、"强奸"的不法行为。受新型毒品与传统毒品药用机理差异的影响,新型毒品吸食女性在歌舞娱乐场所从业经历的比例要比传统毒品吸食女性高出许多。

从上述新型毒品与传统毒品的比较我们可以看出,与男性吸毒者相比,女性吸毒者的性别不平等无处不在,娱乐场所的女性陪侍者乃至商业"性"交易者成了新型毒品的最大受害者。这也是新型毒品吸食女性迅速攀升和低龄化趋势明显的最主要根源。

2.严厉的性罪错惩罚

在新型毒品吸食过程中,女性大都存在卖淫、性行为混乱等性罪错行为。儒家道德规范影响下,社会对女性的性罪错态度要比男性严厉得多,对女性吸毒者重归主流社会的支持要比男性吸毒者低得多。女性吸毒后多被强加上"行为不检点"的责难和污名,极少有人视她们为男性吸毒的受害者;而男性吸毒后,女性在"为夫、为子、为家"的牺牲精神影响下,大多会盼其有"浪子回头"的一天。由于社会性别因素对男女道德规范的约束差异,女性吸毒者的心理不安全感要比男性吸毒者更严重,她们大多不能过上正常的婚姻家庭生活。女性在情感方面较强的依赖性又使得她们更需要家庭成员的理解和支持,对家庭更具有一种特别的依恋感。家庭对她们吸毒和性罪错的不原谅,给她们以沉重的打击,是她们自暴自弃的最直接原因。

此外,由于女性的生理、性别特点,她们还肩负着为家庭传宗接代、照顾子女的责任。吸毒女性由于长期吸毒、卖淫,身体健康受到严重损害,患性病、传染病比较普遍,这也使她们在组建家庭、生育养育等问题上顾虑重重,比男性吸毒者承受着更多的内心煎熬。

(二)被动从属的社会角色定位

社会角色理论认为,男女在经济和社会生活中的不同地位以及和这种地位相适应的男尊女卑的观念必然会对男女两性形成不同的社会期望。这种期望在一定的文化背景下形成对男性和女性不同的刻板印象。在中国文化背景下,受传统道德文化的影响,整个社会结构都有利于男性,女性社会角色的期望和定位具有从属性、被动性的特点。这种从属被动的角色定位从根本上讲并非基于非理性的性别歧视,而是基于男人的支配地位。而现代社会的人际交往很多时候又是陌生人之间的交往,这种人际关系具有表面化、随意化、个人化的特点。在强烈的被动依附心理和人格支配作用下,女性对陌生人社会交往的诸多不良现象不能上升到本质,很容易轻信并依附上道德品行不端的人,增加其上当受骗的可能性。其中女性吸毒受异性不良交往因素的影响尤为显著,许多女性染毒的原因都是由于被动依附这一人格弱点的深化或畸变而引起。

新型毒品信息传播有不同方式,主要是其他吸毒者的言传身授和潜在吸毒者的观察。我国女性吸毒行为的被动性特点十分明显,其中最主要的危险人物是吸毒女性的男朋友、丈夫、性伴侣、家庭近亲属等角色。尽管女性在初次接触新型毒品时,多会表现出某种程度的戒备心理,但在追随、顺从男性的传统意识影响下,她们多会被吸毒场所醉生梦死、纸醉金迷的氛围所诱惑,产生好奇想尝试的心理。在朋友"不上瘾"的劝说下,她们多会因拉不下面子(从众依附)或冲动无知而"入乡随俗",走上盲从、被动吸毒直到最终成瘾的路子。对女性吸毒人员的抽样调查表明,女性感染毒品的途径有三分之二是男性"带路"所致。此比例远远高于同样情况的男性调查组,女性作为男性主宰下的新型毒品消费市场受害者的角色轨迹可以说是清晰可辨。

(三)感性行事的冲动情绪

由于传统社会在男女性别角色塑造上的标签化差异,与男性理性的人格特征相比,女性从小接受情感方面的信息远多于男性,情感世界更为丰富。这种性别差异培养的负面影响之一,便是导致女性在对生活中重大紧急事件进行伦理判断时,不如男性具有极强的逻辑性和目的性,她们常常不是求助于规则和原则,而更为通常会受到喜恶感的影响。

女性在面对社会生活的种种负性生活事件时,沉重的心理负担和压力给她们带来极大的精神痛苦。加之她们本来就是社会中的弱势群体,生理和心理成熟异常及自我控制能力相对弱化,无力改变现实的苦闷焦虑和悲观绝望,使她们更易冲动、放纵、失控和感情用事。如许多女性吸毒者染毒的原因是和屡劝不改的吸毒丈夫赌气;是为加强或保持和吸毒伴侣的亲密关系等。某国外女星也在其自传中坦言"吸毒是为挽救婚姻,是为和丈夫之间的牵绊更加牢固"。对女性行为个体而言,感性"吸一口毒"都是极为危险的,心理防线的溃败往往是成瘾习性的萌芽。吸毒成为她们排解情感郁闷、缓释种种不幸、求得精神"解脱"的最佳方式。更为可怕的是,在女性"毒友圈"里,由于大家都是在消极地"享受"、"逃避"不愉悦的感受,吸毒甚至成了她们彼此间"沟通和交流感情"的工具。这种毒友间的接纳和认同会极大地消除她们内心的不适感,增强吸食的心瘾魔力。

（四）就业的社会歧视

1.女性初次就业的歧视

女性吸毒者中外来流动人口占大多数。受社会资源匮乏、文化水平较低、社会经验不丰富的限制，外来打工女性在就业和社会活动中较之男性处于劣势。她们怀着理想、欲望和冲动涌入城市的繁华中来，然而往往只能在洗头房、酒店、练歌房等服务性行业被当作初级劳力使用。快节奏的生活、过重的工作负荷、微薄的收入、窘迫的生活境遇等一切不如意都与她们"进城"的初衷相悖。

这种就业的歧视，一方面导致这些女性精神压抑，焦虑的情绪往往使她们的应激能力下降；另一方面，纸醉金迷之处，往往又是毒品最易流行的地方，面对巨大的贫富落差，极易被"及时享乐"、"笑贫不笑娼"的颓废观念感染。加之女性虚荣心强，爱炫耀自己，喜欢被别人注意的性格弱点，当她们对物质方面的要求超过其自身合理收入的范围时，或者是当不能用合理的方式来解决自己对物质的欲望时，一旦经人诱惑或受朋友圈的影响，便会激起年轻女性对吸食新型毒品的参与和冲动。女性吸毒正是自我控制弱化再加上适合机会的产物。

与辛苦的打工相比，"陪嗨"是一种既轻松而又收入高的生计，女性们几乎不需要任何物质成本的付出，却可以换来最大的物质收益和精神享乐。这种与享乐主义相契合的拜金主义元素，为吸毒女性打造出一座可无责任地进行娱乐消费、充分自由地享乐和狂欢的海市蜃楼，它不断地激发女性吸毒者去满足物质享受、缓解身心压力、在虚幻中极度宣泄的享乐主义的欲求。这种定型了的实用主义金钱观、奢靡化消费取向和职业取向产生了大量伦理问题和精神污染，成为吸毒女性难以在主流社会体系中自食其力的思维障碍，是她们难以走出毒品世界的重要原因。

2.戒毒女性再次就业的歧视和排斥

吸毒女性经过他律的强制隔离戒毒后，社会对她们普遍的歧视和排斥态度使她们在重回社会的就业问题上也存在着诸多障碍。某些部门和单位在招纳就业人员时，常常把她们打入另册，使她们根本没有和正常人一样的就业机会。导致走出戒毒所后无所事事的女性被禁锢在自卑、孤独的空虚情绪中。为寻求心灵的慰藉，她们往往会再次吸毒。即使有些吸毒女性不甘社会的歧视和排斥，为找到自己在社会上生存的空间和位置，无奈选择相对自由的做生意来解决生计问题，然而面对生意场上残酷的竞争、纷繁的应酬、尔虞我诈的较量，她们往往也会因压力过重而重蹈吸毒覆辙。

（五）亚文化群体

新型毒品亚文化群体主要是指娱乐场所的亚文化圈。在新型毒品亚文化情境中，群体的示范效应为女性提供了学习、强化吸毒越轨行为的社会环境，和从常态的社会责任义务中获得疏解的机会。

吸毒行为向来被视为是"暂停"时刻，女性吸毒成瘾行为即在于暂时地逃离个人所需要扮演的种种角色（贤妻良母、乖乖女、雇员学生、打工妹等），使她们得以从这些角色所衍生的压力与拉扯之中暂时歇口气。对于一些价值偏离者而言，群体会经过文化途径对其施加影响，迫使其接受吸毒群体的社会规范。为了顺应群体文化的要求，个人甚至不得不做出某种牺牲，修正自己的观念、行为，来接受群体文化的价值。参与吸毒的女性起初很少，但在群体示范效应的群体巩固作用下，在从众心理影响下，女性吸毒者的心理经历了从恐惧、刺激，到无所谓、兴奋、习以为常、模仿的过程，越来越多的人通过群体的模仿加入到群体中来，吸毒

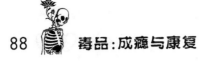

女性人数也因此如滚雪球般地增加。

吸毒亚文化群体一方面通过示范效应加强了女性吸毒群体内部的联系；另一方面，又通过隔离效应使吸毒女性与常规社会的联系被削弱，推动了吸毒女性畸形生活方式定型化的过程。女性因吸毒导致的正常人际关系的受损甚至破裂，加速了她们被边缘化的过程。当她们遇到困难或压力时，会把注意力转向那些与她们具有相似的吸毒经历的毒友。主流社会如同监狱的高墙，把女性吸毒者困在围城之中，不能脱身。女性吸毒者不仅随着生活时间的推移而出现社会化严重不足，甚至倒退的现象。在这种不健康的生活模式里，她们的社会交往最终被封闭在吸毒人群的小圈子中间，恶性循环，难以自拔。

第二节　与复吸有关的因素分析

一、复吸问题概述

根据调查显示，吸毒人员经过强戒后的复吸率在95％以上。我们有必要深入了解复吸的原因和影响因素，从中找出有效的预防治疗及康复方案，延长操守时间，降低复吸率。同时，帮助戒毒人员认识和了解复吸，也能使他们建立对复吸的正确认识，增强戒毒的信心。

（一）复吸的概念

"操守"（Retention），指药物依赖者在通过戒毒康复治疗后保持未重新吸毒或使用某类精神活性物质，并伴有良好的生活质量。操守必须有时间范围和随访制度以及必要的检测措施。

"复吸"（Relapse），在医学上又称药物滥用的复发。一般是指戒毒人员在戒断毒瘾后重新吸毒的行为。有的人认为只要在戒断后重新吸食，哪怕一次也是复吸；大多数人认为，经过专门机构戒毒后的戒毒人员只有重新用药达到一定频率、数量，形成新的依赖才是复吸。

复吸率是考察吸毒行为治疗和康复效果、衡量吸毒现象的整体社会控制的一项重要指标。目前，国际上戒毒的巩固率只有9％，即使科学发达、戒毒方法比较先进的美、德等国家的复吸率也在90％左右。但是，不同的戒毒形式，不同的戒毒时间，不同的管理模式和不同地区的复吸率都有所不同。

（二）复吸的危害

1. 高发的复吸率导致戒毒人员的数量高居不下，形成庞大的顽固戒毒人群并使吸毒问题恶化。

2. 复吸导致社会资源的巨大消耗，除毒资、违法犯罪、HIV 传播、劳动力资源浪费等方面的社会损失以外，复吸直接降低社会投入的效益，使大量的社会投入处于社会效益低下且恶性循环的局面。

3. 复吸行为不仅可以产生严重的生理和心理损害，而且是导致戒毒人员死亡的重要原因。其中，戒断后首次复吸是导致海洛因戒毒人员死亡的最重要因素。据专家统计，因首次复吸过量中毒而死亡的占海洛因滥用者死亡的90％。

二、复吸的原因分析

吸毒行为是个体、毒品和社会环境因素综合作用的产物。这一原理同样适用于对于复吸原因的分析，但由于毒品的毒理作用和个体在吸毒行为延续过程中社会背景的变化，导致复吸的原因进一步复杂化。

以下主要分析海洛因以及其他鸦片类戒毒人员戒断后复吸的原因。

（一）复吸原因的一般分析

造成海洛因戒毒人员高复吸率的原因是多方面的，其主要原因为：海洛因的存在和可获得性；重返吸毒环境、毒友引诱；心理渴求难以消除；康复治疗、回归社会措施得不到开展；吸毒人员素质低下，防毒、拒毒能力差；稽延性戒断症状的困扰；戒毒动机不纯；社会、家庭支持差。此外，负性生活事件的影响，缺乏应付生活困境的技巧和吸毒前后的人格改变等也是导致复吸的原因。从一般角度而言，复吸的原因主要有以下三个方面：

1. 毒品的损害或吸毒的后果

戒毒人员虽然经历了一定时间的戒毒治疗。但毒品对于戒毒人员生理或心理上的巨大破坏作用，使戒毒人员在康复的过程中普遍地在客观上面临着障碍，主要是心理依赖、稽延性戒断症状和戒毒人员产生的人格变异，这些因素是可能导致复吸的内在因素。

2. 戒毒的态度、动机和效果

戒毒人员在上一次戒毒的动机和决心对于戒毒效果具有重要的影响，而戒毒效果对于是否复吸具有直接的影响。同时，戒毒的模式、方法对于是否复吸也具有重要的影响，这包括戒毒的期限是否合理、药物的使用是否得当、戒毒机构的管理是否严格以及有关工作人员的素质和态度等复杂的因素。

3. 不可忽视的社会因素的影响

由于许多戒毒人员在经过一段较长时间的吸毒、戒毒以及法律处分之后，加之毒品和吸毒行为所带来的短期无法克服的生理和心理障碍，戒毒人员在康复和回归社会的过程中势必面临多方面的困难和不利境遇。尤其严重的戒毒人员在经过封闭的治疗之后，又将重新面临一个开放的环境、毒品和其他戒毒人员的诱惑。这些外在的因素对于复吸率具有重要的影响。

（二）导致复吸的主体因素

1. 对毒品的心理依赖和渴求

药物依赖性是遏制吸毒现象、减少吸毒行为的关键性障碍。药物依赖性在不同的阶段有不同的表现，在吸毒成瘾期间，由于药物依赖性和药物耐受性同步发展使依赖和心理依赖综合作用，戒毒人员只有反复维持药物摄入才能避免出现不良反应；在急性脱瘾期，停药后戒毒人员会出现剧烈的生理反应，身体依赖方面的反映主要是在这一阶段；在脱毒后，对于毒品的心理依赖或渴求将在相当一段时间内扮演着重要的角色，并成为导致药物戒毒人员复吸的最重要的原因之一。

此外，条件反射学说及其实验表明，条件反射因素对于复吸也具有一定的影响。因此，戒毒人员是否能够摆脱心理依赖、获得心理康复，是戒毒能否成功的关键和重点所在。许多戒毒人员将心理依赖形象地描述为"一朝吸毒，十年戒毒，终生想毒"。但实际上，绝大多数戒毒人员在戒毒后是由于留恋曾经历的吸毒体验和受到外部因素的刺激，抵御不了毒品的诱惑而复吸的。而且其影响时间长。

2.稽延性戒断症状

稽延性戒断症状，又称稽延症状，是成瘾者在阿片戒断后所普遍存在的神经内分泌和其他生理、生化的紊乱和代谢障碍。这些症状的存在，不仅影响滥用者的功能恢复，更有相当一部分人因此而故态复萌，导致复吸。有的戒毒人员认为自己没有戒断毒瘾，甚至认为根本无法戒断，有的为缓解痛苦而重新吸毒，结果致使前功尽弃，一口还原。

3.戒毒动机和戒毒决心

戒毒人员是否具有纯正的戒毒动机和充分的戒毒决心，是能否成功戒毒、防止复吸的关键的内在原因和个体原因。研究表明，戒毒人员戒毒的决心大小对是否复吸有很大的影响。戒毒动机不纯不仅可以导致戒毒不彻底或失败，而且，由于戒毒人员对于毒品的迷恋和对于毒品的危害缺乏必要的认识，易于导致在经过治疗后很快复吸。因此，戒毒动机不纯是复吸的一个重要原因。

戒毒动机不纯的情况在医疗戒毒机构内体现得尤为明显。但是，从我国的戒毒体系来看，强制隔离戒毒仍是主要的部分，在戒毒所内，被强制的戒毒人员的戒毒动机对于复吸的影响就更值得研究，尤其是需要经过教育改造和治疗使其树立对毒品的正确态度。可能导致复吸的另一个重要的主观因素是戒毒的决心不够坚定。

4.戒毒人员的心理变异和人格改变

研究表明，心理失调或心理变异是海洛因戒毒人员最为常见的人格特征，包括人格异常、情感障碍和思维障碍。戒毒人员的抑郁、焦虑等神经症表现显著高于一般人群，是其人格特征的主要表现；一些人具有偏执型或分裂型人格的特征，不能很好地适应环境和建立良好的人际关系，易于出现紧张、多疑、抱怨、逃避等靶台心理，出现退缩性防御或逃避现实，自我中心，自卑感和无能感等。而且，还具有行为轻率、缺乏自控能力和认知能力、情绪不稳定、缺乏责任感和前途感等人格特征。戒毒人员的情绪障碍是复吸率增高的一个重要因素。

复吸的认知行为模型认为，当患者面临高度危险的情境（如毒友的诱惑）时，如果患者能够进行有效的应对反应，他的自我效能感就会提高，复吸的可能性就会降低；相反，如果面对高危情境不能有效应付，自我效能感就会降低，就会重新开始使用药物，并在"破堤效应"和错误归因方式的影响下导致完全的复吸。由于戒毒人员的不良个体基础，且在其回到原来的社会环境中不可避免地遇到就业、恋爱婚姻、经济来源、周围人群的态度、社会环境因素所产生的负性影响，就有可能引发或加剧其人格、情绪等方面的不良状况，使其自暴自弃，以致借助毒品来摆脱眼前的困境。

5.社会因素的负面影响

毒友的拉拢和诱惑，地下毒品黑市的存在，家庭成员或其他人的不理解，不支持甚至歧视，监督、服务、保障体系不发达等一系列的原因对于降低复吸率具有消极的影响。这些社会的、外部的因素与个体的、内部的因素交互作用，往往使戒毒人员在回到社会上之后不仅得不到有力、有效的监督和帮助，反而面临着社会压力，加剧了其人格缺陷和负性情绪，刺激其对毒品的苛求，增加了其在心理康复过程中的困难和障碍。

同伴压力和家庭环境是两个重要的影响因素，在特定的条件下对于个体的复吸起着关键作用。从戒毒人员处理困境的技巧来看，由于复吸大多数发生在一些特定的情境中，如果训练个体在特定情境及同伴压力之下的自持能力，或能够坚定有效地拒绝他人的影响，那就为保持操守奠定了基础。

6. 治疗效果差

对于戒毒人员是否进行了科学、有效的治疗,对于能否降低复吸率具有显著的影响。因此,戒毒机构的治疗是一个预防复吸的重要环节。治疗包括医学、心理学、行为学等方面的技术和方法的运用。目前,对于戒毒人员的治疗还存在几个方面的不足或缺陷,主要是心理治疗和康复的力量很薄弱,药物治疗的方法和药物的应用较少,效果不明显,戒毒期限较短等。

从治疗期限上看,对戒毒人员的治疗一般经过一年的时间才趋于稳定,最好是 3 年的时间。而强制戒毒的时间规定为 3～6 个月,最长不超过一年,这样短的时间只能解决急性脱瘾的问题,无法实现较好的康复和教育。

医学治疗的方法对于复吸率具有重要的影响。何种医疗方法和药物对于预防复吸具有更好的作用,是目前各国都在积极探索的问题。目前,国际上通常采用两种作用完全相反的药物,一是阿片受体激动剂类药物,典型的是美沙酮;另一类是阿片受体拮抗剂,如纳曲酮。另外,在药物临床治疗上还使用不具有特异性效应的镇静、催眠、抗焦虑、抗抑郁的药物。治疗方法和药物是一个仍在积极探索的问题,近年来新的药物和方法不断推出,但不管采取何种方法,其关键是降低和消除药物的副作用和不良后果,最大限度地避免产生新的药物依赖,减轻戒毒者的痛苦,延长药物戒毒人员的操守时间,增强降低复吸率的有效性。同时,医学治疗还必须与心理治疗、心理康复、社会监督和支持等措施有效地结合起来。

第三节　预防复吸的原则

预防药物滥用者的复吸是一项艰巨工作。在具体工作中,应根据滥用者的特征,制订出有针对性的工作计划。还应针对每一个体的具体情况,进行细致的工作,进行防复吸训练,协助安排生活、工作,在个体遇到危机时,要提供适当的帮助。为此,应遵循以下几条原则。

一、社会各部门的密切配合

防复吸是一个系统工程,尤其应争取社会各部门达成共识,共同努力,相互配合,才会收到成效。

二、对吸毒成瘾者进行防复吸训练

训练的原则有以下几条:明确每人的高危情境;学习应付高危情境的技能;学习放松和应激处理技能;思考成瘾行为的短期与长期后果;思考如果发生"偶吸",该采取什么行动;通过训练控制行为;学会观察渴求而不是付诸行动;检讨自己的生活方式,发展替代性成瘾行为;建立复吸警报系统,及时发现复吸的危险信号。

三、脱离毒品环境及毒友

很多吸毒者谈到复吸的原因,其中最常见的一条是:"遇到以前吸毒的朋友,控制不住,又吸了起来……"吸毒者总有一些吸毒的朋友,他们有意无意引诱戒毒者重新吸毒,毒贩子也不断光临,兜售毒品。刚戒完毒者往往是经不住诱惑的,戒毒后如不与毒友决裂,不摆脱团伙的控制,要想成功戒毒几乎是不可能的,因此,在完成脱毒治疗后,要尽量回避毒友,脱离过去吸毒的环境、吸毒的器具。

四、改变错误的认知

吸毒者经常存在一些错误的认知,认为脚踏实地工作是傻瓜,不劳而获最聪明;认为人不为己,天诛地灭;认为吸毒时髦,是高级享受,是有钱的标志。把吸毒的责任推给社会,推给他人,认为自己是"受害者";"就怪改革开放,没有毒品进来,我就不会吸毒";"我其实已戒了,可朋友又把白粉送到手上";"别人都歧视我,走到哪儿都被瞧不起,这些烦恼只有靠毒品能解脱";"生活太没意思,只有从吸毒中寻求一点点乐趣";"我已戒了几个月了,再吸一口不会上瘾";"戒毒这段时间好辛苦,再饱饱享受一顿就收手";"我的意志力强,想戒就能戒";"少吸一点,不会上瘾";等等;不一而足。正是因为上述这些错误的认知和价值观,促使他们吸毒—戒毒—再吸毒。只有改变这些错误的认知,才有可能最终摆脱毒品。

五、建立健康的生活模式,充实自己

吸毒者的生活一般都以毒品为中心,个人前途、家庭、社会责任都抛到脑后。要彻底戒毒,首先要建立健康的生活模式,养成有规律的生活习惯,多做有益于社会、有利于他人的事,要培养健康的兴趣,充实自己的生活,使自己忙碌起来。一些戒毒成功的人这样总结经验:"必须让自己整天忙忙碌碌,无空暇去想毒品。"心瘾发作时,应尽量克制,想象戒毒时的痛苦以及毒品给自己及家庭、社会带来的严重危害,尽量延缓使用毒品的时间,必要时请求医师或对自己有影响力的家属的帮助。

六、正确处理精神及社会压力

戒毒后会遇到各种各样的精神压力及社会压力,如失业、家人不信任、同事及领导的歧视等。如不能正确处理,则很容易回到用毒品来解脱的老路中去。学会一些健康的应付方式,如娱乐、运动、放松训练、冥想等,对减轻精神压力及社会压力有帮助。

七、正确应付不良的情绪状态

许多吸毒者存在空虚、无聊、烦闷、焦虑、抑郁等不良情绪,戒毒前解决这些不良情绪的唯一方式是吸毒,吸毒可暂时忘掉一切烦恼,但他们不能面对现实,缺乏有效、合理的手段来解决存在的问题。因此,戒毒后必须学会正确表达自己的不良情绪,学会打发休闲时间,学会建立新的人际关系。

八、争取家庭、社会的支持和医师的帮助

许多研究表明,良好的家庭、社会支持和医师的帮助,在维持操守中起着积极的作用。家庭和社会的支持可帮助戒毒者克服自卑心理,应付不良的精神刺激,督促戒毒者与毒品、毒友绝缘,提高他们的戒毒动机,及早发现复发迹象,以便采取防范措施。应经常与医师保持联系,这也可作为一种支持系统来帮助坚定戒毒的决心。

九、不要一味惩罚

目前,大多数国家并不把海洛因依赖者视为"病人",也就是说,他们并不完全享有一般病人应享有的权利。多年的经验提示,对药物滥用者一味地采取歧视、惩罚等负性态度,往往收效甚微,尤其是对康复进程顺利而又将回归社会的个体更不应歧视,相反应予以鼓励和支持。

十、解决后顾之忧

经过脱毒、康复的人,大多无职业,无固定经济来源,有的甚至被家人抛弃,生活无着落,不少人看不到前途,觉得生活没有希望。因此,社会应充分重视这些问题,解决他们的后顾之忧。

第六章　药物滥用与艾滋病

第一节　艾滋病与相关疾病的流行情况

艾滋病(AIDS)是"获得性免疫缺陷综合征"的英文缩写中译名,导致艾滋病的病原微生物是人类免疫缺陷病毒(HIV,也称艾滋病病毒)。HIV 主要破坏人体的免疫系统,导致免疫功能下降引起的艾滋病,患艾滋病后易导致一系列的感染、肿瘤和其他相关疾病,最终死亡。尽管人类发现艾滋病的时间还不到 30 年,但它已成为世界上第四个主要致死原因,仅次于心脏病、脑血管病和恶性肿瘤。毒品、艾滋病和恐怖主义,被列为三大国际公害。毒品与艾滋病又有着密切的联系,两种公害相叠加在一起的效应,造成的危害更大。

我国自 1985 年发现首例艾滋病病人以来,艾滋病感染人数逐年上升。中国疾控中心性病艾滋病预防控制中心数据显示,截至 2011 年底,我国累计报告艾滋病病毒感染者和病人43.4 万人,其中死亡 8.8 万人。据联合国艾滋病规划署、世界卫生组织和卫生部联合专家组评估,截至 2011 年底,估计我国存活艾滋病病人 15.4 万;当年新感染 4.8 万,死亡 2.8万。艾滋病在我国的流行经过了散发期和局部流行期,已进入广泛流行期。同时在我国,艾滋病歧视是一个复杂的社会问题,一直是阻碍有效防治艾滋病的一个重要因素。

一、性传播疾病与艾滋病

性传播疾病(Sexually Transmitted Diseases,STD)是指通过性接触可以传染的一组传染病,在我国,人们简称为性病。其概念不同于经典性病,包容病种 20 余种。所谓通过"性传播",不一定就指生殖器性交而言。性传播是一种传播方式,可以有直接传播方式,也可以是间接传播方式,还存在着由父母亲传给胎儿或新生儿的方式。中国目前重点防治的 STD共 8 种,即梅毒、淋病、艾滋病、软下疳、性病性淋巴肉芽肿、非淋菌性尿道炎、尖锐湿疣和生殖器疱疹。

艾滋病(AIDS)属于 STD 范畴,但是,是致死性传染病。一方面,其预防措施以及给个人和社会带来的后果与其他性病有许多不同。另一方面,性病和人类免疫缺陷病毒(HIV)感染又有密切关系,性病的存在,将大大增加感染 HIV 的概率。患 STD 可促进 HIV 感染,而感染 HIV 后更易感染各种性病。依据性病种类的不同可使感染 HIV 的可能性增加 2 到18.2 倍。尤其是软下疳、梅毒、生殖器疱疹等溃疡性 STD 在增加 HIV 感染概率方面影响重大。非溃疡性 STD 同样也能增加感染 HIV 的危险性,因其较溃疡性 STD 更为常见,对HIV 感染的影响不容忽视。研究显示,有效地控制 STD 会给减少 HIV 流行带来巨大而直接的影响。

　　我国吸毒人群中的性传播疾病患病率相当高,且有不断增高的趋势。云南、新疆、湖北和北京四地区吸毒者吸毒行为的调查显示,有70.6％的吸毒者以静脉和肌肉注射方式滥用毒品;其中曾与1人以上共用注射器的占89.2％;此外,被调查群体中还有一些人曾经为获取钱财或毒品而同他人发生性行为。

二、丙型肝炎病毒(HCV)

　　丙型肝炎(简称丙肝),是一种由丙型肝炎病毒(Hepatitis C Virus,HCV)感染引起的病毒性肝炎,是可以治愈的传染病。目前国际上公认的唯一有效的治疗方法是应用干扰素疗法。丙型肝炎病毒除了血液、性和母婴传播外,生活密切接触以及昆虫叮咬均可传播。全国22个省市美沙酮维持治疗门诊的调查表明,在这几个省市中HCV感染率最低的是甘肃、宁夏,分别为23.3％和27.1％,中度高的有海南、福建、贵州和云南,感染率39.1％～43.7％,HCV感染率最高的地区有新疆、广东、四川、吉林、湖南、广西、重庆、安徽、上海、陕西、浙江、湖北、青海、北京、江苏,感染率在56.6％～81.6％之间。在北京、广东、湖北、湖南、江西、云南等地羁押场所的调查发现,这些场所中吸毒人群中HCV的感染率为30.7％～82.1％,已处于较高或相当高的水平。

第二节　艾滋病的流行病学特征及治疗

一、传染源

　　艾滋病病毒感染者和艾滋病病人是本病的唯一传染源,从感染病毒到死亡的整个过程都可以通过体液交换将艾滋病病毒传播给他人。处于艾滋病急行感染阶段的感染者和艾滋病发病期的病人,体内艾滋病病毒大量复制,病毒载量较高,传染性较强。

　　因艾滋病从感染到发病的潜伏期较长,潜伏期内无临床症状,难以发现和识别,感染者活动范围较广,加之绝大多数的感染者为处于性活跃期的青壮年人群,因此从流行病学的角度来看,无症状的艾滋病病毒感染者是本病最重要的传染源。

二、传播途径

　　(一)艾滋病病毒传播的基本条件

　　有效的艾滋病病毒传播必须同时具备以下四个基本条件:

　　1.排出:艾滋病病毒必须从艾滋病病毒感染者、艾滋病病人身体内以血液、精液、阴道分泌液或伤口渗出液等体液方式排出体外。

　　2.存活:排出的体液内,艾滋病病毒必须是活的。

　　3.足量:排出的体液内必须有足够数量的能引起感染的病毒。

　　4.进入:艾滋病病毒必须经破损皮肤或黏膜进入到其他人的体内。

（二）艾滋病的传播途径

艾滋病病毒主要存在于艾滋病病毒感染者/艾滋病病人的血液、精液、阴道分泌液、伤口渗出液、组织液和乳汁等体液中，任何能够引起体液交换的行为，都有传播艾滋病病毒的可能。已经证实的传播途径有以下三种：

1. 性接触传播。男女异性性接触以及男男同性性接触传播是目前全球艾滋病传播的主要途径，全球大约 $70\%\sim80\%$ 的感染者是通过性接触传播，在我国经性接触传播艾滋病的比例在逐渐上升。

艾滋病性接触传播的几率与许多因素有关，如性伴数、性伴的感染状态、性交方式、生殖道炎症及性行为过程中是否有保护性措施（如是否使用安全套）等。一般来说，性伴数越多，感染的几率越大；性伴处于艾滋病感染早期和发病期有更高的传染性；肛交是最危险的性接触行为，因为直肠黏膜由单层柱状上皮细胞组成，较脆弱，易发生破损，且呈弱碱性环境，利于艾滋病病毒存活。性行为的被动方（即接受精液的一方）受感染的几率大于主动方（即插入方）；患有性病，尤其是造成生殖器溃疡的性病如梅毒、生殖器疱疹、软下疳等可使单次性接触的危险性增加 $2\sim10$ 倍。

2. 血液传播。输入污染了艾滋病病毒的血液或血液制品（如第 VI 因子）、移植或接受了艾滋病病毒感染者的器官/组织或精液、与注射吸毒者共用未经消毒的针具都有感染艾滋病病毒的危险，且危险性较高。目前共用注射器吸毒是我国艾滋病的主要传播途径。

此外，使用未经严格消毒的手术器械、针具等可造成医源性传播。医护人员在提供医疗服务时，意外被艾滋病病毒感染者/艾滋病病人的血液/体液污染皮肤/黏膜时，或被污染的针头刺破时，也有感染艾滋病病毒的危险。

3. 母婴传播。感染艾滋病病毒的母亲，通过妊娠、分娩和哺乳，有可能把艾滋病病毒传染给胎儿或婴儿。在未采取预防措施的情况下，艾滋病母婴传播率为 $20\%\sim45\%$。

三、非传播途径

在日常生活中，与艾滋病病毒感染者/艾滋病病人握手、拥抱、共同进餐、共用办公用品、钱币、劳动工具等不会感染艾滋病。艾滋病不会经马桶、电话机、餐饮具、卧具、游泳池、浴池等公共设施传播。咳嗽和打喷嚏不传播艾滋病。蚊虫叮咬不会传染艾滋病。

四、人群易感性

不同种族、年龄及性别的人均对艾滋病病毒易感。但根据人们暴露于艾滋病病毒的机会多少的不同，可将人群划分为高危人群和一般人群。高危人群主要包括注射吸毒者、男—男性接触者、多性伴者、卖淫嫖娼者、艾滋病病毒感染者/艾滋病病人的配偶或性伴、接受被艾滋病病毒污染的血液及血制品者，以及感染艾滋病病毒母亲所生的婴儿等。

五、艾滋病的治疗

目前没有完全治愈艾滋病的特效药，对于艾滋病病人可给予心理与精神治疗、支持治疗及对症治疗，2012 年 7 月"第 19 届世界艾滋病大会"报道两例艾滋病患者通过骨髓移植得到治愈。药物治疗方法有以下几种：

1. 抗病毒与抗逆转录酶药物：苏拉明(Suramin)、锑钨酸盐(HPA23)、磷甲酸盐(Phos-phonoformate)、三氮唑核苷(Rib-avirin)、迭氮胸苷(AZT)等都能通过抑制转录酶的活动，限制病毒的繁殖。干扰素(Interferon)是白细胞产生的一种天然蛋白质，有抗病毒作用。

2. 免疫增强剂：γ-干扰素、白细胞介素-2、骨髓移植与淋巴细胞输入可提高病人的免疫功能，有一定疗效。

3. 治疗机会性感染：对卡氏肺囊虫病可用磺胺甲基异恶唑、甲氧苄氨嘧啶、羟乙基磺酸戊双咪等治疗，念球菌可用伊曲康唑或氟康唑治疗。

4. 抗肿瘤治疗：用长春新碱或放疗治疗卡波西氏肉瘤有一定疗效。

5. 中药：穿心莲、黄连、淫羊藿、螃蜞菊、金银花、夏枯草、紫花地丁、贯众和苦参有抑制艾滋病病毒的作用。

第三节　滥用者 HIV 病毒传播途径

我国的 HIV/AIDS 目前以血行传播为主，这主要是由于海洛因成瘾者共用未消毒注射器吸毒所导致的。但近年 HIV 通过性传播的速度也在加快，除卖淫嫖娼人员使用安全套的概率较低外，吸毒者特别是新型毒品吸食者中普遍存在的性乱行为，也是导致 HIV 传播的重要原因。现在，性传播与静脉吸毒并列成为最主要的传播途径。

（一）静脉注射毒品（特别是共用未消毒注射器导致 HIV 传播）

吸毒者在开始吸毒时一般以烫吸为主，但绝大多数会发展至注射吸毒或注射、烫吸交替。静脉吸毒群体中普遍存在共用注射器行为，共用未消毒注射器吸毒是导致 HIV 在这一人群中迅速传播的原因。流行病学调查表明，不少吸毒者已由烫吸转为静脉注射，且共用未消毒注射器的比例在逐年增加。调查表明，我国吸毒者在吸毒平均 1 年 3 个月后或吸毒 50 次以后从烫吸转为静脉注射。

（二）不洁性行为导致 HIV 传播

艾滋病病毒从吸毒人群传播到一般人群主要是通过不洁性行为：

1. 对于男性依赖者，初始吸毒时性需求比较强，感染 HIV 病毒后再传染给卖淫女，后者又传染给嫖客，嫖客再传染给他们的妻子或女友。这种方式使 HIV 从高危人群扩散至一般人群，是艾滋病流行最具威胁的因素。

2. 对于女性依赖者，为获取高额毒资，普遍存在卖淫现象。女性静脉药物滥用的卖淫女较其他普通卖淫女在传播艾滋病方面更具危险性。

3. 苯丙胺类中枢兴奋剂(ATS)具有强烈的中枢兴奋作用，滥用后可使滥用者处于强烈的兴奋状态，性欲亢进，导致群体性交和性暴力，加之该群体有相当一部分采用注射方式滥用 ATS，并不可避免会有共用注射器行为，有调查表明，ATS 滥用者中采用注射方式者达17%左右。因此，ATS 滥用更易造成 AIDS 和其他性传播疾病的感染和传播。

第四节　艾滋病吸毒人员管理与教育

　　吸毒人员在艾滋病扩散中的特殊地位,决定了大力开展针对吸毒者的艾滋病行为干预,对于预防艾滋病的进一步扩散流行有着重要的现实意义。同时《中华人民共和国禁毒法》自2008年6月1日实施后,强制隔离戒毒场所收戒强制戒毒人员不断增加,当前,艾滋病感染者和病人的增多就是其中一个比较突出的问题。世界各国的经验表明同伴教育是一种非常有效的教育方式,已被广泛应用于艾滋病预防领域。

一、社会预防干预措施

　　(一)"IDU清洁针具交换"项目

　　加强对针具的管理,实行"一对一"交换和"100%销毁"的策略。项目活动中针具只准收大于供,绝不允许供大于收,工作人员按照"先毁形、再消毒,后焚烧"的程序对使用后的注射器进行无害化处理,防止可疑针具的污染事件和艾滋病医源性传播事故的发生。公安部门将打击吸毒与参与清洁针具交换区分对待,下达参与IDU清洁针具交换等预防艾滋病的行为活动公安部门不予治安处罚。

　　(二)美沙酮维持治疗

　　世界各国用于对海洛因成瘾替代治疗的药物美沙酮,能够有效降低吸毒人员中的艾滋病感染率。

　　(三)安全套推广和性行为干预

　　安全套的推广和性行为干预工作不仅在社区戒毒和社区康复中进行,更要在全社会进行推广。针对男男同性恋人群HIV感染率逐年上升的势头,积极探索男男同性行为干预工作。

　　(四)检测监测体系

　　完善监测设备,对经诊断为艾滋病病人的,可根据其临床症状进行对因治疗(即高效抗逆转录病毒疗法、鸡尾酒疗法)和/或对症治疗(即抗感染等治疗)。

　　(五)开展同伴教育

　　在吸毒人群中同伴教育对艾滋病的认识和预防意义重大,并取得了良好效果。

　　(六)受治者家庭干预

　　对HIV感染者或AIDS病人及其家属进行安全行为(避免传染别人或染上新毒株)和家庭护理指导,重点做好安全行为(包括安全性行为,如正确使用安全套;避免捐献体液,如血液、精液、乳汁、器官;不共用针具、牙刷、剃刀)指导,并提供相关的宣传折页、安全套等材料。

二、强制隔离戒毒场所

　　(一)注重实效,转变防艾教育培训方式

　　转变方式,提高教育培训的针对性、可操作性,从教育培训对象的需求和实际出发,力求实现普及知识、提高意识、转变行为、取得实效的目标,为全面完成收戒场所艾滋病防治工作任务打下坚实基础。开展毒品与艾滋病预防教育。根据美国学校提出的毒品预防方案中的"知识—态度—行为"模型，只有对毒品危害、艾滋病防治等知识有了深刻的理解，才能采取正确的态度，树立正确的人生观、价值观和世界观，进而才能对毒品、艾滋病"免疫"。

针对艾滋病集中管理大队广大民警的恐艾情绪，邀请知名艾滋病防治专家进行艾滋病防治工作专题培训。侧重讲解艾滋病职业暴露防护，采取座谈的方式，针对民警在工作中和培训中遇到的问题进行答疑解难。

（二）积极探索，强化收戒场所防治工作措施

强化艾滋病防治工作措施，加强对收戒人员中艾滋病病毒感染者的管理，需要针对收戒场所实际，不断积极探索。

1.通过集中管理减少互相感染的概率。强制戒毒人员大都行为散漫，遵守所规队纪情况差，学员之间很容易因生活琐事发生打架斗殴等，存在伤口出血感染的隐患，集中管理后这种情况就可以避免。

2.加大对艾滋病感染者的心理疏导力度。对艾滋病病毒感染者的管理，由于集中管理后大部分得知了感染的事实，情绪大都表现为恐惧、焦虑、紧张、不安或不知所措，自身无法排解，在同伴中又不易寻找到能够给予正确帮助的人，而这些情绪如果长期得不到疏解，有部分人最终会产生怨恨心理，甚至萌生反社会性的报复心理或精神上的崩溃，在行为上表现为对正面教育的抵触或充耳不闻；在同伴交往中表现为易激怒、孤僻或麻木不仁等，此时民警应给予他们心与心、亲人般的真诚交流，使他们敞开心扉，民警抓住有利时机，及时开展心理辅导，灌输健康文明生活方式，鼓励他们树立生活的信心。

3.及时对收治的戒毒人员中的艾滋病病毒感染者进行治疗。筹措资金，及时治疗，使他们能够积极面对疾病，有利于所内管理和改造。

4.组织形式多样的文体活动和适度习艺劳动。对于艾滋病病毒感染者，为提高他们的生活质量，改善体质，每日给他们安排丰富多彩的活动，如从事一些拔草整地等轻体力活动，在操场进行跑步打球等运动，既锻炼身体又放松心情，效果又好。

5.提供良好的生活条件。为艾滋病感染者提供宽敞明亮、通风透气的宿舍，品种多样、营养丰富的饮食；活动室、娱乐室；定期洗澡，专人理发，一理一消毒等。

（三）加强协作

发挥社会力量。艾滋病病毒感染者的管理、治疗是一个社会系统工程，需要社会各部门的配合和支持。

积极争取当地政府的关注和支持。按政策确保对艾滋病感染者的无条件检测和医治，积极与有关院校、疾控中心、艾滋病防治委员会建立长期稳定的合作关系，发挥他们在艾滋病宣传教育、技术指导等方面的优势，确保收戒场所艾滋病防治工作系统、规范、深入地开展。

（四）以人为本，落实专管民警相关待遇

管教民警和医务人员每日直接与艾滋病病毒感染者接触，存在着艾滋病病毒职业暴露的危险。为使民警和医务人员全心投入工作，场所除了在日常的教育培训中加强他们对本职工作重要性的认识以及树立高度的责任感外，还要按照相关政策规定，在政治和经济待遇上给予一定的倾斜。

（五）多方联动，做好出所人员后续照管

艾滋病病毒感染者临近出所时，不仅要适时做好出所前教育，巩固和强化所内教育成

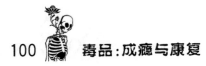

果,还要积极主动地与当地疾控中心联系,通报他们的基本情况,再由当地疾控中心与本人户籍所在地疾控中心联系,安排好他们出所后的就医、病情监控、流调等工作生活情况,使艾滋病病毒感染者感觉到即使出所后也有人管,从而安心生活,不会给社会造成危害。

第五节　艾滋病职业暴露与防护

(一)艾滋病职业暴露的定义

艾滋病职业暴露是指实验室、医护、预防保健人员以及治安、防爆、监管等工作人员,在从事艾滋病防治工作及相关工作的过程中意外被艾滋病病毒感染者或艾滋病患者的血液、体液污染了破损的皮肤或非胃肠道黏膜,或遭被含有艾滋病病毒的血液、体液污染了的针头及其他锐器刺破皮肤,而具有被艾滋病病毒感染的可能性情况。

由于艾滋病的潜伏期比较长,在潜伏期内没有任何临床症状和体征,仅从外表并不能辨别;并且艾滋病患者并没有特异的临床表现,患者就医时几乎会涉及多个临床科室,尤其内科、外科、妇产科、皮肤科、口腔科、神经科等,是病人求医时最常进入的科室;加之目前许多医护人员对艾滋病诊断、治疗的临床经验不足,缺乏对艾滋病相关知识的了解,缺乏自我保护意识,很多时候并没有遵循标准防护原则,因而医务人员发生艾滋病职业暴露的危险性实际上是明显在增加。

(二)艾滋病职业暴露常见情况

1.医务人员在医疗、护理过程中的针刺、切割伤;

2.警察、司法人员等在追捕、看守犯人与劝解犯人搏斗时意外受伤;

3.戒毒所、监狱、劳教所工作人员等执行职务时损伤;

4.记者在现场采访时的意外受伤;

5.性侵犯;

6.被 HIV 感染者、AIDS 病人咬伤、针扎伤。

(三)艾滋病职业暴露的预防

遵照标准防护原则,医务人员接触病人的血液、体液及被血液、体液污染的物品时,应当采取以下防护措施:

1.医务人员在进行穿刺、缝合等诊疗操作时,要保证充足的光线,注意防止被针头、缝合针、刀片等锐器刺伤或者划伤。

2.使用后的锐器应当直接放入不能刺穿的利器盒内或毁型器内进行安全处置。抽血时建议使用真空采血器,并应用蝶型采血针;禁止对使用后的一次性针头复帽,如需盖帽只能用单手盖帽;禁止用手直接接触污染的针头、刀片等锐器。禁止直接接触使用过的针头、刀片等锐器。

3.手术中传递锐器建议使用传递容器,以免损伤人员。

4.使用后的锐器应当直接放入耐刺、防渗透的利器盒中。

5.进行有可能接触病人血液、体液的诊疗操作时必须戴手套,脱去手套后立即洗手或者手消毒。手部发生破损时,戴双层手套。

6.在诊疗操作中有可能发生血液、体液飞溅到医务人员的面部的情况时,医务人员应当戴手套、具有防渗透性能的口罩、防护眼镜;有可能发生血液、体液大面积飞溅或者有可能污染医务人员的身体时,还应当穿戴具有防渗透性能的隔离服或者围裙。

7.处理污物时,严禁用手直接抓取污物,尤其是不能将手伸入到垃圾袋中向下压挤废物,以免被锐器刺伤。

9.所有被血液、体液污染的废弃物均焚烧处理。

卫生部在2004年下发了《医务人员艾滋病艾滋病职业暴露防护工作指导原则(试行)》的通知(卫医发[2004]108号),见附录10。

(四)HIV艾滋病职业暴露后的预防

工作人员发生意外事故时,如针刺损伤、感染性标本溅及体表或口鼻眼内、污染实验台面等均视为安全事故,应立即进行紧急处理。在紧急处理时应根据事故情况采用相应的处理方法:

1.皮肤污染:皮肤污染部位用水和肥皂冲洗,并用适当的消毒剂浸泡,例如,70%乙醇或皮肤消毒剂(外科用药)。

2.怀疑皮肤有损伤或针刺时,建议尽可能地挤压伤口,然后用大量的水(最好用生理盐水)冲洗。

3.眼睛溅入液体,立即用水(最好用生理盐水)冲洗。必须迅速。避免揉擦眼睛。连续冲洗至少10分钟。

4.如果血液、体液溅及衣物应尽快脱掉隔离衣以防止感染物触及皮肤。脱掉防护手套。洗手并更换隔离衣及手套;将已污染的隔离衣及手套放入高压灭菌器;清理发生污染的地方及放置隔离衣的地方;如果个人衣物被污染,应立即将污染处浸入消毒剂;立即更换干净的衣物或一次性衣物。

5.重大事故:指的是严重损伤或暴露。皮肤受损处理同上。实验室重大损失及泼溅,应按下述第7项立即行动起来,主管领导和专家到场并提供指导。所有事故和意外必须记录在事故登记簿和意外事故危险登记簿上,这些记录本必须由单位保存备案。抽血(0时)检测抗HIV,该血清留样备用。暴露一年内要定期检测抗体(6周、12周、6个月、12个月)。

小型事故可在紧急处理后立即将事故情况和处理方法一并报告主管领导和专家,以及时发现处理中的疏漏之处,使处理尽量完善妥当。检测同前。

紧急的局部处理措施完成后,还应及时咨询有经验的艾滋病医师进行风险评估和服用抗病毒药物预防性治疗,同时做好事故记录和向主管领导报告,必要时可寻求心理支持。

(五)不会发生HIV/艾滋病职业暴露后感染的几种情况

1.有防护的状态下接触HIV阴性血液、体液。

2.完整无破损皮肤或无新鲜流血的陈旧性伤口等接触HIV阳性血液、体液且及时冲洗消毒后。

3.完整黏膜或皮肤粘膜结合部短时接触少量、低滴度(如HIV血浆浓度低于1500拷贝/毫升)HIV阳性血液或含血的体液。

4.接触HIV感染者或AIDS病人的尿液、汗液、泪液、乳汁、粪便。

5.戴手套直接接触HIV阳性血液、体液等。

上述情况下通常不会发生HIV艾滋病职业暴露后感染,经一般性局部清洗后即可,也

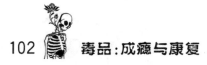

无须进行抗病毒药物干预性治疗。

（六）影响艾滋病职业暴露感染 HIV 的因素

1. 暴露源头血液病毒滴度、游离病毒存在情况、毒株变异、不同亚型。

2. 暴露方式、暴露量大小、暴露时间。

3. 暴露后有无采取急救措施，接触皮肤、黏膜的状态（如破损、炎症）等。

4. 以下为已证实的主要因素：接触血液量大；受损伤口深；造成伤口的器械上有明显的血迹；器械曾插入静脉或动脉内（采血的针头）；暴露于 AIDS 晚期患者或病人处于窗口期。

（七）艾滋病职业暴露的评估

艾滋病职业暴露的评估是由疾控机构来完成。包括确定暴露级别、确定 HIV 暴露源头严重程度，以便确定艾滋病职业暴露后药物预防的方案。对暴露源要检测 HIV。鉴于医务人员暴露后的感染率很低，而用药的毒、副作用很大，所以根据对暴露级别和暴露源的危险程度的评估，来确定采用艾滋病职业暴露后药物预防的方案。

1. 艾滋病职业的暴露级别（Exposure Code）

艾滋病艾滋病职业暴露级别分为三级：

发生以下情形时确定为一级暴露：暴露类型为暴露源沾染了可能有损伤的皮肤或者黏膜，暴露量小且暴露时间较短。

发生以下情形时确定为二级暴露：暴露类型为暴露源沾染了可能有损伤的皮肤或者黏膜，暴露量大且暴露时间长；或者暴露类型为暴露源刺伤或者割伤皮肤，但损伤程度较轻，为表皮擦伤或者针刺伤。

发生以下情形时确定为三级暴露：暴露类型为暴露源刺伤或者割伤皮肤，但损伤程度较重，深部伤口或者割伤处有明显可见的血液。

2. 艾滋病暴露源的严重程度

暴露源的严重程度分为三种类型：

轻度：HIV 感染者、无临床症状、CD4 细胞计数高者。

重度：HIV 感染且有症状、进展的 AIDS、CD4 细胞计数低者。

暴露源级别不明：不能确定暴露源是否为 HIV 感染者。

对暴露后预防的处理原则：预防性应用 AZT（齐多夫定）可使感染率降低79％。艾滋病职业暴露后预防的处理原则应包括：急救处理、对暴露源严重程度的评估、暴露危险度的评估、药物的预防和报告与保密。

由于暴露后有无采取急救措施对艾滋病职业暴露后 HIV 感染有一定影响，故应尽量为受伤者寻找医疗机构，以求正确护理伤口和暴露后急救处理，也可介绍已受伤的人到疾病预防控制机构进一步咨询和处理。

根据暴露级别和暴露源病毒载量水平预防性用药的推荐处理方案（详见表6-1）。

1. 基本用药程序：两种逆转录酶制剂，使用常规治疗剂量，AZT（每次 200mg，每日 3 次，或每次 300mg，每日 2 次）＋拉米夫定（每次 150mg 每日 2 次），连续使用28d。或双汰芝（AZT 与 3TC 联合制剂）300mg/次，每日 2 次。

2. 强化用药程序：基本用药程序加一种蛋白酶抑制剂，茚地那韦（800mg，bid，饭前 1h 及饭后 2h 服用），均使用常规治疗剂量。

表 6-1　艾滋病预防性用药的处理方案

暴露级别	感染源级别	预防性用药推荐处理方案
1	1	不一定使用 PEP,可由职业暴露者本人根据利害比较作出决定
1	2	使用基本用药程序
2	1	使用基本用药程序
2	2	使用强化用药程序
3	1 或 2	使用强化用药程序
原因不明	原因不明	使用基本用药程序

（八）暴露源不明情况的处理

如果艾滋病职业暴露时暴露源的 HIV 感染状态或暴露级别不明,暴露后预防应结合临床病历、流行病学资料、暴露的类型来分析暴露源为 HIV 抗体阳性的可能性。如果分析表明有 HIV 传播的可能性,但尚未对暴露源进行 HIV 检测,那么就应该开始实施基本用药方案,等暴露源的 HIV 检测结果明确后,如果暴露源被证实为 HIV 阴性,应终止预防服药;如果暴露源被证实为 HIV 阳性,应重新评估暴露的危险性并根据评估结果调整或修改预防用药方案。

1.暴露后的药物预防

机理:急性 HIV 感染的一些资料已经显示,HIV 从局部到全身的感染需要一段时间,在此期内使用抗逆转录病毒药物可阻止病毒的复制。在猴免疫缺陷病毒(SIV)感染的模型中发现,在黏膜暴露于游离的病毒后 24 小时内,SIV 只感染注射局部的树突状细胞,而在 24～48 小时后,这些感染的细胞转移到局部的淋巴结,在 5 天内可以在周围的血中查到病毒。基于上面的原理,HIV 暴露后应尽可能早使用抗逆转录病毒的治疗,通过限制靶细胞或淋巴结中病毒的复制而阻止 HIV 全身的感染。

时间:暴露后预防开始的时间越早,降低体内 HIV 复制和消灭活病毒的机会就越大。很多专家推荐最好在暴露后 1～2 小时,最长不超过 24 小时内用药;动物实验研究显示在暴露后 24～36 小时开始服药将无预防作用。不过,美国 CDC 仍推荐对情况严重的职业性暴露,即使暴露后 1～2 周仍应该预防用药。

方案:使用 AZT 预防艾滋病职业暴露后的传播下降 79%。目前推荐更积极的药物预防措施治疗方案常用药物组合:齐多夫定＋拉米夫定(AZT＋3TC 首选组合)。

基本用药方案:去羟肌苷＋司坦夫定(ddI＋d4T);司坦夫定＋拉米夫定(d4T＋3TC);齐多夫定＋拉米夫定＋印第那韦。

强化用药方案:AZT＋3TC＋IDV 首选组合;基本用药方案＋依非韦伦(EFV);基本用药方案＋阿巴卡韦(ABC)、齐多夫定、拉米夫定、印第那韦等。

疗程:艾滋病职业暴露后预防的疗程一般为 28 天。在动物实验中发现一个 4 周的疗程可以阻止所有治疗动物的感染。如果服药过程中减少 3～10 天药物,其保护作用将会减低和不完全。

效果:虽然暴露后有些药物可以预防 HIV 感染,但并不是 100% 有效。有资料报道,服用药物后可以减少 81% 的危险。目前国外已经至少有 21 例预防失败的报道,所以在工作中最重要的是尽量减少暴露。

2.预防失败的原因

HIV 有多种亚型,如果暴露于一个对 HIV 耐药的病毒株,预防用药可能失败;在暴露

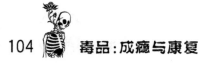

严重的情况下预防可能失败。动物实验已经证实，大量病毒接种预防的有效性会减低。

从药物预防暴露后 HIV 感染的机制可见，用药开始时间迟，病毒已经在靶细胞内大量繁殖或病毒已经在外周血中出现，药物的预防作用会减低。

因不能承受药物副作用或其他原因而导致没有坚持全程 28 天服药或服药剂量不足，预防用药的效果也会减低。

3.暴露者是孕妇的情况

如果艾滋病职业暴露者正在怀孕期间，应该慎重考虑孕妇和胎儿的情况。有些药物应该避免在孕妇中使用，在动物实验中已经被观察到 AZT、ABC、施多宁有致畸作用，ddI 和 d4T 有致命性乳酸酸中毒的报道，佳息患有引起高胆红素的可能，因此需仔细评估暴露后的危险性是否需要选择预防用药；如果选择预防用药还要考虑药物对胎儿的影响。

预防性用药的推荐方案：预防性用药方案的确定根据暴露级别和暴露源严重程度；应选择在我国注册批准药物的品种。我国已获批准的药物品种有限，目前可考虑双汰芝以及双汰芝合并佳息患等。

用药注意事项：在暴露后预防性用药应立即开始，最好在暴露后 1～2h 之内。虽然动物研究显示 24～36h 之后再进行预防性用药可能已无效，但是还不确定对人类无效。对于感染危险性很高的暴露者，即使间隔时间很长（比如 1～2 周），也应考虑使用预防性治疗；因为即使不能防止感染，早期治疗对 HIV 急性感染也有好处。由于服用 4 周 AZT 才有一定保护作用，如果无很大的副作用，预防性治疗用药时间应持续 4 周。如果出现主观的或客观的毒副作用，应在专家的指导下，减少剂量或换用药物，并详细记录药物毒副作用情况。育龄妇女使用 AZT 作为预防用药期间，应避免或终止妊娠。

（九）登记、监测、报告与保密

1.建立安全事故登记制度：当地 CDC 应建立"艾滋病艾滋病职业暴露人员个案登记表"，对事故情况进行登记和保存。

2.当地 CDC 为事故处理单位，重大事故的发生单位应及时与当地 CDC 取得联系。当地 CDC 及时向有关艾滋病病毒艾滋病职业暴露安全药品贮备库（点）负责人和当地有关专家联系，根据情况共同进行风险的评估，确定用药的必要性、确定预防药物和用药程序，并将处理情况向主管行政部门报告。

3.监测制度监测暴露源：如果暴露源没有阳性或阴性的血清学化验结果，最好做快速试验。如果暴露源有急性 HIV 综合征的症状，应同时检测病毒载量。

4.监测艾滋病职业暴露者：由疾控机构抽血检测艾滋病职业暴露者的 HIV 1/2 抗体（包括做快速试验），该血清（0 时）留样备用。如果艾滋病职业暴露者以前已有 HIV 抗体的化验结果，则应加以记录。分别在暴露后 6 周、12 周、6 个月、12 个月监测 HIV 抗体。结果填写在登记表内。

5.监测药物的毒副作用：包括用药开始时和服药两周后的全血检测和肝肾功检测暴露后的随访。

6.随访：除监测 HIV 外，为了及时了解艾滋病职业暴露者的健康状况，尽早采取相应的治疗措施，降低 HIV 艾滋病职业暴露的危害，还应对暴露者的身体情况进行观察和记录。如通过观察暴露者是否有 HIV 感染的急性期临床症状，可以更正确地估计感染的可能性，及时调整处理措施或用药方案；另外，通过随访还可了解暴露后是否存在除 HIV 感染以外的其他危险,如外伤、感染引起的败血症等,给予相应的治疗。

随访选择了 HIV 暴露后预防用药的人员还可以了解药物的副作用发生情况及身体对药物的耐受情况,给予及时处理。

（十）暴露感染者的转归与生活注意事项

多数艾滋病职业暴露感染者的血清阳转情况与其他感染者类似,在暴露平均 25 天时,81％的人有急性感染症状。95％的感染者出现抗体阳转时间为 5.8 个月内,平均时间为 65 天;有 3 例在 6 个月以后、12 个月以内出现抗体阳转。在尚未证实该艾滋病职业暴露没有导致被暴露者感染 HIV 的情况下,也就是从暴露发生起 1 年的时间内,应将被暴露者视为可能的 HIV 传染源加以预防。生活中,具体措施主要包括:被暴露者应在每次性交时使用安全套;育龄妇女暂缓怀孕;孕妇要根据危险性评估的结果权衡利弊,决定是否终止妊娠;哺乳期女性应中断母乳喂养改用人工喂养;在生活中避免与他人有血液或感染性体液的接触或交换等。

（十一）职业保护汇总

HIV 职业暴露后处理流程详见图 6-1。

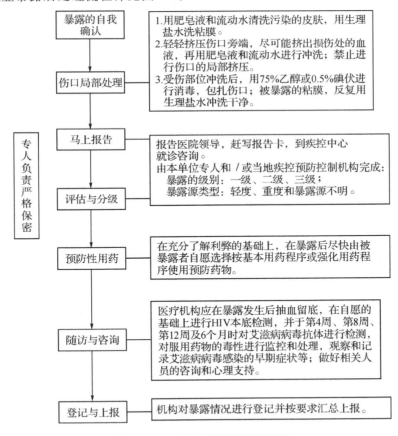

图 6-1 HIV 职业暴露后处理流程

1.洗手;

2.防护用品;

3.戴手套;

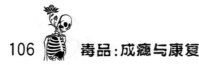

4.锐器伤的预防；

5.锐器伤的处理：正确放入专门的容器中；

6.血渍处理：不能直接用抹布或拖把去擦；

7.血标本的处理：放在密闭的容器内送化验室；

8.医疗废弃物的处理；

9.暴露的处理。

第六节　强制隔离戒毒场所警务人员职业暴露与防范

警务人员职业暴露是指由于职业原因，与艾滋病、肝炎、肺结核、性病等传染性疾病病患和病毒携带者接触，并发生意外，而存在感染传染性疾病的可能。

一、强制隔离戒毒场所发生职业暴露的情形

强制隔离戒毒场所由于人口密度大、感染源比较集中，管理人员与感染源的接触机会比较多，职业暴露的几率为最高。从强制隔离戒毒场所工作的情况来看大致分为以下几种主要情形：

一是安全检查环节（含入所收治时的人身安全检查和物品检查以及日常工作中的临时安检）；

二是处理有关感染人员的血液、体液、排泄物、污染物；

三是组织戒毒人员参加习艺劳动、锻炼和其他活动；

四是对戒毒人员在就诊时期的常规医疗检查、治疗或是抢救。

二、警务人员职业暴露防护技能

(一)一般预防措施

由于 HIV 的流行，1985 年 CDC 提出了"普遍预防"的概念。普遍预防认为所有的血液和体液均有感染性，在确定感染者或疑似感染者之前就开始预防隔离。这一措施在警务人员预防职业暴露中是一项很值得推广的经验。

警务人员接触的高危人群中几乎不能知道谁有传染性疾病或是病毒携带者。所以，我们只有将在工作中遇到的所有血液和体液都认为是有感染性的，并将这种意识始终贯彻在日常警务执法工作中，把导致感染的可能性降低到最低程度。

(二)接触病源的预防措施

1.有接触就要使用防护用品。

(1)当暴露的皮肤可能被血液或体液污染时应戴医用橡胶手套。

(2)法医或强制隔离戒毒所内的医务人员进行伤口或疮口检查、解剖等必须与血液和体液接触的工作时，要穿防护衣，戴口罩、眼罩和手套。

(3)皮肤有破损时，尽量避免进行接触大量血液的工作，如搬运现场处置打架斗殴情况、在习艺生产时期出现工伤情况或者解剖尸体等。如果进行必须戴2～3层手套。

2. 要特别防止被锐器划伤或刺伤,对这些锐器要妥善处理。

3. 处理被血液和体液污染的物品时,要用不透水的双层胶袋包好,贴上标志,放于单独的密闭容器里。

4. 经常用肥皂洗手,特别是被血液或体液污染时,必须立即洗手或消毒脱去手套后还要洗手。

5. 戒毒所里被戒毒人员的血液、体液污染的物品处理。对污染的废弃物可采用焚烧的方法,某些需要重复使用的物品,可用煮沸及高压蒸气消毒,不宜煮沸的物品,可用 2% 的戊二醛、70% 乙醛等浸泡 10 分钟后再洗。家用的漂白粉、次氯酸钠以及乙醇等也常用于污染的环境及物体表面消毒。

(三)暴露后的预防

1. 一般处理:对于暴露于皮肤的伤口与血液体液接触后,可用水和肥皂局部冲洗,再用碘酒或乙醇严格消毒。如血液或体液溅到眼内,应立即用大量生理盐水冲洗;如血液溅入口内,要立即吐出,用水漱口。尚无证据显示,应用抗菌病物处理伤口或通过挤压伤口排除体液可减少 HIV 传播的危险。应用抗菌病物并无禁忌,但不主张用腐蚀剂(如漂白剂)或在伤口处注入抗菌病物、消毒剂。

2. 暴露后药物预防性治疗(Post Exposure Prophylaxis,PEP):被 HIV 阳性病人血液、体液污染的锐器刺伤后或在某一意外情况下有被感染的危险时,应在 4 小时内立即给予预防性用药,采用二联或三联药物治疗 28 天,在明确没有 HIV 感染时即可停药,或持续用药 4 周。

3. HIV 抗体的定期检测。例如在暴露后第 6 周、第 12 周及 6 个月时作相关血清检查。据研究 95% HIV 感染者将于暴露后 6 个月内出现血清抗体转阳。

4. 其他措施。注意观察在感染后 6 个月内是否出现 HIV 感染早期症状,如发热、皮疹、肌肉痛、乏力、淋巴结肿大等。因职业暴露后 HIV 感染率一般较低(0.3%),血清 HIV 抗体阳性转已证实,才考虑调整工作。

(四)感染后工作的限制

对于 HIV 感染者,一般不进行与人接触的工作,注意在工作中还要坚持隔离治疗,HIV 感染者有皮肤溃烂或破损情况时,应先暂时调离工作岗位,隔离治疗。

(五)对妊娠女民警的建议

建议不要安排在能接触高危人群的岗位工作,其暴露后预防的处理方案与其他人暴露后的情况同样看待,但应告知被感染的危险性和用药对孕妇及胎儿可能的毒副作用。医学专业人士应与孕妇本人商讨是否接受 PEP,若选择用药,疗程中要密切注意可能的毒副作用。

(六)警务工作的预防技能

1. 收治入所阶段对新收治戒毒人员进行人身安检时,尽量不要直接接触其身体,可让其自行将身上的物品掏出并放在规定的区域,再将自己的衣物自行脱下,民警戴上医用橡胶手套后对其身体进行安全检查,人身安检后,待其穿上戒毒所统一配发的衣服后,再对其所带的物品进行检查,不要直接用手伸入衣兜或包里去掏,这样有可能被注射器的针头扎伤,可将包里的物品抖落出来后再检查。

2. 进行抽血、注射、清洁伤口、处理污物等估计可能接触到血液和体液的环节时,若自己

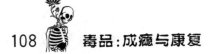

手上有伤口（包括皮肤破损），则要戴上双层手套。医务工作者在对艾滋病病人或 HIV 感染者进行身体检查时应采取适当的屏障措施，如戴手套、口罩等；对于被检查的戒毒人员的伤口或是身体分泌物，不要直接接触。检查时使用的血压计、听诊器、体温表、口腔镜、压舌板、扩阴器、采精器、尺子、叩诊锤等器械要及时清洗消毒，手套及检查皮肤感觉用的大头针不要重复使用，用后弃之。

任何地方如果沾染到血液或体液，应先抹净再用消毒剂消毒。如遇意外手部接触到血液或是体液，应立即用肥皂及清水冲洗。如同时有损伤，则应把血液从伤口挤出，严格消毒并妥善包好。眼睛或口腔如受到血液或体液污染，则要用大量的水反复冲洗干净。

3.有时会遇到戒毒人员自伤的情况，遇到这种紧急情况，所内医疗机构的医务工作者要及时处理受伤部位，甚至要进行一些小型手术，在手术中使用锐利的手术器具时要注意：①手术中尽量减少应用锐利的器械，可采用 U 形针及一次性刀片，尽量减少器械在手术人员之间的传递；②手术时要保证足够的光线，并尽量减少创口的出血，防止拔出自伤工具时候，血液的喷溅和大量流出；③千万不要向用过的一次性针头套头套，也不要用手毁坏用过的注射器；④在创口缝合时，要特别注意减少意外创伤；⑤用过的一次性注射器或锐利物品直接放入专门的容器内，统一处理。

4.接触过血液或体液又需要再用的医疗仪器或医疗卫生用品，要先用清水冲洗，再经过高温或消毒剂消毒。

5.处理被污染的被褥、床单、纱布、衣服等物品时，要贴上标志，以便洗衣时注意清洗。

6.强制隔离戒毒所的警务人员或是医务人员如患有皮肤疾患，尤其是有皮肤溃烂、破损情况的应及时诊治。必要时可以暂时离开有职业暴露危险的岗位或工作。

第七章　国内外戒毒模式分析

第一节　我国戒毒模式分析

一、我国戒毒体制的创立与发展

我国先后制定了《关于禁毒的决定》(1990)、《强制戒毒办法》(1995)和《劳教戒毒工作规定》(2003),并建立了"自愿戒毒与强制性戒毒(包括公安机关负责的强制戒毒和劳动教养戒毒)相结合,以强制性戒毒为主、自愿戒毒为辅,采取多种办法帮助吸毒成瘾者戒除毒瘾"的戒毒体制。

新颁布的《禁毒法》(2008)在总结之前戒毒体制经验和不足的基础上,建立了"以强制隔离戒毒为主,以社区戒毒和医疗机构戒毒为辅,以社区康复为补充"的综合戒毒模式。其中医疗机构戒毒、社区戒毒、强制隔离戒毒作为戒毒的三种基本模式,社区康复作为巩固戒毒效果的一种必要的补充。即构建了"三类模式、四种手段"的"3+1"戒毒体制。

2011年6月26日公布施行的《戒毒条例》对促进戒毒工作具有重要的积极意义,它包括建立戒毒保障机制、建立戒毒工作体系、细化戒毒法律责任和明确戒毒法规效力四个方面,其主要内容在于规定了自愿戒毒、社区戒毒、强制隔离戒毒和社区康复四种戒毒措施的执行问题,为每一项戒毒措施都规定了相应的具体制度,从而解决了《禁毒法》的具体理解和实际执行问题。这些规定在价值理念上体现了对戒毒人员的权利保障、对戒毒政策的科学要求的注重和对戒毒工作的社会联动的加强。

（一）自愿戒毒

国家鼓励吸毒成瘾人员自行戒除毒瘾。吸毒人员可以自行到戒毒医疗机构接受戒毒治疗。对自愿接受戒毒治疗的吸毒人员,公安机关对其原吸毒行为不予处罚。

1.自愿戒毒协议。明确规定自愿戒毒需要签订自愿戒毒协议。第一,自愿戒毒协议是自愿戒毒措施中必须具备的材料,第二,自愿戒毒协议的双方分别是戒毒医疗机构和吸毒人员或者其监护人。第三,自愿戒毒协议的内容包括戒毒方法、戒毒期限、吸毒人员的个人信息保密、吸毒人员应当遵守的规章制度等,还应当包括戒毒疗效和戒毒治疗风险。通过签订自愿戒毒协议,能够促使吸毒人员及其监护人积极配合治疗,从而保障戒毒效果。

2.戒毒医疗机构的义务。对吸毒人员开展艾滋病等传染病的预防、咨询教育,因为吸毒

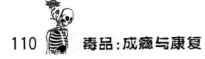

人员大多具有共用吸毒用具和多性伴侣的情形,在吸毒的同时往往患有艾滋病等传染病或者有患艾滋病等传染病的风险。

3.药物维持治疗。针对自愿戒毒人员,经由本人申请和登记,可以参加戒毒药物维持治疗。药物维持治疗采用危险性较小的药物替代原有药物,并逐步减少剂量,最终达到戒除毒瘾的效果。我国近年来在部分地区开展美沙酮维持治疗试点,取得了一定的成效。

(二)社区戒毒

若是因吸毒被公安机关初次查获,有固定住所和稳定的生活来源,具备家庭监护条件的;怀孕或者正在哺乳自己不满一周岁婴儿的;不满十六周岁的;七十周岁以上的;因患有严重疾病或者残疾,生活不能自理的;其他不适宜强制隔离戒毒的,公安机关可以责令其接受社区戒毒,社区戒毒期限为三年。社区戒毒有助于提高戒毒效果。

1.社区戒毒的界定。社区戒毒的决定机关为县级、设区的市级人民政府公安机关;对于社区戒毒3年期限的计算,规定自戒毒人员报到之日起计算;"严重违反社区戒毒协议"是指社区戒毒人员在社区戒毒期间,逃避或者拒绝接受检测3次以上,擅自离开社区戒毒执行地所在县(市、区)3次以上或者累计超过30日。

2.社区戒毒的执行。戒毒人员应当自收到责令社区戒毒决定书之日起15天内到社区戒毒执行地报到。强制性要求乡(镇)人民政府和城市街道办事处与社区戒毒人员签订社区戒毒协议,签订协议的时间是在社区戒毒人员报到后,协议的内容包括社区戒毒的具体措施、社区戒毒人员应当遵守的规定以及违反社区戒毒协议应承担的责任等。离开社区戒毒执行地所在县(市、区)3日以上的须书面报告。

3.相关机构的具体职责。明确规定应当成立社区戒毒工作领导小组并配备戒毒专职工作人员,以保障社区戒毒措施的执行。规定社区戒毒的具体实施由社区戒毒工作小组承担,该小组的组成人员包括社区戒毒专职工作人员、社区民警、社区医务人员、社区戒毒人员的家庭成员和禁毒志愿者等。对社区戒毒人员的管理、帮助,包括戒毒知识辅导等。

4.社区戒毒的变更:

(1)对于无正当理由逾期不报到的,将其规定为视为拒绝接受社区戒毒,对于这种情形,依照《禁毒法》的规定可以作出强制隔离戒毒的决定。

(2)社区戒毒执行地的变更的条件是社区戒毒人员的户籍所在地或者现居住地发生变化,变更后对原执行地乡(镇)人民政府或城市街道办事处的要求是将相关材料转送至变更后的执行地,对社区戒毒人员的要求是按时报到,即在社区戒毒执行地变更之日起15日前往新的社区戒毒执行地报到,且其社区戒毒时间从报到之日起连续计算,对新的社区戒毒执行地的要求则与对原社区戒毒执行地的要求一致,同样也要签订社区戒毒协议。

(3)社区戒毒的解除、终止和中止。

社区戒毒的解除,是指社区戒毒期限届满,社区戒毒已经完成。在社区戒毒解除后,执行地的公安机关应当出具解除社区戒毒通知书并送达社区戒毒人员及其家属,且应当在7日内通知社区戒毒执行地的乡(镇)人民政府或城市街道办事处。

社区戒毒的终止,是指由于法定事由的出现,使社区戒毒无法继续实施而宣告结束的情形。社区戒毒终止的条件是社区戒毒人员被依法收监执行刑罚或者被采取强制性教育措施,因为出现这两种情形时,社区戒毒人员依法不能在社区生活,从而失去了实施社区戒毒的可能性,此时只能宣告社区戒毒的终止。

社区戒毒的中止,是指由于法定事由消失以后继续实施的情形。社区戒毒中止的条件是社区戒毒人员被执行拘留或者逮捕,在这样的情形下,由于社区戒毒人员处于羁押场所,不具备实施社区戒毒的条件,因而有必要暂时停止实施。但与社区戒毒的终止不同,社区戒毒的中止并不是宣告社区戒毒的结束,而是暂时停止实施,一旦法定事由消失即社区戒毒人员被释放而重获自由,就应当继续实施社区戒毒。当然,如果社区戒毒人员被执行拘留、逮捕之后被依法定罪需要收监执行的,则属于社区戒毒终止的情形。

（三）强制隔离戒毒

强制隔离戒毒是依法通过行政强制措施,对吸食、注射毒品成瘾人员在一定时期内,进行生理脱毒、心理矫治、适度劳动、身体康复,开展法律、道德教育的一项重要措施。强制隔离戒毒所坚持戒毒治疗、心理康复与教育挽救相结合的方针,遵循依法、严格、科学、文明管理的原则。强制隔离戒毒工作的最终目标是通过矫治、教育、管理等手段,使戒毒人员在生理和心理上完全摆脱对毒品的依赖,回归社会,过正常人的生活,做守法的公民。

由于强制隔离戒毒涉及对戒毒人员自由权利的限制,历来是理论上和实践中关注的重要戒毒措施。《禁毒法》将原有的强制戒毒和劳动教养戒毒整合规定为强制隔离戒毒,但对强制隔离戒毒场所的设置等具体问题则留待国务院规定。

1.责任主体。关于强制隔离戒毒的决定主体,规定为县级以上公安机关。《戒毒条例》明确规定,对于吸毒成瘾严重,通过社区戒毒难以戒除毒瘾的人员,县级、设区的市级人民政府公安机关可以直接作出强制隔离戒毒的决定。而对于吸毒成瘾人员自愿接受强制隔离戒毒的,《戒毒条例》则规定经强制隔离戒毒场所所在地县级、设区的市级人民政府公安机关同意,可以进入强制隔离戒毒场所戒毒。

2.具体程序。强制隔离戒毒的期限为2年。《戒毒条例》规定,在公安机关的强制隔离戒毒场所执行强制隔离戒毒3个月至6个月后,转至司法行政部门的强制隔离戒毒场所继续执行强制隔离戒毒。同时,对延长强制隔离戒毒时间的程序也作了明确规定,要求强制隔离戒毒决定机关应当自收到意见之日起7日内作出是否批准的决定。执行强制隔离戒毒一年后,经诊断评估,对于戒毒情况良好的戒毒人员,强制隔离戒毒场所可以提出提前解除强制隔离戒毒的意见,报强制隔离戒毒的决定机关批准。强制隔离戒毒期满前,经诊断评估,对于需要延长戒毒期限的戒毒人员,由强制隔离戒毒场所提出延长戒毒期限的意见,报强制隔离戒毒的决定机关批准。强制隔离戒毒的期限最长可以延长一年。对于被解除强制隔离戒毒的人员,强制隔离戒毒的决定机关可以责令其接受不超过三年的社区康复。

3.所外就医制度。所外就医的条件是强制隔离戒毒人员患严重疾病,不出所治疗可能危及生命;所外就医的决定程序是由强制隔离戒毒场所主管机关批准,并报强制隔离戒毒决定机关备案,然后由强制隔离戒毒场所允许其所外就医;所外就医产生的法律后果是强制隔离戒毒期限连续计算,对于健康状况不再适宜回所执行强制隔离戒毒的,强制隔离戒毒场所应当向强制隔离戒毒决定机关提出变更为社区戒毒的建议,强制隔离戒毒决定机关应当自收到建议之日起7日内,作出是否批准的决定,经批准变更为社区戒毒的,已执行的强制隔离戒毒期限折抵社区戒毒期限。所外就医的费用由强制隔离戒毒人员本人承担。

4.戒毒人员脱逃问题。强制隔离戒毒人员脱逃的,强制隔离戒毒场所应当立即通知所在地县级人民政府公安机关,并配合公安机关追回脱逃人员。在法律后果上,对于脱逃的戒毒人员,在其被追回后应当继续执行强制隔离戒毒,而且脱逃期间不计入强制隔离戒毒期

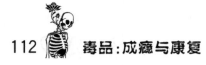

限。同时,在这种情况下,不得提前解除强制隔离戒毒。

（四）社区康复

社区康复的对象为吸毒成瘾人员。具备下列情况之一的,公安机关可责令其接受不超过三年的社区康复:被解除强制隔离戒毒的;刑罚期满释放的。《禁毒法》规定社区康复参照社区戒毒实施,同时社区康复还有以下规定。

1.对违规社区康复人员规定了较为严厉的后果:依照《戒毒条例》第38条的规定,如果社区康复人员拒绝接受社区康复或者严重违反社区康复协议,并因为再次吸毒被强制隔离戒毒的,不得提前解除强制隔离戒毒。这一规定有别于社区戒毒措施的后果。对于社区戒毒,如果社区戒毒人员拒绝接受社区戒毒,在社区戒毒期间又吸食、注射毒品以及严重违反社区戒毒协议的,依照《戒毒条例》的规定,社区戒毒专职工作人员只须及时向当地公安机关报告即可,而没有更多严厉的后果。这样的规定主要是基于社区康复的性质而设置的,因为社区康复人员本身已经接受了强制隔离戒毒,社区康复是在强制隔离戒毒解除之后的一种戒毒措施,如果社区康复人员在此期间不遵守协议甚至再次吸毒,表明此前的强制隔离戒毒并未达到应有的效果,因而须要在新的强制隔离戒毒措施实施过程中予以严格管理,所以不得提前解除的规定有其合理性。

2.对社区康复的执行场所作了灵活规定。社区康复也可以在戒毒康复场所中执行,其前提条件是需要当事人同意。由于戒毒康复场所是县级以上地方人民政府依法设立或者社会力量所开办,其设施、人员配备、技术力量都能够得到保证,社区康复人员在这里生活、劳动,能够得到相应的专业性指导,因而有其积极的现实意义。

（五）戒毒康复中心和戒毒医疗机构

2006年司法部制定下发了《关于依托劳教场所建立戒毒康复中心试点的意见》,就戒毒康复中心建设提出了明确要求,2007年2月5日,司法部在广东召开了戒毒康复中心建设座谈会,就加快戒毒康复中心建设作了再动员再部署。戒毒康复中心是对劳教戒毒、强制戒毒期满后的戒毒人员及社会上自愿戒毒人员开展戒毒康复、心理矫治、职业培训与就业指导的专门场所,目前全国在教人员中有58%均为吸毒劳教人员,劳教场所在多年的矫治实践中积累了大量的经验。依托现有劳教所的各种戒毒资源和教育矫治条件,建立戒毒康复中心,是一种不同于劳教戒毒的戒毒方式,是一项由党委、政府领导,政府开办,司法行政部门承办,各有关部门和社会各方面共同参与的社会公益性事业。可以为吸毒者回归、融入社会提供一个过渡性的"中途岛"。充分利用人力资源和管理优势,在强制隔离戒毒所建立对外病床,在其内部设立对外戒毒部,将强制隔离戒毒和管理规范的自愿戒毒结合起来。这有助于节省禁毒资源,探索更好的戒毒康复体制。

同时,为了进一步加强戒毒医疗服务管理,提高戒毒医疗服务质量,规范开展戒毒医疗机构的设置和戒毒医疗服务行为,卫生部制定了《医疗机构戒毒治疗科基本标准（试行）》和《戒毒医院基本标准（试行）》。2011年1月30日,国家公安部、卫生部联合发出《吸毒成瘾认定办法》。该《办法》第四条规定:"公安机关在执法活动中发现吸毒人员,应当进行吸毒成瘾认定;因技术原因认定有困难的,可以委托有资质的戒毒医疗机构进行认定。"

第二节　境外毒品成瘾矫治模式

吸毒是一个全球性的社会问题,对于社会可持续发展的影响日益突出,吸毒引发犯罪、艾滋病传播等问题尤为严重,已经成为影响经济发展、公共卫生健康和社会治安的严重社会问题。国际社会解决毒品问题的对策包括减少非法供应、减少非法需求和减少危害三个方面。戒毒可以减少吸毒成瘾者,控制吸毒行为的传播,禁绝毒品消费市场,打破毒品供应和需求之间的恶性循环。但是,吸毒者一旦染上毒瘾,脱毒已属不易,完全戒除更是难上加难。据有关资料显示,即使是已脱毒者,仍有 95％以上不出半年就会再次复吸。复吸率如此之高,令人忧心。为此,世界各国除了减少毒品非法供应、大力开展禁毒宣传教育活动之外,主要通过立法手段加强对吸毒者的惩罚和救治,以驱毒救人,保护国民身心健康。下面就世界主要国家及地区有关毒品成瘾矫治工作模式和机制的运行情况进行简要的介绍,为今后我们戒毒矫治工作具体运行提供一些借鉴。

一、强制型矫治模式

(一)日本

按照法律规定,日本将吸毒者视为违法犯罪者,警察和麻醉品监控官员可以根据相关法律逮捕吸毒者,这是单一强制矫治模式的重要特征。在发达国家中,日本被认为是发达国家中药物依赖和药物滥用管理与防治最成功的国家。其对吸毒人员的矫治情况概括如下。

1. 治疗

日本国立精神病院共有 7 家,其中只有位于东京的一家精神病院开设药物依赖科。由于兴奋剂滥用几乎不存在脱毒治疗问题,因此,药物依赖的治疗的重点是针对长期滥用苯丙胺后引起的苯丙胺性精神病的治疗。由于海洛因滥用和依赖极为少见,因此日本没有美沙酮维持治疗,即使提供治疗也只是短期的替代递减治疗,而且治疗后大都移送司法部门继续服刑。

2. 康复

日本康复治疗多在监狱中开展。日本的医生普遍认为,本国针对滥用者的康复工作非常薄弱,尽管在监狱中配有专职的心理咨询人员,但是康复治疗并不充分。况且,滥用者不仅没有得到真正意义上的康复,反而与其他刑事犯或滥用者建立了不健康的联系。

3. 预防

无论是从事治疗的专业医生还是从事管理工作的人员,都将日本吸毒比例在发达国家中处于较低水平的原因归功于预防措施的成功和严厉的法律条款。目前日本预防教育的方针已经作了重大的调整,即从过去药物滥用者的宣传教育转向健康人群的预防,预防的重点人群是青少年。

(二)新加坡

新加坡对毒品成瘾矫治执行模式与日本相似,采取公众教育、严刑峻法,及加强执法行动来对付毒品问题,确保滥用毒品的情况受到控制。

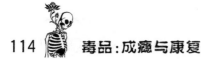

1.制定综合性治疗计划

在新加坡如果通过尿检发现滥用毒品人员时,在征得中央毒品对策局局长同意之后,可将其收容到治疗中心进行治疗。根据吸毒人员的滥用程度,分别让他们接受为期6个月的禁毒学习,直到能进行各种正常的工作为止。在接受这种禁毒教育时,不让他们接触社会。

2.戒毒出院后的定期检查和监督

戒毒人员出院后2年内,必须接受政府的管理和监督,定期到就近的警察署接受尿检,接受各种禁毒机构的教育。复吸者须重新送去戒毒,逃避者将被逮捕。

3.开展各种教育活动,防止滥用

新加坡有全国防止嗜毒理事会,负责向政府建议肃毒政策,指导中央肃毒局和以青少年为对象制定毒品防范计划,现与毒品有关的资料已编入学校的课程。教育部门还在政府的监督下,以各种形式和手段组织各民间机构对市民开展各种反毒禁毒的宣传教育工作。

二、自愿型矫治模式

（一）德国

德国对毒品问题是以预防和宣传教育为主,利用各种大众媒介,广泛开展打击毒品的警示教育,通过典型案例,使人们充分认识到毒品的危害性,自觉对毒品交易进行抵制,使吸毒者逐步降低对毒品的需求和依赖性。

1.建立戒毒中心,为吸毒人员提供免费的戒毒治疗

德国联邦政府在全国各地已经设有1000多家咨询站,为帮助吸食大麻成瘾者研究方案,吸毒者有得到援助的法律权利。戒毒机构的费用主要来源于政府而非被戒毒者本人。负责提供社会保障的机构(如:医疗保险基金、养老保险、负责社会救助的机构、市政当局)有义务为这些社会援助对象提供资金保障。医院、康复中心的治疗费用由社会养老保险和社会医疗保险支付,但吸毒人员进入医院、康复中心治疗必须经保险公司批准。

2.发展高质量和个性化的戒毒治疗援助体系

这个体系包括各种救助方式,如:门诊咨询和治疗方案、标准保守疗法、对患者住院及随后调整阶段的戒毒治疗(如未成功,患者还需接受循环治疗),对住院患者的后期综合护理(比如,门诊患者的复原、特殊的家庭护理、再就业项目、职业复原计划、继续性的护理和自助组织)。对于鸦片上瘾者,还有一套以药物辅助的门诊治疗体系,作为上述疗法的补充。涉及急性药物的时候,非指定医疗机构的医生与戒毒体系之间的合作是被提倡的。1500个戒毒所使用合格保守疗法,换言之,患者的动机和社会心理护理、继续治疗的引入、保守疗法、后期保守、康复服务等一系列治疗手法都是统一的。

3.戒毒治疗

德国的戒毒治疗可以划分为四个阶段:接触和激励,戒毒、康复,继续治疗和后续照顾阶段。

(1)接触和激励:在咨询中心、戒毒中心或戒毒医院,由多种专业人员组成的团队对处于停止服药阶段的治疗者进行接触和开展激励工作。根据病例的具体情况,时间持续两到六周不等。

(2)戒毒与康复:从长远来看,戒毒后进行一段时间的康复能够使接受治疗者控制、稳定和克服毒瘾。因此无论是门诊患者还是住院患者均可以参加康复。对吸毒者来说康复期平

均需要 6 个月,随后还需要一个长达 4 个月的调整阶段。住院患者的康复通常在专门诊所、治疗组织、精神病治疗医院的专门部门里进行。

(3)继续治疗和后续照顾:德国重视通过工作和有偿雇佣来帮助那些有物质依赖的人融入社会。继续治疗和后续照顾通常始于调整阶段之后,主要是让患者走出医疗机构,融入到工作和社会当中去。就业部门的专家和养老项目的提供者会支持他们。

从 1995 年开始,德国实施了戒毒个案管理方案,这是由联邦卫生部资助的社会工作合作试点项目。该项目的成果和工具已经被用于实施和评估海洛因试行项目中。个案管理方案以患者为导向,对门诊患者实施护理,和那些因长期喝酒和吸毒而变得难以接近的人保持联系;它的目标是与患者共同制定综合性的个性化的治疗方案,并且通过可利用的服务,协调各种医疗和社会援助。该项目的目的也在于加强地区合作和服务的网络化。动机访谈(MI)是成功个案管理的一个重要措施,有利于提高患者治疗的依从性。

(二)荷兰

荷兰毒品法律政策被冠以"荷兰模式",着眼于"维护公共健康、减少伤害"。

1.毒品买卖合法化

在毒品供应问题上,荷兰一方面坚决打击种植、制造、贩卖毒品犯罪,遵守国际公约履行国际义务,配合联合国、欧盟及国际组织和其他国家打击毒品走私贸易,对毒品犯罪最高处以 16 年的监禁;另一方面又采取变通的做法,主张市场分隔,允许设立咖啡馆销售大麻,只要咖啡馆能够严格按照规定每天仅向每人售 5 克,并且不向未成年人销售,不做广告宣传等,就不会遭到起诉。

荷兰法律规定冰毒、摇头丸、可卡因、海洛因等属于硬毒品;大麻、麻醉药品等属于软毒品。官方控毒指南(Drug Guideline),规定哪些情况是不予起诉的、不予惩罚的,也因此给外界造成毒品合法化的错觉。政府认为能够通过正常渠道买到大麻,就减少了接触到硬毒品所形成的犯罪亚文化环境的机会,也降低了尝试硬毒品的概率,且软毒品的使用者不至于被边缘化。荷兰对毒品采取的宽容、务实的政策,体现了荷兰人的经济意识、务实精神和现实主义态度。但是,世界上许多国家都与荷兰的毒品政策保持着相当的距离。

2.实行登记管理制度

登记在册的瘾君子被移送给照管人员或戒毒中心,并有机会被纳入由警察、自愿者组织和市立健康服务局联合管理的特殊计划之下。目的是为吸毒者提供监控点,如建立老龄之家,给他们一份合法的收入,以便他们购买食品和毒品。而另一个目的是确保吸毒者能有一个安全和干净的地方落脚。

3.推行海洛因分发计划

荷兰政府认为,在医疗人员监督下分发海洛因,搭配使用止痛剂美沙酮,是最可能改善长期吸毒问题的方法。荷兰政府在 1997 年的一项类似的实验性活动获得正面效果后,开始推广全国性计划。卫生部表示,这项计划的服务目标为较难用其他方式恢复健康的老年吸毒者。

(三)瑞士

1.在禁毒戒毒问题上有所差异。在对待毒品问题上,瑞士各州之间的分歧很大,有的州主张采取强硬的反毒品政策,强迫吸毒者戒毒,但绝大多数州则采取了宽容的毒品政策,允许吸毒者在"监控"的条件下到有关部门免费领取毒品。瑞士的毒品政策由各州自行掌握。

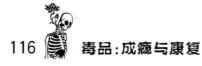

瑞士法语区总的来说主张预防与压力并举，使吸毒者"无所作为"，以此减少毒品对社会的危害。德语区大多数州对毒品采取比较宽容的政策，认为吸毒是个人嗜好，只要不对别人构成危害，吸毒者应当有吸毒的权利。双方各抒己见，谁也无法说服对方。随着艾滋病、性病和其他传染性疾病在吸毒者中的传播，各州为防止吸毒者交叉感染，开始设立多处专门的注射器交换站，吸毒者将使用过的注射器送到交换站就可免费领取新的注射器。然而，这种对吸毒者的怀柔政策不仅没有减少毒品泛滥，反而吸引了来自瑞士其他州甚至国外的瘾君子。

2. OASE 戒毒组织活动纪实

OASE 属于瑞士第一级戒毒组织，隶属联邦政府卫生部。意在预防吸毒，促进健康；加强性格培养，使其对坏事坏影响以及恶习具有分辨和抵抗的能力。1996 年，吸毒成灾现象刚刚引起瑞士社会和政府的关注，一些长期做瘾君子工作的社会工作者们提出了成立 OASE 的建设性方案。随着时间的推移，它的力量逐渐强大起来，最终发展成为了今天如此规模的组织。

三、复合型矫治模式

（一）英 国

1. 拘留变更执行令

英国制定和实施《吸毒治疗与测试令》，根据这项法律规定，当法庭确信一名 16 岁（或 16 岁以上）少年在违法滥用药物，就会对他判决治疗。吸毒测试与治疗令将强制违法者进行为期 6 个月或 3 年的戒毒治疗。如果违法者拒绝接受或不遵守《吸毒治疗与测试令》，将受到其他形式的判决，其结果将是被关押。

根据《吸毒治疗与测试令》，吸毒者可以选择拘留的变更执行方法——到戒毒机构接受治疗。政府并没有强迫吸毒者接受治疗，但大多数吸毒者还是会选择到戒毒机构接受治疗。从被拘禁到接受治疗，《拘留变更执行令》为吸毒者架起一座回归社会的桥梁，政府希望能有更多的吸毒者选择到戒毒机构接受治疗，非常希望吸毒者摆脱犯罪生涯。

2. "以毒品奖励戒毒者"的戒毒措施

凡参加政府资助戒毒计划的海洛因和可卡因上瘾者，只要保持一段时间不沾海洛因和可卡因这类毒品，就可获得毒品替代品的奖励。这也说明了戒毒没有绝对最好的方法。但英国医疗管理局对现行戒毒措施的调查结果证明，实际戒毒效果令人不满。有人认为："毒品奖励戒毒者'骇人听闻'。美沙酮的使用必须严格控制，即使小剂量的美沙酮也可致人上瘾，并逐渐陷入吸毒的泥潭。"

3. 物质奖励戒毒措施

2007 年 7 月 28 日英国全国卫生与临床学会宣布，英国政府将给予戒毒者"物质奖励"，以帮助他们戒除毒瘾。该措施涉及 3.6 万名 16 岁以上的英国吸毒者，戒毒成功者获得到 70～150 英镑不等的"奖励"，但其生活起居将一直受到监控，以确保他们不再复吸。如果接种疫苗，吸毒者还可能得到购物券或其他"奖励"。据统计，英国近 30% 的毒品注射者是乙肝病毒携带者。英国全国卫生与临床学会认为，每防止一个人成为乙肝病毒携带者，就能为国家医疗服务系统节约 4500 英镑。

4. 社区矫治戒毒

是指将符合社区矫正条件的戒毒人员置于社区内，由专门的国家机关在相关社会团体和民间组织以及社会志愿者的协助下，在判决、裁定或决定确定的期限内，矫正其犯罪心理和行为恶习，并促进其顺利回归社会的执行方式。这种刑罚方式主要针对罪行轻微、主观恶性不大的吸毒人员，通常包括义务劳动、社区管束、心理治疗、戒毒、戒酒及参加有针对性的矫正项目等内容，每个人在社区服刑的内容会根据具体犯罪行为的不同而有所不同。

（二）美国

美国的药物依赖问题历史比较久，经过几十年的不断摸索，目前已经形成了比较成熟的戒毒防治模式。从20世纪70年代至今，美国已开发了多种多样的戒毒模式，其中有4种模式影响最大，分别是：门诊美沙酮维持治疗；长期居住式治疗；门诊心理社会治疗；短期住院治疗。

在美国，成瘾被认为是一种慢性复发性的脑疾病，对药物依赖的预防与治疗主要采用医疗防治模式，由司法、法院、专业机构、社区、学校等多系统共同参与，进行综合治理。美国对吸毒者的治疗主要采用医疗康复模式，吸毒者的医疗费用大多数由医保、社会福利和政府专项基金提供。戒毒治疗机构有公立和私立两种性质，这些机构的吸毒者除少部分是自愿就诊外，大部分由社区、毒品法院、监狱或其他改造场所转诊介绍而来，各戒毒治疗机构一般都有联络员负责与上述机构的联系，以保证合适的患者来接受治疗。治疗形式包括脱毒治疗、院内咨询、门诊咨询、半住院治疗、住院治疗、治疗社区、自助集体、后续服务、监狱和其他改造场所内戒毒治疗等。戒毒者来到戒毒治疗机构后，由医师、心理学家、社会工作者、护士等一起讨论分析吸毒者的情况，制定个体化的治疗计划，对吸毒及与吸毒相关的医学、心理、社会、职业和法律问题进行综合干预。治疗是多维度和多方面的，涉及医学、心理学、社会学等各个方面，治疗过程中定期评估患者的进展并根据情况调整干预方案。

1. 以心理行为治疗为重点

在美国，心理咨询、心理治疗和其他行为治疗是药物依赖治疗中的一个重要环节，目前比较流行的戒毒心理治疗模式有集体心理治疗、认知行为治疗、预防复吸、家庭治疗、奖惩性处置、动机强化治疗、心理分析治疗等。戒毒治疗机构有专门的心理学家对吸毒者进行各种心理行为治疗，其目的是加强治疗动机、学习拒绝毒品的技能、发展其他建设性替代吸毒的活动和兴趣爱好、提高解决问题的能力、学习保持稳定的情绪状态和应付外在压力的方法等，大多数住院戒毒治疗采用等级记分管理来矫正吸毒者的行为问题。除了心理治疗和心理咨询，有的吸毒者还需要接受药物治疗，如海洛因依赖者的脱毒治疗，吸毒者的抑郁等精神疾病的治疗以及躯体疾病的治疗等。

2. 美沙酮维持治疗

在美国许多州开设了美沙酮社区门诊，吸毒者凭登记卡每天可到美沙酮门诊免费领取一日剂量的美沙酮口服液。美沙酮门诊还提供心理咨询和心理辅导服务，进行家庭、职业辅导和危机干预、开展HV预防教育项目等。许多研究显示美沙酮维持治疗可降低犯罪率，改善家庭和社会功能，降低艾滋病和其他传染疾病的传播，保持吸毒者的正常工作能力等。

3. 治疗社区

治疗社区（TC）为一种居住性治疗环境，主要通过吸毒者自助和互助来矫正自己的人格问题，改善人际关系，树立对自己行为负责任的观念。居住者在TC中住半年到二年的时间，在这期间，他们将接受各种辅导（如心理辅导、教育辅导和职业辅导等），学习各种知识，接受技能训练，在TC中实现重新社会化。研究显示，完成TC治疗程序者70%可脱离毒品。

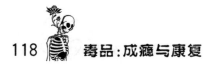

4.在监狱等改造场所对药物滥用的治疗

由于美国监狱或其他改造场所的犯人60%以上都存在药物滥用相关问题,大部分监狱都有专门的心理学家,对犯人进行筛查和评估,并在专业机构的协助下,在监狱内对药物依赖问题进行相应的心理行为干预,情况特殊者,可把犯人转诊到专业机构接受治疗。

5.社区的戒毒自治组织

美国大部分社区中都成立了戒毒者自治组织,这是一个主要由吸毒者参与的非政府组织,为戒毒康复的一个重要形式,吸毒者在戒毒治疗后定期集体应用宗教理念,分享戒毒体验,通过互相帮助、互相鼓励达到长期戒断的目标。其中匿名戒毒会(NA)是一个具有国际影响的戒毒者自治的治疗集体组织,其成员是一些有志于彻底摆脱毒品或正在康复的吸毒者。NA组织的成员人人平等,相互之间并无等级差别。NA康复程序的核心是一系列按照所谓的"十二步戒毒法"进行的活动,这些活动包括承认问题的存在、产生求助的要求和愿望、对自己给予公正客观的评价、自我开放、对已经给他人造成的伤害给以补救、帮助其他吸毒者、通过助人达到自助目的等。NA在美国和加拿大具有很高的知名度,有些人称其为"药物依赖者的救星"、"戒毒史上的一大奇迹"。

6.DAYTOP

DAYTOP(戴托普)于1963年由美国国立精神卫生研究所拨款创建,它是美国成立最早和最大的非政府药物依赖社区治疗机构。1965年,DAYTOP倡导成立滥用者"父母协会",让家庭在治疗康复过程中发挥作用。此举不仅使千万父母增长了有关药物滥用的知识,获得帮助,而且大大地促进了滥用者的康复。1967年,DAYTOP在纽约州首先创建流动康复中心,主要接纳老年滥用者。DAYTOP现在全美国共建有近30个中心,并在世界40余个国家和地区建立了分支机构,且规模日益壮大。我国云南省药物依赖防治研究所也正与该机构合作探索适合中国国情的社区治疗模式。

四、综合治理型矫治模式

综合治理型矫治模式主要代表为我国香港、澳门、台湾地区。

(一)香港

香港特区政府采取强制与自愿相结合、矫正与康复相结合以及特区政府主导与非政府参与相结合的多元化服务方式,对于解决药物滥用问题起着重要的作用。尤其值得借鉴的是香港的戒毒服务通常都与治疗者重返社会、回归正常生活相联系。为此,他们往往动员家庭等力量参与治疗,并为一些治疗对象提供文化教育和职业培训与经历方面的服务。特别是所谓的中途宿舍,更是为成功接受戒毒服务者与正常社会生活架起了桥梁,对于从根本上实现治疗目标起着重要作用。

香港特区政府推行的治疗和康复服务根据其对象、目标以及实施者的不同,主要有强迫戒毒计划、自愿住院治疗和康复计划以及美沙酮计划等形式。

(1)惩教署推行的强迫戒毒计划

对象是曾犯轻微罪行而经法庭裁定适合接受这种治疗的药物依赖者,但他们所犯的罪行不一定与毒品有关。计划的目的是协助犯人彻底戒除毒瘾,重新投入社会。犯人的羁留时间为2个月至12个月不等,视戒毒的进展而定。犯人在康复后必须接受强制监管,如在监管期间被发现服用违禁药物,可被召回戒毒所再次接受治疗。这项深度的戒毒计划,包括详细的体格检验和治疗、工作治疗、个别和小组辅导,以及获释后的就业住宿安排,旨在协助犯人彻底康复。

(2)卫生署提供的美沙酮自愿门诊诊疗计划

1972年底,香港首次以门诊方式为吸食鸦片类药物者提供美沙酮门诊治疗。这是为那些有意戒除海洛因或其他鸦片类药物毒瘾,但又不愿或无法住院接受治疗的滥用药物者而设。现在,美沙酮门诊计划已成为香港最庞大的戒毒治疗计划。卫生署辖下的门诊诊疗所为大多数的求诊者提供替代疗法,但求诊者也可选择戒毒治疗。服用美沙酮一向受到严格管制,所有戒毒者必须在配药人员面前服用,不得将美沙酮带走。

(3)香港明爱、香港戒毒会、香港基督教服务处和其他非政府机构,包括多间福音戒毒机构推行的自愿住院戒毒治疗计划

该计划旨在满足自愿住院戒毒、康复和重返社会的药物依赖者的需要。由于药物依赖者背景不同,需求各异,这些机构发展了一系列使用不同治疗模式的戒毒和康复计划。香港医院管理局开办的5间物质误用诊所,诊治由滥用精神药物者辅导中心、志愿机构和其他健康护理机构转介的人士以及直接向他们求诊的患者共同进行。服务包括戒毒治疗、辅导和在有需要时提供心理治疗。

(二)澳门

澳门的药物滥用人口记录和分析系统还不够完善,戒毒模式单一,戒毒机构牌照法规尚未健全,矫治工作开展情况如下:

澳门地区没有强制戒毒机构,戒毒工作主要是在都会组织的福音戒毒部门进行。管理者是教友。澳门的戒毒服务工作始于20世纪60年代,这里没有强制戒毒机构,只是在监狱内设有为吸毒犯人治疗的自愿康复小组。防治药物依赖厅的戒毒康复处设有门诊戒毒中心及日间康复中心,为药物依赖者提供自愿性的戒毒康复服务,主要采用门诊及社区治疗模式,工作小组由医生、护士、社工和心理专家组成,安排个案及家人接受治疗和辅导计划,以助其脱离毒海,重返社会。民间戒毒机构,规模很小,多采用宗教治疗方式,不使用药物。对女性戒毒服务开展得很少。

澳门承担戒毒治疗及康复工作的主要部门为社会工作局防治药物依赖厅辖下的戒毒康复处。而其他可提供戒毒康复的政府设施还包括有卫生局精神科以及澳门监狱的康复小组,以及6个民间戒毒团体。澳门戒毒治疗措施现时侧重于自愿戒毒的模式,政府专门处理自愿求助的门诊个案,而长期住宿形式的戒毒治疗康复服务,主要交托民间戒毒院舍经营。为保障本地区有足够和有效的戒毒服务,政府很重视推动和协助民间戒毒社团的工作和发展。近年来,澳门以官办民营方式,成立了由药物依赖康复者而设立的自助团体,并开拓了外展服务,成立了配合社会重返的中途宿舍。因此,透过加强与所有官民戒毒单体的沟通和合作,共同努力提升戒毒工作效果,以及拓展更多元之治疗服务,这是澳门今后戒毒工作发展的方针和目标。

(三)台湾

吸毒者是违法者,法庭判入狱。在狱中具有患者的待遇,可获得精神科医师的辅导或其他医疗照顾。台湾地区当局认为,吸毒者要戒断毒瘾非常困难,如果只是单纯给吸毒者一些药品,就放他们出狱,吸毒者在出狱后很难自行进行戒毒行动,因此他们是以司法方式来强迫吸毒者戒毒。

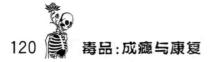

台湾地区当局近年制定了"吸毒者除刑不除罪"的政策性规定,并在《毒品防制条例》中提出,要对烟毒犯有条件地"除刑化",即第一次涉案经判定无毒瘾即可免刑;有瘾者经勒戒治疗,无瘾后不给予处罚;毒瘾者自动到指定医院勒戒治疗,不论吸食苯丙胺类或吗啡,医师皆不负举发责任;再犯者直接送戒毒村,如戒毒情况不错,再无吸毒倾向且情况稳定者,可以免刑,否则仍须服刑。

勒戒所完全与外界隔离,但患者自由的空间予以保护。勒戒所提供脱毒、戒毒与康复三个阶段的服务。第一阶段是利用药物治疗,以减轻患者戒断症状的痛苦,促进身体代谢机能,加速毒性的排解;第二阶段则针对患者对毒品的心理依赖,安排工作时间、宗教辅导与心理咨询等;最后为社区康复阶段,帮助患者在离开勒戒所后,重新面对社会,拒绝引诱,以便正常工作。

近年来,由于台湾地区内许多吸食毒品者共用针头,从而导致染上艾滋病的人数激增。为此,台湾当局卫生主管部门提出自首换代疗的方案:染上毒瘾者,若自首可加入替代疗法行列,且可被缓起诉。此外,考虑到毒瘾者经济能力有限,台湾当局"疾管局"规划补助办法规定,对于毒瘾染艾滋病者,加入替代疗法只需负担挂号费。

第三节　国内外戒毒模式的简要对比分析

由于国情和毒品问题状况的差异,不同的国家在戒毒的模式、方法和目标方面有所不同。总体而言,国外戒毒的主要模式包括医学模式和社会心理学模式;戒毒形式包括强制性和自愿性两种;戒毒目标主要有戒断毒品和降低相关危害两种取向。

一、医疗康复模式

许多欧美国家采取多元维持疗法,包括美沙酮维持疗法(MMTP)。事实上,这是一种姑息的替代疗法,其主要目的是减少毒品使用,减少因吸毒而引发的犯罪,提高就业率和生产率,改善吸毒成瘾者的精神状况,控制艾滋病的传播,降低戒毒的社会成本等。美沙酮维持疗法在西方国家被视为治疗海洛因成瘾的最有效方法,美国和多数欧洲国家对多数吸毒成瘾者采用美沙酮维持疗法进行治疗。

二、社会心理康复模式

对吸毒成瘾者的治疗康复仅有急性脱瘾和生理康复是远远不够的,更重要的是帮助吸毒成瘾者心理康复和回归社会。心理咨询、心理治疗是药物依赖治疗中的重要环节,目前国际上著名的社会心理康复模式主要有治疗集体和匿名戒毒会。

治疗社区(Therapeutic Community),简称TC,为一种居住性治疗环境,主要通过吸毒成瘾者自助和互助来矫正自己的人格问题,改善人际关系,树立自己负责任的观念。目前约有50多个国家采用这种方式。在欧美和亚洲的许多国家的强制戒毒机构中,治疗集体的理念和管理模式得到了较为广泛的应用。

匿名戒毒会(NA)是目前西方国家最有影响力的自助组织,其核心是"十二步戒毒法",

它对成员的唯一要求是要有戒毒的愿望,并强调戒毒成功的关键是在帮助别人的同时帮助自己。对吸毒成瘾者的心理治疗通常由心理学工作者、社会工作者、康复咨询人员或精神病医生进行,治疗方法普遍采用认知治疗和行为治疗。欧美国家以及我国港澳地区普遍设立为吸毒成瘾者服务的综合门诊,为吸毒成瘾者提供多样的治疗方案和与吸毒有关的教育、医疗、心理和康复服务。

此外,世界上许多国家的宗教机构、民间组织也在帮助吸毒成瘾者戒除毒瘾。由于国情不同,我国对吸毒的法律政策和戒毒模式明显区别于西方国家。在法律政策方面,我国采取严厉禁止的立场,坚持禁毒工作实行预防为主,综合治理,禁种、禁制、禁贩、禁吸并举的方针。禁毒工作实行政府统一领导,有关部门各负其责,社会广泛参与的工作机制。

我国的戒毒工作与国外主要有以下不同:

一是我国的戒毒工作目前主要是在强制性手段的保障下开展,而且在国家依法设立的专门机构内执行,强制隔离戒毒和社区戒毒都属于强制形式,而国外对多数吸毒成瘾者的治疗是由医疗机构在社会上进行的。

二是国外较广泛地采用了美沙酮维持疗法,我国目前仅限于严格、谨慎的小范围试点。

三是对戒毒的认识、康复措施不同。在认识上我国与国外具有较大差距,国外普遍以脱毒作为戒毒的开始,而我国有相当多的人将脱毒视为戒毒的完成。在康复方面,我国与发达国家相比尤其缺乏在脱毒之后的综合性措施,专门场所内缺乏促进吸毒成瘾者行为和心理康复的科学、有效手段,吸毒成瘾者回到社会后也缺少有效防止复吸的医学、心理和社会手段。在康复方式上,国外比较广泛地采用了治疗集体,而我国由于受到人力、财力和技术等方面的限制和约束,目前仍不能将其作为吸毒成瘾者康复的一项基本措施。

综上所述,在我国选择或设计戒毒模式必须符合我国的国情,而不能盲目地照搬或模仿国外的某一种模式,应当具有中国自身特点。

一是在强制与自愿的价值取向上,应当坚持以强制隔离戒毒为主导、强制隔离戒毒与社区、医疗戒毒相结合。过度强调自愿戒毒易于对吸毒行为形成放纵的态度,不利于吸毒问题的社会控制,自愿戒毒可以作为有益的补充。强制不是目的而是手段,关键是探索和实践在强制性保障下的严格、科学、有效的戒毒方法;

二是戒毒模式的选择应当建立在"生理—心理—社会—精神"综合框架之上,戒毒不应仅局限于医学手段,更重要的是促进吸毒成瘾者心理和行为的康复。仅仅将吸毒成瘾者看作是病人否认了他们的社会责任和法律责任,在给予人道主义治疗的同时还必须予以针对性的教育。仅仅将毒品成瘾看作是一种疾病不仅忽视了吸毒成瘾者的个体因素,而且易于陷入以毒戒毒的矛盾之中。强制隔离戒毒工作中,加强心理辅导、强化行为治疗和预防复吸训练,同时,将强制隔离戒毒和社区康复较好地结合起来,把对吸毒人员的人格修复、价值观念重塑和生活能力培养作为强制隔离戒毒和社区康复的工作重点,充分利用社区康复阶段加强对戒毒出所人员的善后照顾,进而达到减少和预防复吸的目标;

三是戒毒模式的选择应当在尊重戒毒规律,总结戒毒经验的基础上理性进行。我国现行的强制隔离戒毒模式在戒毒工作中已经发挥了重要作用,为维护社会稳定做出了重要贡献。但由于吸毒成瘾所涉及的医学、药学、心理学、社会学、法律学等不同领域问题的复杂性,仅仅依靠传统的司法手段,戒毒康复工作就难免遭遇封顶,戒毒康复效果不可能再有显著提升。目前工作的关键是通过综合手段以提高戒毒康复效果。只有在政府主导下凭借多

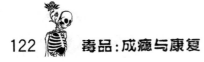

种手段、发展多种理论、多部门合作，形成非政府组织广泛参与的机制，才有希望使戒毒康复工作取得新的实质性进展。

第四节　当前国内各省结合自身实际构建的戒毒模式简介

基于对《禁毒法》法律精神的解读，我们认为戒毒人员既是违法者、社会化进程的失败者，也是毒品的受害者和慢性、复发性脑疾病患者，是具有多种属性的复合体。在此基础上，我国各省市遵循戒毒的一般规律，结合自身优势与特点，推出了各具特色的强制隔离戒毒工作的模式与做法。如：

一、北京"四阶段"戒毒模式

"四阶段"戒毒模式为将戒毒过程划分为"脱毒治疗、康复、巩固、社会适应"四阶段，并强调"深化教育矫治工作"、"加强心理矫治"；

具体戒毒工作模式为：按照劳教人员身体、心理戒毒规律将戒毒劳教人员的矫治、管理分为脱毒治疗期、康复期、巩固期和社会适应期，将四期与不同管理模式相结合，在活动区域、教育矫治内容等相区别。其中，脱毒治疗期和康复期实行封闭式管理，巩固期实行半开放式管理，社会适应期实行开放式管理。戒毒劳教人员入所首先进入脱毒治疗期的矫治，经过考核达标后依次滚动递进至康复期、巩固期和社会适应期。

二、北京天堂河的"351"戒毒工作模式

"351"戒毒工作模式，即 3 个理念、5 项措施和 1 项诊断评估办法。

3 个理念：以治疗为核心的理念、科学戒毒的理念、为戒毒人员服务的理念。

5 项措施：为恢复生理机能和行为、认知、心理以及修复家庭和社会关系等相关的治疗措施。为每个戒毒人员进行身体素质测试并制订生理康复处方。针对戒毒人员普遍行为懒散、精神萎靡、人际交往困难和自我控制能力差的特点，坚持把戒毒动机的培养、信心的树立、意志的锻炼作为训练的重点，为戒毒人员制定行为标准，通过系统的行为训练，使之养成良好的行为习惯。构建以法制、道德、伦理、文化以及创业教育等内容为基础的 8 阶段滚动式认知教育体系。民警将"如何戒毒"具体化，从如何"控制金钱"、"合理运用时间"、"有效管理情绪"等方面进行专题讲座，帮助戒毒人员形成正确的认知观念。

1 项诊断评估办法：与北京大学中国药物依赖研究所、中国政法大学等多家单位建立了交流合作机制，联合社会有关方面精心制订的一套诊断（评估）办法，对戒毒人员的思想、认知、行为、心理、家庭和社会支持系统等进行全面考量。

三、上海的戒毒"四流程"工作模式

"四流程"工作模式，即以"生理脱毒、心理脱瘾、康复矫治、回归适应"为主导的强制隔离戒毒流程。

1.生理脱毒。脱毒治疗是整个戒毒治疗的第一步，有效的脱毒治疗可为患者顺利进入

戒毒康复期奠定基础,是必需的首个戒毒环节。

2.心理脱瘾。心理脱瘾亦称心理脱毒。经过生理脱毒后心瘾并没有消除,这是复吸的内因,是复吸毒根本原因。能否减弱或消除心瘾是防复吸毒关键,是实现毒品成瘾矫治的关键。这为戒毒人员有效戒治提供了必要的程序性保障和坚实的客观基础。

3.康复矫治。是综合协调地运用医学、教育学、心理学、职业训练和其他一切可能的措施,使戒毒人员能尽早地和最大限度地改善已经丧失或削弱的躯体、心理及社会功能,使其最大限度地发挥自身潜能,促使其重返社会和提高生活质量,并承担应担负的社会职能。

4.回归适应。强制隔离戒毒人员经过前三个戒毒流程后,将回归社会并接受社区康复。这一阶段的戒毒工作以增强戒毒人员的再社会化功能、提高戒毒人员的社会适应能力、降低复吸率为着眼点,主要包括拒毒及防复吸训练、心理健康教育、健康生活方式教育、就业技能培训、适应社会训练、考察、评估等内容,充分依托上海社区戒毒康复力量、资源丰富的优势,做好回归适应与重返社会的"无缝衔接"。

四、江苏省的"三期一延伸"戒毒模式

"三期一延伸"戒毒流程,即为"脱毒戒断期、康复矫治期、回归适应期和延伸跟踪戒断"。

根据毒品的成瘾机制特点和戒毒人员生理特点、戒断规律,以戒除心理依赖、抗复吸训练、重构社会支持系统,巩固戒断操守为重点,根据这一模式的不同阶段,设定了不同的工作目标,设置了不同的教育科目,规定了不同的运转流程。

脱毒戒断期,具体时间为 1 个月,重点是以基础教育为主,辅之以个别教育、行为干预、心理矫治,开展脱毒医疗,解除其对毒品的生理依赖,逐步恢复体能。

康复矫治期,具体时间为脱毒戒断期结束后至解教前的 3 个月,重点是以心理矫治和康复训练为主,辅之以药物、器械治疗,开展法制教育、心理健康教育、心理生理治疗、行为矫正以及渐进式习艺劳动等;

回归适应期,具体时间为解教前 3 个月,重点是以人际交往环境改善为主,突出社会适应,强化技能培训,抗复吸心理专项训练,延伸社区矫治。

延伸跟踪考察期,具体时间限制为 3 年,重点是通过签订跟踪帮教协议,建立跟踪帮教工作机制,定期进行考察调查,科学评估戒断率和操守率。

五、云南省"三期六项一延伸"戒毒管理模式

"三期六项一延伸"戒毒管理模式,即在以药物脱瘾、心理治疗和劳动康复为内容的戒治模式中进行分期分项,"三期"为生理脱毒期、康复戒毒期、回归巩固期;"六项"为分类收治、分级处遇、个性矫治、生活卫生、习艺劳动、安全管理六项工作;"一延伸"为回归照管延伸。

"三期"是指将强制隔离戒毒按照戒毒期限划分为"3 个月的生理脱毒期、16 个月的康复戒毒期和 5 个月的回归巩固期",每期承担不同的戒毒任务;

"六项"是指强制隔离戒毒期间重点做好分类收治、分级处遇、个性矫治、生活卫生、习艺劳动、安全管理六项工作;

"一延伸"则是指戒毒人员解除强制隔离戒毒回归社会后强戒所进行后续管理上的延伸。

六、浙江省的"三期四段"戒毒模式

"三期",即:生理脱毒期、身体康复期、戒毒巩固期;

"四段",即:脱毒阶段、康复阶段、适应阶段、考察阶段。

(一)"三期"分段

1. 生理脱毒期,为三个月,对象为新收治入所的强制隔离戒毒人员,实行封闭式管理。

2. 身体康复期,为六个月,对象为经过生理脱毒期并完成生理脱毒治疗的戒毒人员,在适度管控的基础上,强化场所训练、指导戒毒人员自助和自我康复。

3. 戒毒巩固期,为三个月,对象为经过生理脱毒和身体康复期,完成生理脱毒治疗,体质状况有明显好转的戒毒人员,通过拒毒能力、自控能力、就业能力和回归社会训练等训练内容,巩固前两期的戒治成果。

(二)"四段"管理

一是脱毒阶段。即脱毒治疗阶段,所谓脱毒治疗是指中止毒品成瘾者滥用毒品并治疗其戒断症状,以及初步摆脱成瘾者对毒品的依赖的治疗过程。

二是康复阶段。康复是个医学概念,是指利用尽可能取得的条件和时机,使患者达到最大限度的功能恢复。

三是适应阶段。适应阶段是指戒毒人员完成脱毒治疗、戒除生理上对毒品的依赖、脱离有毒环境,在生理、心理上能够较好地适应社会所需要的一个时期。

四是考察阶段。对基本完成或已完成三期流程的戒毒者,通过放假、参加社会公益劳动、所内试工、所外执行等形式,使戒毒人员有条件地接触社会,增强适应社会能力和回归社会后自我控制力,强化戒毒教育戒治效果。

七、湖南省"三期四区"模式

强制隔离戒毒总体框架为"环境封闭、三期四区、分级管理、综合矫治、后续照管、量化评估"。其将戒毒期限与在所的区域进行结合,不同的戒毒时期设置在不同的功能区域,区域明显,层级清晰。

"三期"为"生理脱毒期、身心康复期、回归适应期";

"四区"为戒毒人员入所后的四个功能区域,即"医疗戒治区、康复教育区、常规矫治区、回归适应区"。

八、广东省"三段四期五环"戒毒模式,实施"3+1"戒毒矫治康复流程

"3+1戒毒矫治康复流程"分为所内进行的生理脱瘾、身心矫治康复、回归社会训练三个流程和所外进行的社会帮教跟进一个流程,简称为"3+1",此戒毒康复模式的基本流程是运用心理学的基本原理,根据戒毒工作的一般规律,探索劳教戒毒过程中生理脱瘾与医学治疗、养成教育与行为矫正、心理治疗与心理康复、回归社会与善后辅导的有机结合,建立生理脱瘾、身心矫治康复、回归社会训练和社会帮教跟进的戒毒矫治康复流程。

九、广西壮族自治区"八段式"戒毒康复模式

"八段"戒毒康复模式共有:思想矫治、行为矫治、心理矫治、场景模拟、亲情规劝、社会考

验、归所质疑、"三试"检验八个阶段。

第一阶段:思想矫治。"八段"戒毒康复模式首要任务就是要对戒毒人员进行思想矫治。

第二阶段:行为矫治。规范戒毒人员的言行是"八段"戒毒康复模式的基础。

第三阶段:心理矫治。清除戒毒人员的心理垃圾是"八段"戒毒康复模式的重要一环。

第四阶段:场景模拟。场景模拟阶段是"八段"戒毒康复模式的核心阶段。

第五阶段:亲情规劝。亲情规劝是感化教育的一个重要手段,情感上的关爱是挽救失足者最直接的帮助,是帮教戒毒人员的一个大趋势。

第六阶段:社会考验。"八段"戒毒康复模式中戒毒毅力的社会考验,是帮助实验学员戒毒的一条必经之路。

第七阶段:归所质疑。

第八阶段:"三试"检验。实验学员所内实验完毕后,还有相当时间的戒毒期,以所外试学、试工、试农的形式,让他们到社会大环境中去锻炼,去摔打,磨炼意志,接受社会考验。

十、广西壮族自治区的戒毒康复预防复吸的"十步训练法"

"戒毒康复预防复吸十步训练法"是根据美国戒毒匿名会(NA)、联合国迈克博士(美国)综合世界各国成功的戒毒训练方法,并结合中国国情提出来的戒毒康复的十个训练单元。

第一步:认识毒瘾,毒害识别法

学习内容:主要是通过学习毒瘾的定义,了解吸毒对人的身体健康、情绪、性格、社会关系的影响及成瘾的原因;让戒毒者知道毒品的危害、成瘾的原理、戒毒的难点和消除毒瘾的途径。

第二步:改变现状,立志戒毒法

改变模式有 5 个阶段,即考虑前、正在考虑前、准备、行动、维持阶段。让每一位参与者自我比较,确认自己正处于哪一个改变阶段,并进行自我检讨。增强戒毒者的戒毒信心,为下一步改变生活方式做准备。

第三步:列出清单,个性修复法

这个步骤包括个人清单的涵义、写出个人清单的意义、如何写清单、清单的使用方法、个人缺陷与情绪、行为的关联等学习内容。列出个人清单,勇于面对自己的过去,找出自己的痛处和缺点是帮助自我戒毒的关键一步。

第四步:谈个人清单,寻求他人帮助法

鼓励戒毒者大胆向一个值得自己依赖的人谈论个人的清单,并学会寻求帮助,以利于坚定自己放弃缺陷的信心和坚定戒毒的信心。可以改变一些戒毒人员的性情,使他们变得更为开朗。有助于他们敢于面对现实,在有困难(戒毒方面)的时候,大胆求助他人。

第五步:忏悔道歉,伤害他人补偿法

学习补偿的意义、内容、方式。让戒毒者重新学习帮助别人。在帮助别人当中帮助自己。

第六步:制定计划,改变生活方式法

制定一项改变生活方式的计划并长期地按照计划认真地做,是戒毒者康复的必经之路,因此,这步训练法是本训练法最为关键的一步。

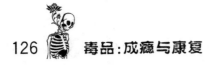

第七步：提高警觉，毒瘾复发感知法

通常接受治疗而戒掉海洛因等毒品的人，有三分之二在之后的 90 天内复吸，因此，复吸率相当高。有时候复吸过程在不知不觉中，特别是一个人面临困难、压力、诱惑时极易再度使用毒品。在这步训练时，介绍毒瘾复发的整个进程，让学习者懂得哪些是复发的初期警戒信号，哪些是复发的高度危险状况，并结合自己复发时的整个过程，把有关的问题列出来，从而感知自己在什么情况下可能再次复吸。

第八步：巧妙回避，高危状况避免法

与复吸有关联容易陷入复吸高危状况的约有七个方面的问题：无工作的烦恼、不良环境的问题、交友上的问题、情绪上的问题、人际关系上的问题、疾病的问题及其他的问题。

第九步：果断避开，毒品拒绝法

主要是让学习者扮演角色（戒毒者与提供毒品者）反复进行练习，学会向提供毒品者讲"不"字和避免接触戒毒人员的 30 秒拒绝原则；懂得产生强烈复吸欲望时的应对办法。

第十步：后续照管，团体互助法

让戒毒人员根据自己的情况各自制定一份总的戒毒康复计划，鼓励他们找到戒毒"赞助者"并召开一次"赞助者"座谈会，向戒毒人员的家属或朋友介绍戒毒人员的进步表现和赞助者帮助戒毒者应该采取的方法，让他们掌握戒毒基本知识等。在受训戒毒人员当中建立解教后跟踪体系，帮助他们建立戒毒者小团体，定期进行小团体式的集会，让他们相互勉励，共同戒毒。

十一、四川省的"三期九段戒治法"戒毒模式与流程

"三期九段戒治法"是根据整个戒治过程中各个时期的戒治对象、工作目标、管理方式、戒治方法和评价机制的不同而分成三个期，每个期内由于工作步骤和内涵先后有别而又分成九个阶段，每个期、每个段，相辅相成、密切联系，涵盖了整个戒治工作的全过程。

"三期"为"生理脱毒期、心理康复期、社会调适期"；

"九段"为"急性脱毒阶段、生理戒治阶段、身体康复阶段、意志训练阶段、心理矫治阶段、心理康复阶段、所内适应阶段、所外适应阶段、社会考察阶段"。

"三期九段戒治法"戒毒工作流程为：

第一步：新入所吸毒劳教人员进入"生理脱毒期"接受治疗。对躯体依赖症状显著、尿液毒品检验呈阳性的人员进行脱毒治疗；对其稽延性戒断症状及并发症进行处理和康复治疗，以实现脱离毒品、戒治生理依赖、促进身体康复的目的；同时，进行系统的管理教育和训练，培养其自救意识，恢复良性习性。

第二步：完成"生理脱毒期"治疗后的吸毒劳教人员进入"心理康复期"治疗，主要运用心理康复治疗模式（TC）、心理学、脱敏技术等帮助吸毒劳教者进行心理康复和行为矫治，解决"心瘾"。

第三步：完成"心理康复期"治疗后的吸毒劳教人员进入"社会调适期"，主要教会他们拒绝毒品和毒友的方法，采用"周末准假"、"准解教"的形式，将工作延伸至社会，进一步提高他们对毒品的免疫力和对社会的适应能力。

十二、四川省的 GIT 戒毒模式

取集体治疗和个体治疗英文缩写的第一个字母,就是 GIT 戒毒模式。该戒毒模式设计为集体治疗方案和个体戒毒计划。即"戒治归治疗方案"(集体治疗方案)适用于集体应用,主要在强制隔离戒毒场所、社区戒毒、社区康复、自愿戒毒中开展。"阳光戒毒计划"(个体戒毒计划),主要由吸毒者本人进行自我训练和治疗。

在集体治疗方案中,根据场所、社区戒毒的实际情况,将整个方案过程分为三步进行,第一步"治",即治疗;第二步为"戒",即戒毒;第三步为"归",即回归。个体治疗主要针对吸毒者个体戒毒运用。

(一)戒治归戒毒方案

戒治归从戒毒这个角度讲:就是治疗、戒毒、回归,取它的第一个字作为戒毒模式集体治疗方案的名称,反映了整个戒毒的全过程,治疗是前提,主要针对戒毒人员因吸毒而产生的药物依赖和并发症进行医学和心理治疗;戒毒是核心,主要是有针对性地对毒品依赖进行戒治,解决他们的"心瘾"问题;回归是目的,它突出反映了整个戒毒模式的后期照管。现实反映出:没有良好的后续照管,一切戒毒的效果都会前功尽弃。

(二)阳光戒毒计划

阳光戒毒计划,就是让吸毒者用自己的行为来戒毒,实现从"要我戒毒"到"我要戒毒"的转变。同时,也体现了以人为本的思想,培养他们的意志力,让他们在社会常态下进行戒毒,努力实现戒毒者的自觉戒毒。

十三、四川绵阳强制隔离戒毒所提出以"多元整合、积极戒毒、生命复原"为核心理念的"常春藤生命复原戒毒康复模式"

"常青藤生命复原戒毒模式"的三个重点:

1. 培育复原力戒毒人员,即培育具有复原力的戒毒人员,具体包括:培育健康身体素质、培育场所适应能力、培育戒毒动机、培育积极行动、培育戒毒意志、培育健康心理、培育人文素质、培育社会适应能力。

2. 构建复原力场所,即构建一个能有利于劳教人员培育和发挥复原力的场所环境,建设复原力民警队伍、构建复原力环境、构建复原力模拟治疗社区。

3. 协调构建复原力家庭及社区,即协调构建复原力家庭、协调构建复原力社区。

表 7-1　"常春藤生命复原戒毒模式"

戒毒期	脱毒期	康复期	巩固期
管理特征	所内强制戒护管理	所内控制训导管理	所内、外限制辅导管理
期限	1 个月	9 个月	剩余期
戒治内容	1.医护干预 2.场所适应培育	1.戒毒动机培育 2.积极行动培育 3.戒毒意志培育 4.健康心理培育 5.健身康复 6.文化康复 7.TC 康复	1.社会适应 2.家庭教育 3.所内考验 4.所外周归考验 5.所外月归考验

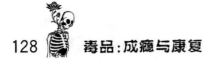

十四、新疆维吾尔自治区的"三五一"戒毒模式

"三五一"戒毒模式主要涉及强制隔离戒毒、自愿康复戒毒和社区戒毒（康复）三个方面的主要工作。

"三"指"三期管理"：主要是针对强制隔离戒毒人员在戒毒过程中的不同情况和不同特点，按照生理脱毒期、身心康复期、巩固适应期三个阶段进行分期管理；

"五"指"五疗并举"：根据戒毒人员所处的不同戒治阶段和身体状况，采取药疗、理疗、心疗、食疗、体疗等多种戒治手段，为强制隔离戒毒人员和自愿康复戒毒人员提供系统疗法；

"一"指"一个延伸"：是指解除场所戒毒后，可利用新疆全区各戒毒场所均纳入当地社区戒毒（康复）机构的有利条件，对解除强制隔离戒毒人员、自愿康复戒毒人员进行后续跟踪帮教，即社区戒毒和社区康复，以巩固戒断效果，延长操守期。

第八章　医学治疗

"戒毒"意为在躯体、心理上基本解决对毒品的依赖（成瘾治疗），并不再使用毒品，包括吸毒成瘾者的脱毒（Detoxification）、康复（Rehabilition）和回归社会（Social Regression）三个组成部分。同时也可以将戒毒理解为"不复吸"。两者理解的出发点不同，前者是从医学角度出发，终止成瘾状态，不再使用毒品，后者是从行为学角度出发，将戒毒看作是长期的过程，最终目的是保证不再进行吸毒行为，只要没有进行吸毒行为，哪怕是心理记忆仍然存在，都认为是有效戒断。

一、康复的含义

康复（Rehabilition）有两方面含义：一是指通过医学的方法治疗疾病，使身体恢复正常的功能，或预防因病情恶化而造成残疾；二是指患者于疾病后恢复独立生活状态或社会功能，包括就业的训练。根据上述定义，毒品成瘾的康复应主要考虑成瘾者身心健康的恢复和重新获得社会功能的能力，其中身心健康的恢复是达到康复的基本条件，而社会功能能力的获得是康复的必要保证和主要目的。

从康复的过程来说，戒毒康复应包括以下三个方面：

（一）躯体健康的恢复

躯体健康的恢复是指完成基本脱毒治疗后，躯体无显著的急性或/和稽延性戒断症状，停止或基本停止服用各类治疗性药品，可以正常参加各种日常活动和职业社交活动。从时间上看，这个过程的完成至少应在脱毒治疗后1年。

（二）社会心理功能的康复

社会心理功能的康复是指具有积极、良好的心理状态，社会功能明显得到改善，包括家庭内和社会上正常的人际关系/社会交流、交往，可以基本适应或正常应对、处理社会和家庭中日常生活事件。这个过程较躯体恢复时间更长，根据不同的个体情况和受到干预情况一般需要2～3年的时间完成。

（三）正确的人生态度和认知能力的建立和恢复

它包括对毒品和艾滋病有正确的认知；建立积极、向上的人生观、价值观；建立做遵纪守法的公民的意识、自觉遵守社会公德和公民守则的意识。这是在强制隔离戒毒期间需要完成的非常重要康复内容，这是戒毒康复自我评定的重要内容，也是重新回归社会的基本要求。

康复是一个艰苦而漫长的过程，做到以上三个方面，就可以说基本上达到了康复的标准。在这个过程中，当事者可能每日甚至每时都在同内心深处消极的、导致复发的因素作着思想斗争。有效的成瘾康复治疗应当包括：医学、心理学和社会学的综合治疗，三者并不是割裂的，需要医药工作者，心理及精神卫生工作者，以及社会工作者的协作。

二、成瘾康复治疗的含义

对于医学治疗,《禁毒法》要求强制隔离戒毒工作必须配备现代化的医疗资源和一支专业的医疗队伍,以实现科学戒毒,提高治愈率。同时,强制隔离戒毒的戒毒康复中心、以及戒毒医疗机构都必须有国家认可的资质才可以进行医学成瘾治疗。

为了让世界各国的医务工作者对成瘾治疗有一个统一的认识,世界卫生组织(WHO)药物依赖专家委员会提出了成瘾治疗应达到的三个目的以及成瘾治疗应遵循的十三条原则。

(一)成瘾治疗应达到的三个目的

1.减轻对毒品的依赖,包含躯体依赖与精神依赖。

2.降低因滥用毒品带来的伤害。

3.最大可能地增加毒品依赖者接受成瘾治疗和各种服务的机会,从而达到身体康复、社会活动能力增强的效果,为保持操守、重返社会打下良好的基础。

(二)成瘾治疗的十三条原则

1.任何一种单独的治疗方法都不可能适用于所有的病人,与每个病人的问题和需求相对应的治疗环境、干预措施和配套服务非常重要。

2.治疗机会应该容易被得到,若不能迅速容易地进入治疗程序,则原先愿意治疗的病人很容易流失。

3.有效的治疗应该考虑患者多方面的问题,而不应仅仅局限于滥用药物本身。对于患者的用药行为及相关的医学、心理学、社会、职业及法律问题应一并考虑。

4.应该根据病人不断变化的需求随时评估和调整治疗。

5.足够的治疗时间对于疗效至关重要。具体取决于病情需要。对于大部分病人来说,3个月或更长的治疗时间会产生更好的效果。治疗计划应包括防止病人过早脱离治疗的措施。

6.个体和群体咨询及其他行为治疗对于疗效极为重要。在治疗过程中,应帮助病人树立信心,建立对抗药物滥用和对抗复吸的技能,使其以建设性、奖励性的非药物行为替代用药行为,提高其解决问题、对抗风险的能力,行为治疗也能改善患者的人际关系。

7.药物治疗是成瘾治疗的重要组成部分,特别是结合咨询及各种行为疗法时更是这样。

8.对于并发精神障碍的滥用/成瘾者,应对二者同时进行整体治疗;因滥用/成瘾同时并发精神障碍的极为普遍,故发现滥用/成瘾时必须考虑到精神问题,并进行相应的检查和治疗。

9.临床脱毒只是戒毒的第一阶段,仅仅脱毒对治疗长期滥用药物患者而言,它只是有效治疗的开始。

10.治疗并非自愿才能有效,来自家庭、单位和司法部门的督导及压力,可以明显提高接受治疗、操守和成功的概率。

11.必须连续不断地监测治疗期间可能发生的药物滥用,如经常进行尿样分析检测,不仅可保持压力预防复吸,也可早期发现已经发生的偷吸行为,及时调整治疗方法。

12.治疗计划包括对 HIV/AIDS、乙型和丙型肝炎、结核病及其他传染性疾病的检测,提供咨询,帮助病人改变高危行为,帮助已感染者正确控制其疾病。

13. 成瘾的康复是一个长期的过程,通常需要经历多次治疗,与其他慢性疾病一样,在戒毒期间甚至成功戒毒之后,复吸都可能发生。在成瘾治疗期间和完成之后参加自助项目训练,有助于维持操守。

以上十三条原则是世界各国的戒毒工作者经过数十年戒毒实践的经验总结,对现阶段各种药物依赖的治疗具有普遍的指导作用。事实已经证明,只有在以上十三条原则指导下的成瘾治疗措施,才是有效的成瘾治疗措施。

第一节　脱毒治疗的准备与注意事项

《中华人民共和国禁毒法》第四十三条明确规定:"强制隔离戒毒场所应当根据戒毒人员吸食、注射毒品的种类及成瘾程度等,对戒毒人员进行有针对性的生理、心理治疗和身体康复训练。"在对戒毒人员进行治疗前,必须要了解他们的基本情况。

一、脱毒期的生理症状

(一)急性戒断症状

人体本身就有类似于毒品的内源性阿片样活性物质:脑啡肽和内啡肽,它们在人体内起着非常重要的作用。它们作用于阿片受体,通过受体后,各种信号传导系统调节体内多个系统的正常功能,以保持内环境恒定。吸毒人员从体外大量摄入外源性阿片样化合物如海洛因,进入人体后像内源性阿片样多肽一样调节并保持着体内各系统之间的功能平衡。所不同的是,根据生物反馈定则,大量的外源性阿片样化合物进入体内后,势必扼制体内正常阿片样多肽的形成和释放,且阿片受体对外源性阿片样化合物能很快产生耐受性,这就迫使吸毒人员必须使用更多的毒品才能保持体内平衡。

如果骤然中断毒品的供给,吸毒者机体的内源性阿片样多肽和外源性阿片样化合物顿时同时缺乏,阿片受体便无法通过其阿片肽系统继续保持体内平衡,从中枢到外周各系统的正常运行秩序完全紊乱,从而出现戒断综合征,以致痛苦不堪。戒断综合征发生时间与滥用方式有关,用药间隔时间短者出现早。一般说来,戒断综合征在停药8～12小时出现,有时3～4小时即出现,32～72小时达高峰,大部分在7～10天消失。

急性期戒断症状的表现(以阿片类药物成瘾为例)如下:最初表现为打哈欠、流泪、流涕、出汗、乏力、倦怠等类似感冒的症状。

发作时瞳孔散大在3mm～4mm的范围,存在对光的反应。多数面色萎黄、发黑、晦暗无光泽,或呈现皮肤黄褐斑、毛囊炎等,称为"烟面容"。

继之出现汗毛直立、畏寒起鸡皮疙瘩(即"冷火鸡"反应),先从上肢开始。搔痒抓伤皮肤后,会留下色素瘢痕。

继之胃肠蠕动和张力增加,出现厌食、恶心、呕吐、腹绞痛、腹泻;全身骨头和肌肉酸痛,有蚁走或叮咬感,并有钻到骨头里的感觉;颤抖不止、烦躁不安、失眠、易醒、胸闷、有烧心感、心跳加快、血压升高或下降、易激惹、抑郁,有的人在地上翻滚,大小便失禁,时而在身上乱抓,时而用头撞墙,鼻涕、眼泪不断向外流,双脚不自主乱踢乱蹬,甚至出现攻击行为,有强烈

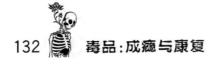

的心理渴求。此后身体便陷入极度虚弱之中，有时可出现发热、腹水症状。

按照对毒品的依赖程度，戒断症状可分为轻重不同的四种类型：

Ⅰ型：吸毒初上瘾，有吸毒的心理需求，但能抗瘾，毒瘾发作时能强忍得住，此类戒毒人员入院求治者少，在3～4天自行消失。

Ⅱ型：毒瘾发作时呵欠连连，眼泪盈眶，烦躁易怒，失眠不安。

Ⅲ型：消化道症状比较明显，如食欲减退，脘腹难受不适，恶心或呕吐，肢体乏力、疼痛，有蚁走感。

Ⅳ型：血压下降，多呈低血压，心率加快，体重减轻，甚至循环衰竭，并发症多。

（二）稽延性戒断综合征表现

阿片依赖者中，在急性戒断综合征消退之后，多数人通常仍然具有尚未恢复常态的主观感觉，主观上也遗留下不安、焦虑、疼痛与入睡困难等症状。这种状态被称之为稽延性戒断综合征，它是吸毒人员对毒品依赖延续的表现，是戒毒人员在阿片依赖戒断后普遍存在的神经内分泌和其他生理、生化的紊乱和代谢障碍。这些症状的存在，不仅影响戒毒人员的功能恢复，更有相当一部分人因此而故态复萌，导致复吸。它多发生在脱瘾治疗后期，戒断后2～3天或2～3周出现，表现为顽固性失眠、身体各部位疼痛、不适或全身乏力、易出汗、胸闷、心悸、胃肠道不适、便秘或腹泻、易激惹不定、情感脆弱、焦虑、抑郁等。以上症状持续2～6个月，是导致复吸的重要原因之一。稽延性戒断综合征主要症状有如下几种：

1.失眠。这是脱毒治疗过程中尤其是脱毒后发生频率最高的伴随症状，有许多人因此而烦恼，甚至因此而复吸。其原因是海洛因已对戒毒人员的神经系统造成损害，并且神经系统修复较缓慢，从而导致脱毒后多数戒毒人员长期失眠，包括难以入睡、睡后易醒和醒后难以入睡。

2.焦虑。主要表现为坐卧不宁、烦躁不安、激动易怒、心慌、出汗、恐慌、乏力等。

3.消化系统功能障碍。多表现为厌食、恶心、呕吐、便秘，严重者伴有消化道出血。

4.便秘。阿片类物质有明显的肠蠕动抑制作用。致使食物残渣在肠内的运动显著减慢，粪便在肠内滞留的时间大大延长，粪便中的水分被肠道充分吸收而变得干硬，从而导致便秘。海洛因吸食者的便秘发生率几乎为100%。

失眠和便秘是吸毒人员的两大特征，且不论毒品对人体的危害，仅便秘本身就会导致烦躁、失眠、腹胀、食欲不振。

5.痛症。海洛因成瘾戒断产生的疼痛属于中枢性疼痛。其可能机制与中枢神经系统阿片肽类物质与阿片受体功能网络体系出现"空载"而导致"超敏"现象有关。中枢性疼痛性质多为弥散的、顽固的、持续的并呈周期性加重的严重疼痛。

戒毒人员进行反复多次戒断后，常出现慢性病容和营养不良、记忆力减退、反应迟钝、性功能减退、体重减轻、工作能力明显下降、孤僻，甚至出现精神行为障碍。

二、脱毒期的行为特点

吸毒人员在吸毒后，往往被家庭厌弃，或婚姻破裂，或朋友分手，或就业无望。由于这些问题，造成戒毒人员产生明显的负性情绪，使他们对人生不再抱有希望，缺乏重新生活的勇气，情绪低落，逃避现实，对自己估价过低，感觉无能等。对于吸毒人员来说，没有毒品的日子简直是无法想象的，很多吸毒人员从内心对戒毒有一种潜在的恐惧意识。有些戒毒人员被亲属强迫来戒毒,抵触情绪很大,出现割脉、撞墙等自残行为;有的戒毒人员虽然进入了戒毒场所,但心里却恋着毒品。在脱毒期间,戒毒人员由于戒断反应,经常出现焦虑、烦躁、毁坏物品、打骂他人,甚至连续几日不吃不睡等情况,吞铁器、用开水烫自己双脚等事故时有发生,给戒毒人员的行为矫治带来了诸多安全隐患。综合起来,常有如下行为表现:

1. 精神萎靡,常感到寂寞无聊,无事可做。做事时懒于付出努力,常流露出忧郁、悲观的情绪。

2. 衣着邋遢,食欲不振,不愿与人来往;对他人有敌意,具有攻击性。

3. 自我调控能力差。戒毒人员几乎都有过一次以上的戒毒经历,他们一方面体验到吸毒后产生的特殊欣快感,另一方面也饱尝了吸毒行为对精神、身体的巨大伤害,有着一定的戒毒意愿。可是由于海洛因等阿片类药物及冰毒的巨大成瘾性,加上自身意志薄弱,使得他们在戒毒上一再受挫,认为人一旦吸毒后根本就无法戒除,于是意志消沉、自暴自弃,对自己、他人及任何事情都失去信心和信任。做事难以集中注意力,而且会有自残行为。

4. 为获得对自己有利的结果不惜说谎。利用医护人员(管理人员)的同情心,就自己的情况说谎,一方面使医护人员(管理人员)相信他们已做好戒毒和治疗的准备,另一方面又不真心接受成瘾治疗。

5. 能力和效率严重下降,甚至无法坚持进行正常的学习和工作。

第二节　个人情况采集

一、建立个人档案

建立详细的戒毒人员档案,为开展有针对性的教育矫治提供必要的依据。个人档案包括戒毒学员的基本情况、身体状况、毒瘾症状、家庭环境、文化程度、职业状况、送戒次数、吸毒史、吸毒种类、吸毒方式、违法犯罪史、法律处分史等。

二、进行身体检查

(一)吸毒史

吸毒史就是通过医生与患者进行提问与回答来了解吸毒发生与发展的过程,其完整性和准确性对疾病的诊断和处理有很大影响,是进行下一步检查的先决条件。

戒毒人员被人们称为"不愿治病的病人",其心理和行为表现异常,不愿如实陈述自己的吸毒史。因此,接诊过程中需要掌握一定的方法和技巧。

1. 病史采集技巧

(1)及时获取旁证。向患者问诊前,应先查看询问笔录和档案材料,做到心中有数。

(2)非正题谈话。开始询问吸毒史,一般不能直接进入正题,需从非正题谈话中逐步引入。可以先从自我介绍开始,向戒毒人员表明态度,讲明道理,讲清利害,使其如实陈述吸毒史。

(3)语言和表情。应选择中性语言与戒毒人员谈话,表情和蔼可亲,举止庄重,争取戒毒人员的信任,把说得对的地方肯定下来,说得不对的地方选择适当时机逐步纠正。

(4)辨别真伪。患者讲述连贯,一般较真实;患者深思后回答,一般较虚假;可以逐步试用旁证内容,如果患者所述与旁证相符,则说明其没有说谎。

(5)补充了解吸毒史。入所一段时间后,戒毒人员逐渐熟悉戒毒场所的环境和人,难免要向同室的其他人员泄露自己的吸毒史,也不再回避医务人员的询问,此时补充了解的吸毒史较真实且更为全面。

2.问诊内容

(1)使用毒品史。使用毒品史包括:首次吸毒原因,毒品种类,多药滥用情况,毒品的来源,使用方法,首次、末次吸毒时间,是否共用注射器,使用毒品后的主观感受,使用毒品以来精神及行为的改变,戒断症状,戒毒次数,复吸的原因等。

(2)既往史。它主要包括传染病、性病史,外伤手术史,药物过敏史,各系统回顾。

(3)个人情况及经历。它主要包括教养者,文化程度,社会生活环境,在校学习成绩,生活特殊嗜好,吸毒后违法犯罪情况以及女性病人的月经、生育史。

(二)体格检查

1.躯体检查

一般情况检查,包括体温、脉搏、血压、呼吸、神志、精神状况、营养状况等;皮肤改变情况检查,包括吸毒后面部、手指皮肤的改变以及注射毒品引起的皮肤改变、纹身针痕等;各系统检查,主要检查明显的躯体疾病和并发症。

2.精神检查

戒毒人员往往都有心理和人格方面的问题,需注意病人的外貌意识和行为、语言和语句是否连贯、情绪是否过于激动或过于郁闷、智力、记忆力、自知力等,必要时作人格测定。

(三)辅助检查

1.常规检验

(1)血常规。

①吸毒人员会有血红蛋白(HB)水平增高的情况,接受治疗数月至半年后恢复正常。

②平时淋巴细胞数增高,如合并感染时白细胞总数及中性粒细胞增高。

(2)肝肾功能。吸毒人员的血浆蛋白、胆红素水平、谷丙转氨酶(SGPT)、谷草转氨酶(SGOT)、碱性磷酸酶(APT)均高于正常值。少数人脱毒治疗后趋于正常,但大部分人仍高于正常值。

(3)肝脏病毒学检查。吸毒人员由于吸毒用具消毒不好或多人共用,以及免疫力下降,易造成乙型、丙型肝炎的传播。故乙肝、丙肝表面抗原、核心抗原的阳性率高于正常人。

2.性病检测

(1)梅毒检测。

(2)淋病检测。

(3)艾滋病检测。

3.特殊检查

(1)心电图检查。吸毒人员易患心内膜炎、心肌病、心律失常,心律失常常见的有窦性心动过速、过早搏动、房室传导阻滞。因此,入所时应对每一名吸毒人员进行心电图检查。

(2)X线检查。吸毒人员被抓获后易吞食异物;常采用烟吸、烫吸的方法,呼吸道并发症最常见,故在入所时应做 X 线检查,可尽早发现慢性支气管炎、肺气肿、肺结核、消化道异物等疾病,以防漏诊而延误治疗。

（四）确立脱毒治疗方案

应注意参照滥用毒品的纯度、滥用的期限、近期滥用方式和使用剂量、治疗次数以及出现戒断症状的严重程度,综合考虑脱毒治疗的方法、药物、时间等。

（五）培养对治疗性药物及方案的依从性

依从性(patient compliance/treatment compliance)也称顺从性、顺应性,指病人按医生规定要求进行治疗的行为,习惯称之为病人"合作";反之则称为非依从性。

1. 与戒毒人员建立良好的沟通关系可增加戒毒人员对治疗的依从性。

医生和戒毒人员之间建立双向关系可以从信息的交流开始,通过提问等方式,提高戒毒人员对吸毒危害性的认识,了解并且积极配合整个治疗,澄清一些错误认识和理解,同时作为整个计划的决策者也增加了责任感,医生对戒毒人员的关心可增强戒毒人员治愈的信心,从而使其服从治疗计划。

2. 对戒毒人员进行关于戒毒药物治疗的解释。

（1）成瘾治疗是一个长期的综合治疗过程,戒毒人员需要长期、按时、按量服药,以保证治疗的有效性。

（2）戒毒药物治疗过程中戒毒人员可能存在一些稽延性戒断症状,也可能产生一些药物的不良反应,但大部分症状通过对症治疗是可以缓解的,或通过调整用药方式等使其症状逐渐减轻和消失。因此用药过程中需要医生随访,以便监测药物的毒副反应。

（3）漏服、停药和擅自换药都会导致治疗的失败。如果漏服要尽快补服,千万不要在下次服用时用双倍的剂量来弥补。如果想停止用药或更换药品应向医生咨询。

（4）还有一个提高药物依从性的好办法,就是戒毒人员将自己的情况告诉一位值得信赖的人,由他提醒戒毒人员按时按量服药。

3. 配合药物治疗进行相应的心理治疗和体育治疗,以最大限度地减少抑郁、焦虑等稽延性戒断症状,坚定治疗的决心。

4. 家人的支持。戒毒成功者与社会和家庭的支持有着密切联系。因此,在治疗前后应使戒毒人员和家属充分了解药物的作用和治疗期间的注意事项,指导戒毒人员远离毒友的干扰,学会如何应对生活中不愉快事件,养成良好的生活习惯,最大限度地延长维持治疗的时间。

5. 社会帮教。建立社区帮教体系,帮助戒毒人员克服生活中的困难,建立对新生活的信心,督促和支持他们完成成瘾治疗。并与其他相关部门配合,通过尿液筛查检测定期监测戒毒人员的药物滥用情况,系统地进行生理康复和心理康复治疗。有资料显示,戒毒操守的结果在有无社区帮教、是否重视社区帮教的情况下均有明显不同。所以,防复吸治疗离不开家庭和社会的支持。

目前,针对脱毒已有多种有效药物批准使用,也可辅以针灸、韩氏治疗仪等物理治疗手段,心理行为治疗多处于起步阶段。治疗应根据个体差异,选用不同的药物、不同的物理治疗和心理治疗方法,下面几节就根据不同种类毒品的医学治疗分别详细地进行介绍。

第三节 阿片类药物依赖的治疗方法

阿片类物质的药理学特征是能产生镇痛、镇静、镇咳、呼吸抑制、耐受和依赖等效应。阿片类药物仍是作用最强的一类镇痛药,主要通过激活阿片受体产生药理作用。然而,在发挥镇痛作用的同时,阿片类药物还能通过调节多巴胺系统功能而引起用药者的高度欣快感,而且长期用药后突然撤药会引起单胺类神经递质的过度激活,发生戒断综合征,这两方面的作用最终导致了阿片类药物诱导的精神和躯体依赖。阿片类药物滥用的治疗一般可分为三个阶段,即脱毒治疗、防复吸治疗及社会心理康复治疗。前两阶段通常使用药物同时配合心理康复治疗,而第三阶段则主要依赖于社会群体的监督治疗以及心理干预。

一、脱毒治疗

脱毒治疗是成瘾治疗的第一阶段,是指通过一定的医学生物学干预手段减轻停用阿片类药物所致的戒断综合征以及停药后较长时间仍存在的稽延期症状,目的主要是使接受治疗的患者在安全舒适的状态下顺利渡过这一阶段,减弱此类药物的负性强化作用,防止突然停药所带来的不良生理和心理反应。这一阶段的治疗主要是针对戒断所带来的躯体和心理问题。脱毒治疗的方法很多,包括替代治疗、中药治疗、剥夺意识疗法、"冻火鸡"疗法等等。

(一)非药物脱毒法

包括干戒法和理疗脱毒法两种。干戒法是指患者停用毒品后出现戒断症状,但不经过药物治疗,而是通过身体的自然恢复过程,达到戒断症状的缓解。其办法简单,节省开支,不足之处是患者比较痛苦,对患有呼吸循环系统合并症的患者有加重症状的可能,而且由于比较痛苦,易产生逆反心理。

理疗脱毒法是指用物理治疗方法刺激神经,促进内源性脑啡肽分泌,减轻或缓解戒断症状。目前临床常使用的物理治疗方法主要是韩氏成瘾治疗仪,其作用机理明确,容易操作,适应性强。根据有关临床检验,韩氏成瘾治疗仪对急性戒断症状和稽延性戒断症状均有一定的辅助治疗作用,尤其对缓解焦虑和改善睡眠具有显著作用。也有学者报道,韩氏成瘾治疗仪可以减少美沙酮的用量。

(二)药物脱毒法

1.替代治疗药

采用长效阿片受体激动剂或阿片受体部分激动剂来替代阿片受体强激动剂,以减轻戒断症状,使患者较舒服地渡过停药期;其后逐渐减少替代药物的用量,直到最终彻底停用阿片类药物。这样既能解除患者对阿片类物质的躯体依赖,又不至于使机体对用于脱毒治疗的替代药物产生新的依赖。当前可供临床使用的替代药主要有美沙酮和丁丙诺啡。

(1)美沙酮(methadone),又名美散痛,阿米酮,非那酮。

【体内过程】 口服吸收良好,约1小时起效,作用可维持6～8小时。血浆蛋白结合率约90%。主要在肝内代谢为去甲美沙酮和再去甲美沙酮,经尿和粪便排出。尿液pH对该药的药代动力学特征影响较大,当尿液 pH 为 5.2 时,半衰期为 19.5 小时,分布容积为 3.51L/kg,清除率为 2.1ml/(min·kg),35％经尿液排出;当尿液 pH 为 7.8 时,半衰期为 42.1 小时,分布容积为 5.24L/kg,清除率 1.5ml/(min·kg);当尿液 pH 保持在 6.0 以上时,药物主要经粪便排泄。对无尿病人,当每日剂量在 40～50mg 时,原形药及代谢产物均可充分从粪便排出。

【作用及应用】 作用与吗啡类似。美沙酮在体内有蓄积作用,可能与其高血浆蛋白结合率有关。美沙酮长期应用也可造成依赖,但其致依赖作用较弱,停药后引起的戒断症状较轻,一般在停药 24～48 小时后出现。临床主要用于海洛因等阿片类药物成瘾后的脱毒治疗,也可用于镇痛。

【作用机制】 美沙酮为阿片受体完全激动剂,该药能与阿片受体结合并产生与阿片激动剂相似的作用,可预防停用阿片强激动剂后可能产生的戒断症状。

【不良反应】 恶心、呕吐、便秘、头晕、口干和抑郁等反应常见于用药后起床走动的患者。用于替代治疗阿片类药物成瘾时。过量中毒后常因肺水肿致死。在等效镇痛作用下,其呼吸抑制作用较吗啡明显,故不宜静脉注射给药。美沙酮重复用药可致蓄积,加之个体差异大,故在连续用药过程中应根据患者的反应及时调整剂量。美沙酮不能作为止咳药使用,也不能用于分娩止痛,以免影响产程和抑制胎儿呼吸。美沙酮皮下注射对局部有刺激性,可致疼痛与硬结,故宜肌注。滥用程度与吗啡相同。

【注意事项】 脱毒治疗开始每日服用美沙酮口服液 10～20mg,随后每日增加 10～20mg,以 1 日 40mg 稳定一段时间后,在第 15～21 日逐步减量,直至戒断症状完全消退。"美沙酮替代疗法"的用药方案应根据个体反应予以调整。

【药物相互作用】 苯妥英钠和利福平能促进本品代谢。美沙酮维持疗法患者再停药可能引起戒断症状。用西咪替丁预防溃疡的患者,本品的镇痛作用增强。本品注射液如与巴比妥盐类、氯化铵、肝素钠、氨茶碱、碳酸氢钠、横胺嘧啶钠、硝基呋喃妥因钠等混合可能产生混浊。

(2)丁丙诺啡(buprenorphine),别名叔丁啡,布诺啡。

【体内过程】 丁丙诺啡各种给药途径均吸收良好,能透过血脑屏障和胎盘屏障,但口服首过效应强,其生物利用度仅为 16％;舌下给药的生物利用度为 50％。血浆蛋白结合率为 96％。舌下用药 2 小时内达血浆峰值,用药后 15～45 分钟起效,作用维持 6～8 小时;肌注 5 分钟起效,半衰期 5 小时,作用维持 4～6 小时。本品血浆浓度与镇痛作用的相关性差。主要以其原形经粪便排泄,部分经肝脏 N-脱烷基化后由尿液排出。

【作用及应用】 本品的等效镇痛作用剂量是吗啡的 1/25,其致依赖作用潜能比吗啡小;对胃肠道平滑肌的兴奋作用不明显;久用也可致依赖和滥用。本品可用于麻醉辅助用药以及中、重度疼痛的止痛,如术后疼痛、晚期癌痛、心肌梗死痛等;也可用于海洛因及其他阿片类药物滥用的脱毒治疗。

【作用机制】 本品主要激动 μ 和 κ 阿片受体,对 δ-阿片受体则有阻断作用。该药在小剂量时能与阿片受体结合并产生类似于阿片受体激动剂的作用,因此可用于阿片的脱毒替代治疗。

【不良反应】 常见不良反应为嗜睡、恶心、呕吐、出汗和眩晕;偶见口干、便秘、瞳孔缩小、心率减慢、低血压等。呼吸抑制出现较晚,多在给药后 3 小时发生,持续时间长,但其呼

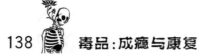

吸抑制程度比吗啡轻,且不随剂量增加而加重。大剂量纳洛酮(10mg)才能对抗其呼吸抑制作用。久用也可产生依赖,停药后其戒断症状常出现在停药30小时以后,持续15日以上,但程度轻于吗啡。

【注意事项】 用于治疗阿片成瘾时,视成瘾程度每日可给予不同剂量舌下含服,但最大剂量不超过每日8mg。

2.非替代治疗

非替代治疗即采用某些非阿片类药物来对抗阿片依赖患者的戒断综合征的治疗方法。早期使用最广泛的是可乐定,近年来发现其第二代产品洛非西定效果更好,国外已将其用于美沙酮递减治疗后的门诊脱毒治疗。

可乐定(clonidine),别名氯压定,可乐宁,可乐亭,苯胺咪唑啉。可乐定是中枢 α2-肾上腺素受体激动剂。

【体内过程】 口服后80%均能吸收并分布到全身的不同组织和器官,并能通过血脑屏障蓄积于脑组织。口服后30~60分钟起效,2~4小时血药浓度达峰,作用可持续8小时,半衰期6~23小时。本药在肝脏代谢,65%以原形经肾脏排出,20%经胆汁排出。

【作用及应用】 本品起效时间快,而且能充分控制戒断期的自主神经功能紊乱症状,住院脱毒治疗的成功率较高;久用不会导致依赖。可用于海洛因及其他阿片类药物滥用的戒断综合征治疗。

【作用机制】 作为中枢 α2-肾上腺素受体激动剂,能够抑制蓝斑和中枢神经系统交感神经的活动,从而达到控制戒断期自主神经功能紊乱和稳定情绪的作用。由于此药也同时能够降低外周交感神经活性,使周围血管阻力降低,因此会导致心率减慢和血压降低。

【不良反应】 常见不良反应有口干、倦怠、头晕、便秘和体位性低血压;部分患者在治疗初期产生镇静作用。使用期间如突然停药可能出现反跳性高血压、头痛、唾液增多和手颤。长期应用可见钠潴留表现。

【应用注意】 在临床用于脱毒治疗时,治疗剂量应根据患者的体重、年龄、健康状况、滥用史及对本品的耐受性而定。口服最高日剂量可达1.2~1.5mg,8小时一次为佳。本品不适于年老、体弱者;禁用于心脑血管疾病患者和肝肾功能障碍者。

3.对症治疗

针对脱毒期的戒断综合征和稽延症状,可适当进行对症辅助治疗,从而达到缓解患者的不适感、增强脱毒药疗效的目的。例如患者在戒断后会表现出焦虑、抑郁、失眠及多种自主神经功能紊乱性稽延症状,因此在脱毒治疗时可以合并使用适量的抗焦虑药、抗抑郁药、镇静催眠药如地西泮、莨菪碱类如山莨菪碱等药物进行对症治疗。尽管中草药对戒断初期的戒断症状的治疗作用并不够强,但能够促进机体康复并增进食欲。中医药戒毒主要以整体观念和辩证施治为特点,起效稍缓,控制戒断症状也不够彻底,但作用持久,无致依赖性,临床疗效独特。目前在临床使用的戒毒中药有多种,作为辅助治疗药疗效较好,对戒断症状具有明确的缓解作用。

(1)益康灵口服液:由黄芪、生地、杜仲、枸杞子、旋覆花、延胡索等制成。

【作用及应用】 对阿片类药物成瘾患者急性脱毒具有辅助治疗作用,能降低麻醉性镇痛药的用药剂量并缩短其用药时间,从而减少体内阿片类物质的稽留,加速排毒解毒过程,对部分戒断症状及稽延症状控制效果好,个体差异小。

（2）清君饮颗粒：由人参、黄芪、延胡索、大黄等制成。

【作用及应用】　清君饮颗粒能够快速控制戒断症状，且无成瘾性，是一种行之有效的脱瘾治疗药物。

（3）戒毒灵胶囊：由灵芝、当归、肉苁蓉等制成。

【作用及应用】　能够减少毒品的吸收从而降低血液中毒品的浓度，促进新陈代谢。该胶囊安全范围大，无明显毒副作用。

（4）针灸治疗：针灸戒毒始于 20 世纪 70 年代初期。针灸用于成瘾治疗大多是针对脱毒期及稽延期症状的治疗，韩济生院士很早就研制了 HANS 治疗仪用于脱毒治疗，其治疗效果明确。从作用机制看，针灸能够明显缓解成瘾患者对成瘾物质的渴求，促使毒品排出体外；对戒断期的精神障碍性症状如焦虑、抑郁等有明显的缓解作用，同时能调节体内气机，促进新陈代谢，提高人体免疫力，从而达到有效治疗戒断症状的目的。针灸刺激穴位能引起中枢释放内源性阿片样物质，后者对其缓解戒断症状及稽延症状非常重要。对于戒断症状严重的脱毒治疗患者必须采取药物配合针灸的综合治疗手段才能达到目的。

二、脱毒方法的选择和治疗时间

脱毒治疗的方法和治疗时间的长短，应根据毒品的纯度、患者的吸毒量、吸毒时间、患者的身体状况以及有无合并症等选择。临床上通常按毒瘾轻、中、重三级，根据轻重等级选择脱毒治疗方法。

1. 轻度：选择中药脱毒法、非替代性药物脱毒法、理疗脱毒法，时间为 10～15 天。

2. 中度：选择替代性药物脱毒法、非替代性药物脱毒法、中药脱毒法或中西医结合治疗法，时间为 10～15 天。

3. 重度：选择替代性药物脱毒法或中西医结合治疗法，时间为 15 天以上。脱毒治疗的方法很多，采用药物脱毒法最好，患者容易接受，同时结合物理治疗会加快患者的康复，减轻后期的稽延性症状，减少其他有依赖性药物的使用。

由于多数患者合并有多药滥用现象，脱毒治疗期间要注意镇静药物的替代递减治疗，同时对抑郁、焦虑等精神症状也要进行一定的药物治疗。但是在结合使用抗焦虑和镇静催眠药物时，要注意由于药物的协同作用而造成的呼吸抑制等症状，因此，在结合使用止痛、镇静药物时，应注意两类药物的使用时间和剂量。

三、配合治疗

（一）脱毒后的生理状况

戒毒人员在长期的吸毒经历中，消化系统、呼吸系统、神经系统、内分泌系统、生殖系统、心血管系统等都受到了不同程度的损害。在急性脱毒治疗后，身体状况依然非常的虚弱。

（二）疾病情况

由于毒品的危害，共用不洁注射器和滥交等行为，使得他们患有各种各样的疾病，常见的主要是肝炎、胃病、皮肤病、性病、艾滋病病毒感染及艾滋病等。这些疾病严重损害着戒毒人员的身体健康，甚至威胁他们的生命；而且对于他们彻底戒断毒瘾也具有很大的副作用。

（三）支持疗法

阿片类药物依赖者，由于长期吸毒，造成营养缺乏，身体消瘦，尤其是在脱毒治疗阶段，

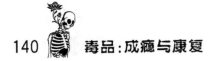

常出现呕吐、腹泻、食欲不振等症状，还可能造成不同程度的脱水、电解质紊乱。因此，加强支持疗法在脱毒治疗阶段的作用显得尤为重要。

支持疗法首先应注意合理调整饮食，保证足够的营养和微量元素的摄取。对戒断症状严重者应在早期积极地静脉补液、调整电解质、补充能量、补充营养维生素，并安排休息。

（四）焦虑情绪和顽固性睡眠障碍的治疗

阿片类物质依赖者在脱毒治疗阶段时，焦虑情绪和顽固性睡眠障碍表现突出，焦虑导致睡眠障碍，睡眠障碍使焦虑情绪更加严重，两者相互作用，形成恶性循环。此症状持续时间长，使戒毒人员烦躁不安，难以忍受，是中断戒毒和产生复吸的重要原因之一。因此，在脱毒治疗阶段积极地抗焦虑、镇静、催眠是非常必要的。

（五）镇静睡眠药物的治疗

镇静睡眠药物滥用最广泛的是使用三唑仑、地西泮等苯二氮卓类药物。由于镇静睡眠类药物的戒断症状严重程度不亚于阿片类戒断症状，有的甚至可能出现惊厥、癫痫、抽搐、窒息等严重的并发症。因此，在成瘾治疗过程中，对多药滥用现象应该予以重视。

四、防复吸药物（物理）治疗

脱毒治疗主要是针对戒断早期的症状进行的干预。经脱毒治疗后，由于精神依赖性并未得到纠正，患者在心理上会极度渴求再次用药，加之稽延症状的存在和周围吸毒环境的干扰，患者在此期的复吸率极高。目前常用的防复吸的医学生物学干预模式主要有几种，一是阿片受体拮抗剂纳曲酮；二是美沙酮维持疗法；三是以康复治疗为目的的社区治疗模式。近年来韩济生院士采用 HANS 治疗仪进行防复吸干预也取得了较好的疗效。中国卫生部办公厅 2004 年 11 月 2 日发出通知，暂不允许将脑科手术用于成瘾治疗。

目前，在医学界防复吸医学治疗主要有两种：第一是美沙酮维持疗法，是指无限期地使用充分剂量的另一种阿片受体激动剂即美沙酮进行替代性治疗；第二则是探讨在彻底断毒的情况下，使用阿片受体拮抗剂来巩固脱毒后的成果，并减轻成瘾者的心理渴求，以期防止复发并走向康复。

（一）美沙酮维持疗法

美沙酮维持疗法治疗项目（Methadone Maintenance Treatment Program，MMTP），是现今流行于一些国家或地区的阿片类药物依赖治疗模式。许多治疗在结束主要的替代递减治疗之后，再给予较小剂量的美沙酮进行巩固，从而产生美沙酮维持疗法这一治疗项目，迄今已延续近 50 年。通过治疗可以减少社会犯罪，限制威胁人类生存的艾滋病病毒传播，在缺乏更积极有效的措施的前提下，具有客观效益，因而在发达国家或地区中受到青睐。

应用 MMTP 治疗的方式有两种：一种是住院治疗，即将吸毒人员收容于一定的机构中，如医院、戒毒场所，对他们进行成瘾治疗。另一种是院外治疗，即通过门诊的方式进行成瘾治疗。一些院外戒毒计划允许戒毒人员控制自己的美沙酮使用剂量，或者给予戒毒人员一定的增加或减少美沙酮剂量的权利。为了加强这种门诊戒毒疗法的效果，戒毒专家还对戒毒人员进行其他方面的治疗和服务，例如，个别心理治疗和集体心理治疗、危机干预、家庭治疗、医学治疗、法律服务、职业指导和就业帮助。

从务实的立场出发，美沙酮维持疗法至少可以解决这样几个方面的问题：

一是吸毒人员 95% 会复吸，美沙酮维持疗法由政府提供廉价且低毒性的"药物"，吸毒人员口服一次美沙酮,可以维持药效 24～36 小时,定时报到,加强管控,最大限度地解决吸毒人群的治安问题,减少违法犯罪;

二是美沙酮维持疗法可以使吸毒人员过上正常的生活;

三是美沙酮维持疗法已被国际社会公认为阻止艾滋病病毒传播的行之有效的措施。鉴于美沙酮维持治疗和强制隔离戒毒对象的特殊性,两者的作用只能是相互补充,而不能完全替代。

(二)纳曲酮的防复吸治疗

纳曲酮(naltrexone,NTX),又名环丙甲羟二羟吗啡酮,有口服片剂,也有肌肉注射用的长效微球缓释制剂。NTX 的药理作用机制明确,作用时间长而且副作用小,在实践应用中取得了良好的临床效果。NTX 在美国于 1985 年经食品药品管理局(FDA)批准面市,已先后在英、加、德、意、西等十几个国家临床使用;中国军事医学科学院毒物药物研究所研制成功,1997 年 4 月正式临床应用。但是在 2009 年 7 月曾被媒体冠以"国际最先进戒毒医学科技"的"纳曲酮长效缓释剂皮下植入法"因为改变了药物的给药途径被卫生部明令禁止。

【体内过程】 口服能迅速完全吸收,血浆浓度 1 小时达峰。在肝脏中首过效应明显,5%可达体循环。血浆蛋白结合率可达 20%,稳态分布容积为 16.1L/kg,半衰期约为 4 小时,总清除率约 94L/h。主要代谢产物是 6-β-纳曲醇,该产物仍有相当的拮抗活性。原形及其代谢产物主要经尿排出。

【作用及应用】 本品为阿片受体完全拮抗剂,对 κ 阿片受体的拮抗作用强度超过纳洛酮,对 μ 阿片受体的拮抗作用类似纳洛酮。纳曲酮结构与吗啡类似,与阿片类药物竞争结合阿片受体,但不产生吗啡样激动作用,因此能阻断所有的吗啡样作用。纳曲酮对巴比妥类药物引起的呼吸抑制无对抗作用。临床主要可用于海洛因及其他阿片类药物滥用的防复吸治疗,口服有效,作用时间长,疗效确切,但总体治疗效果与患者接受治疗的自觉性及配合程度相关。该药也可用于治疗酒精滥用。

【作用机制】 纳曲酮与阿片受体结合后无吗啡样激动作用,能阻断阿片受体激动剂与阿片受体结合产生的欣快作用,使阿片类药物的正性强化作用消失,从而发挥其防复吸作用。

【不良反应】 可引起腹痛、恶心、头痛、无力、抑郁、不安和皮疹等,一般在用药数日后减轻。严重不良反应有诱导转氨酶升高,但在安全剂量下以肥胖者多见。对肝脏的毒性为可逆性的,停药后可恢复;肝功能不良者慎用。肝毒性剂量是安全剂量的 6 倍。

【应用注意】 阿片滥用患者在使用本品前,必须经完全脱毒治疗后 7～10 日,并经尿检分析和纳洛酮催促试验证实为阴性的滥用者方可服用本品。连续服用至少 6 个月以上才能逐渐递减剂量长期维持。

(三)中药益安回生口服液防复吸治疗

益安回生口服液属非麻醉性纯天然中药,由红参、附子、肉桂、砂仁等十几味珍贵中药材提炼精制而成,具有温补脾肾、益气活血、宁心安神、理气止痛、脱毒止瘾等功效。不含有麻醉成分,不具有吗啡样作用,无依赖性,适应于阿片类药物依赖者早期戒断症状的脱毒治疗、慢性稽延性戒断症状的康复治疗,同时具有恢复改善机体功能的作用。

【适应症】 阿片类药物依赖者早期戒断症状的脱毒治疗、慢性稽延性戒断症状的康复治疗以及促进和改善机体的生理功能。

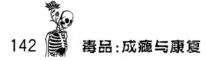

【用法及用量】　脱毒治疗：第1～3天，每天4次，每次3支；第4～5天，每天3次，每次3支；第6～10天，每天3次，每次2支。稽延性戒断症状的康复治疗：脱毒后每天给药2次，每次2支。恢复机体功能：每天2次，每次1支。建议维持治疗6～9个月。

【注意事项】　肝肾功能不全者慎用，孕妇禁用。出现恶心、呕吐为戒断症状的表现。为了使药物有效吸收，应用温开水冲服或喝红糖姜汤，并给予对症治疗和密切观察。

益安回生口服液对阿片类物质依赖者的慢性稽延性戒断症状有良好的控制作用，为心理干预、回归社会、防止复吸奠定了治疗基础，为中西结合成瘾治疗探索了新的有效途径。

（四）韩氏成瘾治疗仪（HANS）疗法

韩氏成瘾治疗仪是由北京大学神经生理学家、中国科学院院士韩济生教授研究发明的一种跨皮肤电子脉冲式穴位神经刺激的治疗方法，是传统的中医经络学说与现代医学理论相结合的成果。韩氏成瘾治疗仪用其特定的频率和波形刺激皮肤和深部组织，使神经纤维兴奋，减少疼痛信息向中枢传递，同时又能有效地促使中枢的不同脑区释放阿片肽类神经递质以及五羟色胺、去甲肾上腺素等神经化学物质，加速自身阿片肽类物质的生成和释放，阻滞中枢神经细胞向外周神经传导疼痛信息，提高全身的抗痛能力，缓解阿片类的戒断症状，明显减少了戒毒者对依赖性药物的使用，临床上发挥了显著的治疗效果。

应用2/100Hz的疏密波刺激，才能达到最佳效果。常用的穴位有合谷、劳宫、内关、外关、足三里、涌泉、肾俞等。刺激时间一般为每次30分钟，每日2～3次，刺激强度因人而异。韩氏成瘾治疗仪虽然能刺激内啡肽、脑啡肽、强啡肽的释放，但分泌量有限，因此，韩氏成瘾治疗仪不会产生"成瘾性"。

韩氏成瘾治疗仪具有较强的实用性和可操作性，能够随时进行对症治疗，达到缓解症状、抑制心瘾、维持操守的作用。韩氏成瘾治疗仪不但能促进生理功能的恢复，还有戒除心瘾的作用。现代医学研究证明韩氏成瘾治疗仪不但对阿片类物质治疗有效，对可卡因和摇头丸等物质所造成的脑损害也有促进功能恢复的作用。

第四节　精神兴奋药依赖的治疗

一、苯丙胺类药物滥用的治疗

苯丙胺类（Amphetamines，ATS）物质是一类化学结构较为相似的中枢神经系统兴奋剂，包括苯丙胺（Amphetamine）、甲基苯丙胺（Methamphetamine，MA，俗称冰毒）、亚甲基二氧基甲基苯丙胺（MDMA，俗称摇头丸）及其他苯丙胺类精神兴奋剂。

此类药物均具有强烈的中枢兴奋作用和致欣快作用，主要通过作用于儿茶酚胺能神经元突触前膜，促进突触前膜单胺类神经递质的释放、阻止神经递质再摄取、抑制单胺氧化酶活性，最终通过增加突触间隙的神经递质含量而发挥其药理作用。

苯丙胺类药物一次大量使用可导致急性中毒，主要引起中枢神经系统和交感神经系统的兴奋症状，轻度中毒可表现为瞳孔散大、血压升高、脉搏加快、出汗、口渴、呼吸困难、反射亢进等症状；中度中毒表现为精神错乱、幻听、幻视、意识障碍、被害妄想等；重度中毒表现为高血压危象、谵妄、呼吸急促、心律失常、高热、昏迷甚至死亡。

处理此类症状的主要原则是针对高热、电解质紊乱和呼吸抑制等表现进行对症治疗,例如采用物理方法或药物降温、足量补液、保持呼吸道畅通、补氧等。对于精神症状一般主要选择氟哌啶醇,后者能阻断苯丙胺类的中枢兴奋作用,常用剂量是 2～5mg。苯二氮卓类药物也能起到较好的镇静作用。苯丙胺类药物长期使用主要表现为精神依赖性,常表现出与阿片相类似的渴求和强迫性觅药行为,但戒断后的躯体症状相对阿片类要轻得多,通常不需要进行药物干预,其戒毒治疗主要是对症治疗和心理治疗。需要指出的是,目前在对单纯苯丙胺类兴奋剂吸毒者的戒毒治疗中,存在采用治疗海洛因依赖的方法对待苯丙胺类兴奋剂依赖者的情况。这是一种错误的治疗方法。由于海洛因与苯丙胺存在药理及作用的区别,海洛因依赖的治疗方法如美沙酮脱毒和维持疗法,对单纯吸食苯丙胺类兴奋剂的吸毒者来说,无疑是给他们吸食新的毒品。苯丙胺类兴奋剂的戒毒治疗主要是停止吸毒,进行心理治疗。

戒断后期也会有失眠、焦虑、抑郁及其他自主神经功能紊乱表现,可以给予适当的对症治疗。长期滥用苯丙胺类药物有可能诱导苯丙胺性精神病,临床上主要可采用氟哌啶醇进行治疗。抗抑郁药能够减轻患者的恐惧和抑郁情绪,地西泮等苯二氮卓类药物则能通过促进 γ 氨基丁酸(GABA)能神经元的活性,提高中枢神经细胞的兴奋阈值并产生非特异性催眠作用,改善戒断期患者的睡眠,减少药物渴求行为并降低复发率,抑制苯丙胺类毒品的中枢神经过度兴奋作用而起到镇静作用。其他多巴胺受体阻断剂例如吩噻嗪类也有一定的治疗效果。

氟哌啶醇(Haloperidol),又名氟哌丁苯

【体内过程】 口服吸收快,血浆蛋白结合率约 92%,生物利用度 40%～70%,口服 3～6 小时血药浓度达峰值,半衰期为 21 小时。经肝脏代谢,单剂口服约 40%,在 5 日内随尿液排出,其中 1% 为原形药物。活性代谢产物为还原氟哌啶醇,约 15% 由胆汁排出,其余经肾脏排出。

【作用及应用】 氟哌啶醇有很好的对抗幻觉妄想和兴奋躁动的作用。对于症状严重的精神病患者常选用 2～5mg 肌注,可视病情调整剂量。

【作用机制】 氟哌啶醇是 D2 受体阻断剂,能特异性阻断冰毒或摇头丸的中枢神经系统作用,并可促进脑内 DA 的转化。

【不良反应】 过量后可引起高热、心电图异常、白细胞减少及粒细胞缺乏等中毒症状。不良反应主要表现为锥体外系反应、迟发性运动障碍、口干、视物模糊、乏力、便秘、出汗等。

二、可卡因滥用的治疗

可卡因类毒品主要包括古柯叶、古柯糊、可卡因碱、盐酸可卡因以及 20 世纪 80 年代以后出现的可抽吸的克赖克(Crack)。大剂量使用可卡因容易使人产生被驱动感,抑郁情绪与欣快感相混杂,过分自信,情感强烈且不稳定;易出现冲动行为,谈话内容不当,思维速度快而混乱。剂量进一步增大时,易出现刻板动作甚至精神病样表现,随后表现为过度疲倦、睡眠增多及抑郁少动。

可卡因的戒断表现不同于海洛因,停用可卡因数日后患者才会出现药物渴求感。可卡因依赖者的戒断综合征大致分为三个阶段:崩溃阶段、撤药阶段和消除阶段。

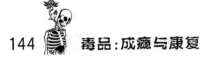

崩溃阶段的症状在停药后几个小时逐渐出现,主要表现为意识模糊、食欲丧失、激动不安、情绪低落和抑郁,少数患者在此期间还会出现自杀企图或自杀行为。此阶段持续9小时到4日。

撤药阶段的戒断症状表现与可卡因的药理作用相反。通常在停用可卡因的1～10周后出现。初期患者保持对可卡因的低渴求状态,睡眠逐渐恢复正常。随着环境中诱发因素出现,患者又会出现情绪低落、易激惹、抑郁、无力以及对可卡因的强烈渴求行为。此期的病理生理学机制可能与患者自身多巴胺受体处于超敏感状态以及奖赏通路的功能低下有关。

消除阶段患者的情绪和日常生活基本恢复正常,但对可卡因的欣快感仍念念不忘,一旦存在诱发因素患者极易复发。如果此期能够克服渴求感则对可卡因的条件反射会逐渐消除。

目前用于可卡因依赖的治疗药物主要包括抗抑郁药物(三环类抗抑郁药)、DA受体激动剂(溴隐亭及金刚烷胺)及阿片受体拮抗剂(纳曲酮)。急性可卡因中毒可静脉注射短效巴比妥制剂如硫喷妥钠,反复出现惊厥时可用安定静注。此外钙通道阻滞剂及抗精神病药等也被试用于可卡因滥用治疗。

1. 溴隐亭(Bromocriptine),又名溴麦角隐亭,溴麦亭,溴克丁。

【体内过程】 口服易吸收,但有明显的肝脏首过效应,血药浓度达峰时间为1～3小时,血浆蛋白结合率为96%。半衰期约为3小时,主要在肝脏代谢并经胆汁排出。

【作用及应用】 本品系DA受体激动剂,能减轻可卡因滥用者的心理渴求,对帕金森氏病也有良好的治疗作用。可用于治疗可卡因滥用,对缓解药物渴求行为效果较明显。此外,因其可减少催乳素和生长激素的释放,也可用于产后停乳及催乳素分泌过多症。

【作用机制】 本品能激动结节-漏斗部和黑质-纹状体通路的DA受体,能够逆转长期滥用可卡因引起的DA受体超敏、DA耗竭及高催乳素血症。

【不良反应】 常见的不良反应有恶心、呕吐、厌食、便秘、腹痛、头痛、眩晕、疲倦、直立性低血压、多动症、运动障碍、精神症状,发生率达68%。也可出现幻视和幻听,但较少引起运动障碍。大剂量长期使用溴隐亭可导致肺及胸膜纤维化,发生率为2%～3%。

【药物相互作用】 与灰黄霉素合用可减弱溴隐亭的作用;与降压药合用可导致低血压。

2. 金刚烷胺(Amantadine),又名金刚胺,三环癸胺。

【体内过程】 口服吸收完全,半衰期约为16小时。药物主要以原形经尿液排出。

【作用及应用】 能增加脑内DA浓度,对震颤麻痹有明显疗效,而且能减轻可卡因滥用者的心理渴求行为,其作用起效快,维持时间短。可用于治疗可卡因滥用,对缓解药物渴求行为效果较明显;也可用于治疗帕金森氏病。

【作用机制】 本品吸收进入脑组织后,能促进DA释放并延缓DA的代谢降解,使脑内DA维持在一定的水平。

【不良反应】 常见不良反应有恶心、腹痛、食欲减退、头痛、眩晕、抑郁、失眠、共济失调、精神不安等中枢反应。长期用药后常可见下肢皮肤出现网状青斑和踝部水肿。

【药物相互作用】 与抗胆碱药合用时可能引起幻觉、精神错乱以及噩梦。

第五节　精神抑制药依赖的治疗

目前在临床上使用的镇静、催眠和抗焦虑药主要是巴比妥类和苯二氮卓类。巴比妥类药物可通过抑制大脑皮层而产生镇静催眠作用；苯二氮卓类药物的主要药理作用则是抗焦虑、中枢肌松和催眠等。两类药物在临床上主要用于治疗失眠，因此滥用的可能性极大。

巴比妥类药物滥用患者一旦停药会出现严重的戒断综合征，如厌食、虚弱无力、焦虑不安、头痛、失眠、呕吐、体重锐减、心动过速、四肢震颤加重、全身肌肉抽搐或癫痫发作、高热、谵妄甚至死亡。苯二氮卓类药物滥用者的戒断症状虽不如巴比妥类严重，但个别患者也可能出现严重的戒断反应甚至发生抽搐。镇静催眠药滥用的治疗原则一般是采用替代递减模式进行脱毒治疗。中、短效作用的镇静催眠药物滥用后可用长效作用的同类药物苯巴比妥或地西泮替代，其后对长效作用者再逐渐减量戒断，减药需要较长时间，常需要 2～3 周甚至更长。脱毒期的辅助治疗也很重要，如癫痫发作者可辅以苯妥英钠；精神障碍者可辅以抗抑郁药，目前使用较多的是曲唑酮；心动过速者则可以辅以普萘洛尔等治疗。

曲唑酮（Trazodone），商品名美抒玉、美舒郁，是一种具有显著抗焦虑和镇静作用的第二代抗抑郁药。

【体内过程】　口服吸收良好，血药浓度达峰时间约为 1 小时，与食品同服稍增加吸收。蛋白结合率为 89%～95%，其活性代谢产物在脑内浓度比血浆浓度高，且比母体的生物活性更大，从体内消除也慢。半衰期约为 5～9 小时。多以游离和结合形式从尿中排出。肾功能损害者使用本药治疗无明显影响。

【作用及应用】　具有明显的镇静作用，对苯二氮卓类药物依赖的患者有良好的替代作用，且该药长期使用无潜在的滥用或依赖性。可用于治疗抑郁症和伴随抑郁症状的焦虑症以及药物依赖者戒断后的情绪障碍。

【作用机制】　通过在突触前膜上选择性阻断 5-HT 重吸收，从而增加突触间隙 5-HT浓度，产生抗抑郁作用。此外，该药也能阻断中枢 α1-肾上腺素受体，因此能产生镇静作用。

【不良反应】　常见不良反应有嗜睡、疲乏、头晕、头疼、失眠、紧张、震颤、视物模糊、口干、便秘等。偶见体位性低血压、心动过速、恶心、呕吐和腹部不适。极少数患者会出现肌肉骨骼疼痛和多梦。实验室检查偶可发生白细胞总数和中性粒细胞计数减低，若低于正常范围，则应停药观察。对于在治疗期间出现发热、咽喉疼痛或其他感染症状的患者，建议检查白细胞及分类计数。

【药物相互作用】　合用地高辛或苯妥英，可使地高辛或苯妥英的血浆水平升高，也能增强酒精、巴比妥类和其他中枢神经系统抑制剂的作用。目前尚缺乏该药和单胺氧化酶（MAO）抑制剂之间发生相互作用的临床经验，故两种药物互换使用时，一般应间隔两周。

第六节　致幻剂依赖的治疗

致幻剂是能在不影响意识和记忆能力的情况下改变人的知觉、思维和情感活动的一类化合物，可引起幻觉和情绪障碍，故也称为迷幻药。

一、大麻滥用的治疗

大麻是历史上最早出现的一类致幻剂，其主要的活性成分是四氢大麻酚，此外还有大麻酚和大麻二酚等。大量吸食大麻能导致人的认知能力严重受损，目的性丧失和即刻回忆受损。大麻的躯体依赖性较阿片类、酒精和巴比妥类药物弱，戒断反应相对也较轻微，患者主要表现为激越、不安、食欲下降、失眠、体温降低、发热和震颤，延续 4～5 日后可渐次消退。大麻中毒可引起中毒性谵妄、急性惊恐发作、急性抑郁反应、宿醉现象和动机缺乏综合征。

治疗大麻的戒断综合征和大麻急性中毒，一方面可以采用大麻受体拮抗剂阻断大麻酚的作用，另一方面针对其惊恐和谵妄等可采用镇静催眠药进行对症治疗。对于大麻引起的短时性精神障碍如中毒性精神障碍或焦虑惊恐发作，如果自行消除则不必住院治疗，可给以治疗精神障碍的药物对症治疗；对持续存在的偏执性精神障碍则需使用相应的抗精神病药物如氯丙嗪或氟哌啶醇进行系统治疗。

二、其他致幻剂滥用的治疗

其他致幻剂主要包括吲哚烷胺类、苯烷胺类及苯环己哌啶（PCP）。吲哚烷胺类的代表药是麦角酰二乙胺（Lysergide），苯烷胺类代表药主要是北美仙人球毒碱麦斯卡林（Mescaline）。此类致幻剂用药后的表现主要是感知觉障碍和情绪的变化。滥用者可产生幻觉和错觉、空间定向障碍、人格解体、情绪变化、眩晕、体感异常、颤抖，同时可体验到欣快和愉悦的感受。幻觉中以视觉为主，常带有生动、形象和鲜明的人物。患者活动增多，高度警觉和对外界的刺激过激反应。

致幻剂在临床上几乎没有任何药用价值。主要产生心理依赖，戒断症状表现主要是焦虑、抑郁情绪和睡眠增多、食欲增加、非真实感和人格解体，此外还有交感神经系统耗竭的一些其他症状，持续时间可达数月甚至数年。

致幻剂依赖患者在戒断期间一般不需要药物治疗，可适当采取心理排除支持疗法即可收到较好的效果。长期滥用能引起中毒性精神病，可选用适当的调节精神和排除情感障碍的药物如地西泮或其他苯二氮卓类药物进行处理，但不宜选用氯丙嗪等抗精神病药物。急性中毒者应采用相应的对症治疗。

第七节 其他精神活性物质依赖的治疗

许多有机化学溶剂均具有芳香气味,因此早期在西方常被少部分青少年作为一种集体娱乐形式在一起滥用。挥发性有机溶剂主要包括醇类(包括甲醇、乙醇和异丙醇)、汽油、芳香烃类(包括苯、甲苯、萘、苯乙烯、二甲苯)及亚硝酸类。此类物质的滥用方式主要是鼻嗅和口吸。滥用者对挥发性溶剂具有明确的心理依赖,但是否具有躯体依赖目前尚存在不同观点。部分人可在撤药6～24小时后出现戒断症状,如静止性震颤、易激惹、焦虑、失眠、对刺痛敏感,偶见抽搐和谵妄发生。

挥发性有机溶剂滥用者一般无需特殊的药物治疗。多数可由家庭和社会配合进行心理治疗,让其了解这些有机溶剂对身体的毒性和危害,劝阻他们继续滥用此类物质,通常都能达到较好的效果。但如果患者出现了较为严重的精神障碍,如焦虑和失眠症状,则应当配合相应的镇静、催眠和抗焦虑药物进行治疗。

对急、慢性挥发性有机溶剂中毒的患者,可根据患者的中毒表现给予相应的对症治疗,必要时需要抢救治疗。

【知识拓展】

国内外医学戒毒进展

1. 基因药物

四川大学华西医学中心研制成功一种可以有效改善吸毒者身心依赖的基因药物。这项名为"戒毒反义核酸"的研究成果已经获国家专利。它可以有效改善吸毒者的身心依赖,解决吸毒者心理成瘾这一全球性戒毒研究的难题,具有使吸毒者彻底脱毒的效果。与其他方法相比,最大的优点是副作用小,不影响其他功能,仅是干扰了生物节律,而吸毒者本身的生物节律就是紊乱的。

2. 可卡因疫苗

英国《每日邮报》2011年1月6日报道,美国研究人员开发出一种新型戒毒疫苗,可以帮助吸毒者摆脱毒瘾。这种疫苗可以释放一种结构与可卡因分子相似的化学物质,然后附在感冒病毒上。注入人体后,人体免疫机制就会发挥作用,将这种化学物质视为"入侵者",形成可卡因抗体。当再遇到可卡因分子时,这种抗体就会迅速产生,吞噬可卡因分子,令其难以到达大脑。

3. 鸦片类疫苗

俄罗斯乌拉尔制药集团执行董事亚历山大·彼得罗夫2011年8月宣布,乌拉尔国立医学科学院的专家研制出一种疫苗,可帮瘾君子摆脱鸦片麻醉剂的毒瘾。

4. 脑深部电刺激(Deep Brain Stimulation, DBS)

DBS是在1987年引入临床用来治疗震颤的一种方法,药物成瘾的强迫性觅药行为与

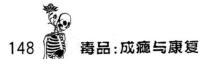

强迫症的某些症状有相似之处,并且具有长期反复发作的特点(反复复吸),因此,提示我们可以将 DBS 应用于药物成瘾的治疗。传统的核团毁损手术,通过射频热凝使神经核团凝固坏死,造成永久性功能丧失,不可逆转,而 DBS 是通过植入直径 1.2mm 的刺激电极对神经核团进行长期的、体外可调的持续刺激达到治疗目的。不需要破坏神经核团,与传统毁损手术比较具有可逆性、治疗的可调节性和微创等突出优点。一旦患者痊愈,可拔除电极而患者不遗留脑部核团功能的损伤,因此,该手术是理想和有前景的治疗方法。

5. 记忆抹除

北京大学中国药物依赖性研究所推出了一种通过改变记忆来防止毒品复吸的方法,被业内喻为"找到了戒除毒瘾的一种新的探索途径"。这种看起来有点像"洗脑"的关于戒毒方法的最新研究成果,被发表在 2012 年 4 月 13 日的美国《科学》杂志上。这项研究可能为药物成瘾治疗提供了一种新的非药理学干预手段。

记忆都有编码、巩固、唤起和再巩固的过程,2008 年,陆林(北京大学中国药物依赖性研究所所长)就在一项大鼠试验中,通过对记忆再巩固过程的干预,彻底抹除对毒品的顽固性成瘾记忆。从动物试验到临床试验,其间经历了很长的时间。这项研究主要是通过发现记忆巩固的时间窗,破坏记忆的再巩固过程,使得之前的成瘾记忆得到减弱、消退乃至抹除,从而降低心理渴求,起到防复吸的作用。这个实验只是一个探索性的开端,还需要进一步的研究。

第八节　治疗性药物的依从性

一、依从性的概念

依从性(Patient Compliance/Treatment Compliance)也称顺从性、顺应性,指病人按医生规定要求进行治疗的行为,习惯称之为病人"合作";反之则称为非依从性。依从性可分为完全依从、部分依从(超过或不足剂量用药、增加或减少用药次数等)和完全不依从三类。在实际治疗中,这三类依从性情况各占三分之一。病人的依从性对药物治疗成功与否具有重要的意义,治疗措施的落实应用是治愈疾病的前提。若病人不服从治疗,不能按时服药,则不能达到预期的治疗效果,造成医疗卫生资源的浪费。

阿片类药物依赖作为慢性复发性脑疾病,是一个世界性难题。阿片类药物依赖的防复吸治疗是一个复杂的综合治疗过程。被动服药和主动脱失则是防复吸治疗失败的主要原因之一。戒毒人员回到社会后,提高药物使用的依从性,减少脱失和漏服现象,是防复吸治疗的一个重要方面。

二、影响药物维持治疗依从性的因素

(一)治疗方案的复杂性

戒毒防复吸治疗是一个复杂的综合性治疗过程,时间长,易反复。无论是 MMTP 治疗还是 NTX 治疗都是一个长期的过程。在美国,MMTP 疗法已演变成为无限期治疗,采用

NTX 治疗的话,医生的建议也是服药两年以上。根据我国实际情况,临床推荐 NTX 治疗服药时间为 6 个月以上。但是,一般结合患者的心理渴求以及行为矫正情况决定,临床也有低剂量维持一年以上的经验。

（二）身体的不良反应

在成瘾治疗过程中,稽延性戒断症状一直是影响戒毒成效的重要因素。戒毒康复治疗中可能会有一些身体的不适。同时,由于吸毒人员对毒品的感受最深,当出现一些不适症状时,为缓解症状或减轻精神压力,他们首先想到的是毒品,而不是正常治疗的药物。

（三）毒品的内驱力和条件反射

毒品作用于中枢神经而使人产生欣快感,对欣快感的追求是诱导继续吸毒的内驱力,主要表现为对药物的强烈"渴求感",当看到或听到与毒品有关的事物时便条件反射式地产生打哈欠、周身不适等一些症状。而防复吸药物 NTX 是一种拮抗剂,服用纳曲酮后,即使使用毒品也不会产生欣快感,可以减轻或削弱对药物的渴求。

（四）担心治疗费用

吸毒人员大部分由于长期吸毒已耗尽家财,经济条件比较差,因此经济问题也是影响药物依从性的因素之一。

（五）社会因素的影响

吸毒对家庭和社会造成了很大的危害,即便是戒了毒也一时难以改变社会对他们的厌恶和反感,同时很难被社会接纳。戒毒人员在现实生活中难免会遇到被家人朋友厌弃或误解、就业无望、生活困难等情况,这时就容易自暴自弃、放弃戒毒计划甚至重新使用毒品。

经过戒毒康复治疗稽延性戒断症状明显减轻,有些戒毒人员自认为已经戒断毒瘾,也有自以为能抵制毒品的诱惑而中断治疗,实际则不然。

实行出所后动态管控。众所周知,海洛因成瘾是一种慢性复发性脑病,目前尚无完全治愈的药物和方法。完整的戒毒过程包括脱毒、康复、社会帮教三个连续的阶段,强戒所学员在所内进行了一定的治疗和康复、仅完成了生理脱毒,出所后帮教工作未能及时衔接和跟进,加之吸毒者对毒品的心理依赖、毒友引诱等多种原因,导致他们出所后不久就走上复吸的道路。因此,出所后的动态监管显得尤为重要。我们建议:美沙酮门诊医生负责接诊强戒所转介服药人员,对其进行相关知识宣传及心理咨询,要求其每周到美沙酮门诊进行 1 次尿检,对符合条件者给予人组治疗。专职联络员与美沙酮门诊工作人员保持密切的联系,了解转介人员的服药情况、掌握其动向,并联系社区、街道办事处综治干事等工作人员共同开展面对面帮教,进行美沙酮宣传工作,使其保持较好的依从性。

事实上,成瘾药物治疗并非完全无效,尤其是在纳曲酮等药物的介入后。大多数的吸毒人员吸毒后也是真心想戒的,随着康复治疗越来越完善,他们不断完善自己的人格与心理,能够保持操守。国际不少戒毒自助团体中的工作人员自身的经历已经很能说明问题。

第九章　心理治疗

　　戒毒治疗领域涉及众多因素,是一个综合的运作体系,除探索更加有效的药物治疗,心理治疗的作用也是至关重要的。科学施治就是在了解和掌握了吸毒成瘾是一种慢性脑病的前提下,综合运用有效的药物治疗和心理行为治疗,辅以物理治疗、教育、劳动、康复训练等各种手段使成瘾者摆脱毒瘾。

第一节　心理治疗的概念

一、心理治疗概述

　　心理治疗(Psychotherapy)又称精神治疗,是运用心理学的原则与方法,治疗病人的心理、情绪、认知与行为等相关的问题。治疗的目的在于解决病人所面对的心理困难,减少焦虑、忧郁、恐慌等精神症状,改善病人的非适应行为,包括对人对事的看法和人际关系,并促进人格成熟,能以较有效且适当的方式来处理心理问题及适应生活。因其治疗过程主要依赖心理学的方法来进行,所以称为心理治疗,以便与药物或其他躯体治疗相区别。从实际操作的观点看来,心理治疗是因病人自己感到心理问题或情绪与行为上的困难,以"求治者"的身份及求治的动机,与"治疗者"接触,经由明确或含蓄的契约关系,以一种规定的方式,采用语言交谈的会诊形式,经由若干时间进行心理上的治疗工作。在治疗过程中,求治者要相当主动地与治疗者合作,检讨自己的心理与行为,并寻找改善的方向,努力修改,促进自己的心理与行为的成熟,所以并非是被动地接受治疗。

　　心理咨询(Counseling)又称心理辅导,与心理治疗极为相似。一般来说,精神医生使用"心理治疗"的称呼,意味着由治疗者来医治求治者之心理问题,较适用于已发生困难的病人的情况;而临床心理学家或其他辅导者,较习惯于使用心理辅导或心理咨询的名称,表示主要工作在于辅导或咨询,包括预防心理问题及促进成长,较适用于辅导有关日常心理问题的情况。虽然两者称呼不同,治疗者的背景、工作的方式与任务略有差异,但其治疗或辅导的原理大同小异,可合并讨论。

　　精神疾病病人或常人所面对的精神问题,在观念上可就其病因而分为内因性的精神疾患,如主要由遗传或神经系统的生物化学因素而产生的"精神疾患";以及外因性的心理因素而产生的心理与行为上的困难,如受心理创伤,遭遇心理挫折或应激而发生心情障碍,产生或因与人相处有冲突,或与环境适应有困难而带来的"心理问题"。对于后者之治疗,即对于所谓的心理问题,则较需依赖心理治疗或心理辅导。

二、科学的心理治疗应该具备的几个要素

1. 由具有社会认可身份、受过专业训练的人员实施；
2. 在专门的医疗和心理卫生机构、场所实施；
3. 以助人、促进健康为目的，不损害患者身心健康和社会的利益；
4. 遵守技术规范和伦理原则，并符合法律的要求；
5. 掌握适应症和禁忌症，不滥用、误用；
6. 对治疗过程及其后果能够控制、查验，能及时发现和处理副作用，能进行合理解释，不使用超自然理论。

第二节 戒毒人员心理治疗的意义和目标

一、戒毒人员心理治疗的意义和必要性

目前，国内外戒毒的成功率很低，究其原因，一是由于毒品的毒性很强，戒毒人员会产生严重的依赖性和戒断症状，并导致戒毒人员严重的生理和心理损害；二是吸毒行为与戒毒人员的、个体素质、生活环境密切相关。吸毒行为在事实上反映了戒毒人员的人格结构、社会环境及生活中的严重问题。因此，在没有解决戒毒人员的人格偏差和生活环境中的障碍的情况下，一般难以有效地戒除吸毒行为。目前，我国许多地区和部门的戒毒工作往往只局限于生理脱毒的阶段或层次，对于戒毒工作至为重要的心理康复和社会辅导未得到应有的重视，使许多戒毒人员只能善始，却无善终。之所以形成这种情况，从客观上来看，主要是我国戒毒工作起步较晚，关于戒毒的理论、方法的研究和实践都很不充分；从主观上来说，主要是对于戒毒工作的复杂性和艰巨性缺乏明确的认识。因此，要寻找出一条切实有效的戒毒途径，就必须从生理、心理、社会三方面同时入手，建立一个医学、心理学和社会学交相联系、相辅相成，药物治疗、心理康复和善后辅导有机协调的全方位戒毒运作体系。

首先，使戒毒人员从戒毒机构获得医学治疗，在生理上摆脱对毒品的依赖；其次，继续在认知、行为、个性、能力等方面对戒毒人员进行心理辅导和治疗，争取形成一个良好的心理状态，为逐步消除心理依赖打下基础；最后，在戒毒人员重返社会后，使之能够从各方面得到情感支持，稳定情绪，平衡身心，继而修正人生观，改善人际关系，确定工作和生活目标，使其重新成为一个能够被社会所接纳的人，最终成为社会的正常的一员，而不再成为毒品的奴隶。

戒毒人员对于毒品的依赖包括生理依赖和心理依赖。生理依赖可以在短时间内得以解决。

目前，对戒毒人员的心理治疗仍是一个新的课题。在许多戒毒机构中，往往存在片面地强调医学治疗或生理脱瘾或不恰当地依靠政治思想教育以及劳动手段的情况。无疑，法制教育和道德教育具有不可替代的地位，对于加强戒毒人员的法制观念、道德观念、社会责任感是完全必要的。然而，戒毒人员染毒的原因和依赖毒品的原因具有复杂性，戒毒人员一般在生理和心理上都已经发生了扭曲，通过单纯的德育和劳动手段来进行戒毒是远远不够的。

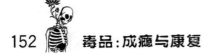

同时，德育教育属于一种规范教育，被教育者只能被动地适应它所提供的道德常规，而从根本上去陈布新，纠正恶习，最终还是由被教育者自己来习得和完成。心理治疗恰恰有助于把德育的规范过程和被教育者在心理治疗中的情感整合起来，从而提高其治疗和教育的效率。

此外，进行心理治疗使治疗人员能够设身处地地感受病人的处境和痛苦，并给予支持、理解。尊重和信任可以满足或激发戒毒人员在情感中的不足，从而为进一步的心理行为改变奠定基础。同时，由于心理治疗经常采用宣泄、缓解的方法，这也可以补充规范性教育的不足。所以，针对难以戒除的心理依赖，非常有必要通过心理治疗的方法辅导戒毒人员纠正偏差人格，恢复心理健康，从而达到彻底摆脱毒品的目标。

二、戒毒人员心理治疗的目标与阶段

(一)心理治疗的目标

一般意义上的心理治疗目标是促进成瘾者成长、自立自强，使之能够面对障碍和处理个人生活中的各种问题。具体到对于戒毒人员的治疗，则是要消除戒毒人员的人格障碍，纠正其不正确的意识与行为，促进戒毒人员的心理健康，并在此基础上戒断毒瘾。当然，这种目标的实现需要经过一个较长时间且复杂的过程，需要借助多种心理治疗的方法，分层次、分阶段地来完成。

1.终点目标和中间目标

对于戒毒人员进行心理治疗和帮助的最终目的就是希望他们能够戒断毒瘾，重新生活。但在具体的治疗过程中，不可能立即达到此目的，也不能一开始就直接迈向终点目标，而必须通过矫正、预防、提高等方法或形式逐渐达到目的。因此，在治疗过程中，就存在一个终点目标和中间目标的问题。一般意义上的最终目标都是帮助接受心理治疗的人提高生活质量和适应社会的能力。而中间目标具有桥梁的作用，是向终点目标迈进的步骤。

2.医学目标和心理学目标

无论采用何种方法，对戒毒人员进行心理治疗的最终目的就是帮助戒毒人员脱离毒瘾，不再复吸，但这并不意味着心理治疗的直接任务就是戒除毒瘾，而是有可能通过其他的迂回方法间接向最终目标靠近。由于通过心理治疗的方法帮助戒毒人员解除毒瘾，不可能像通过医学治疗解除生理毒瘾一样很快产生效果，因此，心理治疗要以心理学的目标为标准，以改善戒毒人员的心理健康为主，为达到戒毒的目标服务。对于戒毒人员而言，心理治疗的目标会与医学目标相重合，戒毒人员往往同时需要心理治疗和药物治疗，但心理治疗要坚持心理学的目标这一点是不容易置疑的。

(二)心理治疗的阶段

心理治疗是一个过程，需要对戒毒人员进行分析、综合的诊断、预测、劝导或治疗等过程。在实际治疗中，有三个必须经过的阶段，即心理诊断阶段、帮助和改变阶段及结束阶段。在第一个阶段中，治疗的主要任务是针对戒毒人员的问题进行确认，弄清到底是什么原因使得其难以戒除毒瘾，是性格、行为还是环境？然后，针对问题制定治疗目标；第二个阶段就是帮助戒毒人员改变对于毒品、毒瘾和戒毒等问题的认识，并帮助他们改变在戒瘾的过程中情绪或行为；最后，在结束阶段要帮助戒毒人员巩固治疗成果，使之适应结束阶段情况，即使在没有心理治疗帮助的情况下，也能克制自己，不再接触毒品。

【知识拓展】

强制隔离戒毒人员心理特点简介

戒毒人员在戒毒所的整个治疗过程大致分为治疗脱瘾、康复巩固、准备回归社会等三个不同阶段。

1. 治疗脱瘾阶段(入所后三个月内)

尽管新入所的戒毒人员因个性特征、社会经历、家庭情况、期限等各有不同,其心理特征各有差异。但由于他们均是同时面对人身自由、社会地位以及外在环境等的突然改变,从整体上说,他们仍具有许多共同的心理特点。

(1)疑惧心理

对于绝大多数初次戒毒人员来说,强戒是对吸毒违法行为的惩治,思想受到震动,感受到了法律的威严和自身吸毒行为的严重后果,内心产生产生恐惧。

(2)消极悲观心理

戒毒人员大多有屡次戒毒均未成功的经历。进入戒毒所以后,对强制接受教育挽救的现实,普遍有种无依靠的被遗弃感,由此逐渐产生消极和悲观的自卑心,丧失重新做人的勇气和信心,甚至一蹶不振,走上逃避甚至对抗教育挽救的道路。

(3)戒备对立心理

新入所的戒毒人员,大多数不能真正认识到吸毒对个人、家庭、社会危害程度,甚至错误地认为吸毒是自己的事情,不算违法,更不应该送来劳教,普遍有一种无罪错感甚至鸣冤屈。他们不仅不去考虑如何弃旧图新,重新做人,反而对于他人抱有一种敌视对立的态度。严重时还采取哄闹、打架斗殴、罢工、绝食、自杀等极端方式对抗教育挽救。

2. 康复巩固阶段

这一阶段大致为治疗脱瘾期结束后直至解除强制隔离戒毒决定前两、三个月之间的阶段。在这一阶段,通过前期的治疗脱瘾与入所教育,戒毒人员对强戒场所和所内生活逐步适应,情绪相对稳定。多数人在戒毒工作方针和禁毒政策的感召下,通过教育感化,自尊心和荣誉感开始恢复,有了重新做人的上进心理。但是,由于旧的思想观念与行为恶习不是在短时间内就能有所改变的。在各种诱因的影响下,戒毒人员内心中前进与后退的矛盾斗争依然存在,在某种条件下,还有可能激化。

3. 准备回归社会阶段(解除决定前1～3个月)

这段时间,戒毒人员心理活动仍然相当复杂,他们没有了康复巩固阶段的相对稳定情绪,产生了由于解除决定所引起的一系列思想波动。大多数戒毒人员会因即将面临恢复自由,复返社会而感到欣喜。而此时他们考虑的最多的是出去以后一定不再复吸毒品,多赚点钱,和家人好好过日子;也有的放松了要求、消极等待,甚至诈病怠工;少数恶习未矫治好的,身在场所心在外,产生是否重操旧业的心理矛盾;更有甚者,个别人员暗中向他人发泄心中的怨恨,甚至借故闹事等。

第三节　主要心理治疗流派简介

一、精神分析治疗及心理动力性治疗

经典精神分析治疗（Psychoanalytic Therapy）是在 19 世纪 90 年代由弗洛伊德（S. Freud）创立的，其特征是对人的潜意识和人格发展，提出了心理动力学（Psychodynamics）学说。弗洛伊德精神分析理论中最重要的理论之一是关于潜意识和人格结构的学说。他认为人格结构由本我、自我、超我三个相互密切作用的系统构成。

1. 本我（ID）

本我（ID）是人格中最原始的潜意识结构。其中蕴藏着本能冲动，为一切精神活动提供非理性的心理能量，按"快乐原则"行事，只求本能需要及时满足。弗洛伊德认为人有两类最基本的本能，即：

（1）生的本能：包括自我本能和性本能，表现为生存的、发展的和爱欲的本能力量，目的在于保持种族繁衍与个体生存。

（2）死亡和攻击本能：包括人类心理的攻击、破坏、自毁等成分，及其衍生的贪婪、野心、暴虐等。

2. 自我（EGO）

自我（EGO）指意识的结构部分，是本我经外部影响而形成的知觉系统，代表理性，调整本我与外界和超我之间的关系。自我与本我的关系如同骑手与马匹的关系。自我的主要功能是：

（1）根据"现实原则"行事，监督、调节、压抑本我，使之适当满足。

（2）自我使个人精神活动保持与外界的联系，可分为：

现实感：指个人对自身和客体的觉察能力；

现实检验：个人对外界具备作出客观评估和判断的能力；

对现实的适应：使个人能根据对现实的判断，运用应对能力适应客观环境。

（3）客体关系：个人在生长发育过程中，形成与发展同他人关系的能力。

3. 超我（Super-EGO）

指道德的部分、人格最高层，处于意识层面，代表良心。按"至善原则"指导自我，限制本我，以图达到自我典范或理想自我的实现。

上述三者保持平衡，人格发展就会正常。反之，如果各种力量的冲突不能很好解决，则导致神经症或其他障碍。为达到治疗目的，治疗者安排患者进行每周数次、历时数年的长程治疗，其间使用许多专门技术，如：释梦、自由联想、对质、澄清、阐释、修通、重建、阻抗分析、移情与反移情的处理，等等。

经典的精神分析因耗时太多而不再流行。近 40 多年以来，以精神分析理论为基础的各种短程治疗（Brief-Therapy）较为普遍，基本思想仍基于心理动力学理论，统称为心理动力性心理治疗。现代理论同样认为，患者表面上是因为各种症状和问题而感到痛苦，但这些痛苦其实是潜意识冲突和童年期创伤的结果。这些体验的组合甚至会导致人格障碍的形成，并且渗透、反映在日后的所有体验领域之中，包括思维、躯体感知、自我及环境知觉、社会能力。与经典学说不同，现代动力性心理治疗认为：过去的经历实际上是不可能真正得到修正的，心理治疗的目的首先是改变此类人格障碍中与当前紧迫问题相关的那些部分；与此同时，通过处理不良心理体验，使患者正确认识自己生活设计中的缺陷，重树希望，重建有效的人际关系。

二、行为—认知治疗

20 世纪 60 年代发展起来的行为治疗，主要以巴甫洛夫(I. P. Pavlov)的经典条件反射学说、斯金纳(B. F. Skinner)的操作性条件作用学说，以及班杜拉(A. Bandura)的社会学习学说为理论基础，认为神经症等病态并非潜意识冲突的结果，而是一系列"习得"的错误行为方式在环境中反复出现的刺激，包括人自己的行为所造成的结果，通过奖赏或惩罚的体验，分别"强化"或"弱化"某一种行为，其中包括可能使人不能适应环境的行为。因此，治疗的任务是，用"养成性技术(Acquisition Techniques)"设计新的学习情景，使合意的行为得到强化、塑型；用"消除性技术(Removal Techniques)"使不合意的行为得到弱化、消退。

在提出行为主义的早期，这些理论观点主要是基于对实验动物的观察，所以只强调外界刺激(Stimulus)与可观察、可测量的外显行为反应(Rfeaction)之间的关系，简化为"S-R"模式。后来人们注意到，人作为有机体(Organism)所具有的内在心理过程，如认知过程，在由外来刺激引起行为反应的过程中，起到重要的中介作用(S-O-R 模式)；适应不良的或者病态的行为之所以形成并维持下来，与一些非理性观念或推理方式，如"非此即彼、以偏概全、情绪化、灾难思维"等思维歪曲有关。因此，新近的行为治疗已不再是机械、非人性化的操作，它不仅仅对外显行为感兴趣，而且注意认知因素与行为之间的互动关系，增加了对内在心理过程的干预，故被称行为—认知治疗(Behavioral-Cognitive Therapy)。

三、人本主义治疗

人本主义治疗(Humanistic Therapy)又称咨客中心治疗(Client-centered Therapy)，是以 20 世纪 60 年代出现的人本主义心理学为基础的一类治疗方法，重视人的自我实现理想、需要层次，重视人的情感体验与潜能，提倡治疗者应该具有高度的同理心(Empathy)，以平等、温暖、关切、真诚和开放的态度对待咨客或病人。代表性先驱人物是罗杰斯(Rogers)。

相对精神分析对潜意识的关注和行为主义对学习过程的强调，人本主义对于意识领域的冲突感兴趣，首先倡导"以人为本"、"以咨客为中心"的思想，心理治疗对象被称为"咨客"而非"病人"，故意弱化对心理病理的关注。认为，心理障碍只是成长过程受阻碍的结果，是实现自我的能力相对于可能性显示出不足；不能高估过去的潜意识经验和环境中的条件化学习因素对人的影响，也不能高估智力、理性对于其他心理过程和行为的控制。每个人都有其独特性，心理治疗者不是万能的权威，而只是一面"镜子"而已，让咨客"看见"自己的行为和不能用言语表达出来的感觉体验。心理治疗的目标是扩大、增加体验，增强自由意志，提高自我确定、选择和满足的能力，促进非理性的体验能力，如敏感性、情感表达、发散性、创造性及真诚性等方面的成长。为达到这些目标，治疗干预显得自然而然，治疗者有高度的情感投入。由于以上特点，人本主义理论和技术已经成为一般心理治疗的基础，而且也被其他流

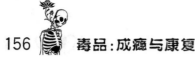

派广泛采纳。

四、系统式治疗

系统式治疗(Systemic Therapy)是近 50 年来伴随着系统论、控制论的诞生而发展起来的。特点是强调个体与人际系统间的心理动力学关系，关注整体和系统中各种互动性联系。与其他疗法关系密切，有很好的兼容性，但又有自己独到的理论观点和技术。

从系统思想角度看，家庭和其他人际系统是由互相关联的个体和子系统以复杂方式，如血缘、婚姻、家族文化代际传递、行为反馈、利益等，自我组织的、持续发展的因果网络；个体的异常心理及行为不仅仅是个体内部发生的过程，而且是社会现象，受到人际系统内互动模式的影响，或是对于系统过程的反应，甚至就是对于互动关系变化而作出的主动干预、调节。

系统治疗者关注的是那些在此时此地有意无意间发生着的交互作用，以及隐藏在具体行为后面的交互作用模式、规则。相应地，治疗的目标在于创造条件，让家庭自己通过实际生活中的努力，改变那些妨碍个体和系统发展的模式与规则，并形成新的、有适应性的模式与规则。起初，系统治疗是作为家庭治疗的一个分支发展起来的。后来，系统思想不但逐渐影响了大多数家庭治疗者，而且还作为一种基本思想，被接纳进入个别治疗、集体治疗和大型组织/机构咨询之中，成为日益重要的一类治疗。

第四节　心理测量的应用

一、心理测量的概念

心理测量(Psychological Measurement)是应用心理测验作为测量工具的一种测量，并非实验性测量。心理测验(Psychological Test)是根据一定的法则和心理学原理，使用一定的操作程序给人的认知、行为、情感等心理活动予以量化。

一个测验工具不可能包含所要测量的心理活动的全部内容，因此在编制工具确定条目取样时，必须考虑它对所测量的心理活动要具有的代表性和针对性。心理测量工具系根据一定的法则编制的。有关法则包括测量的内容、测量时采用的规则或方法、依据的原理及测量步骤的规定，以及具体评分标准和结果的解释。心理测量除可对人的心理活动予以量化外，还具有可减少无关因素对测验目的的影响，使测量准确、客观和可靠以及所获资料便于比较和交流两个主要的优点。

二、心理测量的性质和水平

心理测量主要是通过人们的外显行为来推论其内在心理活动，从而限定了此种测量的间接性。心理测量无绝对标准，只是与多数人的表现(常模)进行比较，故具相对性。心理测量是通过标准化程序以控制干扰的变量而达到其测量的可观性。人的心理活动是复杂的，具有主观性和抽象性，且受内外环境多种因素影响，因此在运用心理测量工具对人的心理活动进行研究时，应考虑上述特点，以防否定心理测量或把它看做是探讨心理活动的万能工具予以滥用,或给予错误的解释。用来测量的工具(量表)属二级或三级(次序或等距)量表。

三、心理测量的作用

1.临床上用以发现各类精神症状和心理卫生问题并评定其严重度,供诊断参考。某些量表与分类诊断标准配套使用可提高诊断的一致性,有利于精神病理学、流行病学、生物精神病学研究。其另一重要功用是为药效评价提供量化工具。

2.心理测量可用于评价个人或集体的人格特点,可为聘用人才等方面提供服务。

3.在心理咨询中,应用心理测量可以帮助当事人了解自己的情绪、行为模式和人格特点以供当事人进行自我决策和行为矫正参考。

4.通过心理测量,可以收集有关跨文化、跨地区人群的人格、心理健康和智力水平的资料进行各方面的比较研究,并供有关决策人参考。

四、心理测量工具的种类

自法国人比纳(A. Binet)和其助手西蒙(T. Simon)发表第一个智力量表(比西量表)以来,心理测量工具有了很大发展,可测量心理活动各个方面,种类繁多。有关工具可按内容和功能分类,如:人格量表、智力量表、生活经历量表、心理健康量表、精神症状分级量表、社会功能缺损量表等等。根据研究目的选用相应功能的量表。也可按评定方式及评定的精确度予以区分,如:定式检查量表、半定式检查最表、自评量表(问卷)及观察量表等等。定式检查量表和自评量表的评分可靠性高,即受检查者主观影响最小,而半定式检查量表和观察量表评分的真实性好,较接近临床工作中的精神检查。其中在戒毒工作中,以涉及心理卫生问题的人格量表、智力测查及心理健康问卷等作为推荐。

五、心理测量的资料来源

根据各种心理测量工具评定方式的要求,可从多种来源获取资料,如:

1.受试者自己填写问卷。适用于轻型障碍、人格问题者或一般心理健康的调查对象。要求受试者合作、具有一定文化水平(一般为初中)。

2.知情人填写问卷。适用于重性精神障碍不合作者、认知活动受损者或儿童。

3.专业人员与知情人面谈。

4.专业人员与受试者面谈检查。

5.受试者操作计算机。适用于计算机普及的条件下,可完全消除检查者对受试者的影响,获得比较真实、可靠的资料。

6.专业人员的观察,适用于难以进行面谈的患者,如痴呆、木僵者、婴幼儿等。此种评定方式所获资料常常为基础资料的补充。

其中(3)(4)两种情况主要用于重性精神障碍患者,后者为精神病科临床应用最多的评定方式,也是有关疾病诊治的重要资料来源。以上六种评定方式可单独使用,或多种结合应用,以便从各种不同资料来源获得全面综合的、可靠性较高的资料以满足研究之要求。

第五节　心理治疗方法简介

对于戒毒方面的心理治疗方法,目前来讲手段和项目都是比较多的,本文选取了经过实践检验的,且当前较为常用的几种。

一、厌恶治疗法

厌恶疗法是一种具体的行为治疗技术,其内容为:将欲戒除的症状(或目标行为)与某种不愉快的或厌恶性的刺激相结合,当症状出现时,立即给予强烈的厌恶刺激(如电击),以强化其条件反射,逐步达到减少症状直至完全消除症状的目的。

如电击厌恶治疗的具体操作如下:将遥控电击治疗仪置于戒毒者头部,再给戒毒者制造一定的环境(如挂出毒品模型、图片或吸毒器具等),当戒毒者注视或伸手拿取毒品模型或吸毒器具时,立即给予一次电击。经几次电击后,戒毒者看到毒品模型或者吸毒器具想去拿取时,心里就十分恐惧,感到厌恶,如此反复强化,达到戒毒目的。

二、代币治疗法

代币治疗法是通过某种奖励系统,患者做出预期的良好行为表现时,立即就能获得奖励,反复强化,从而使患者表现出的良好行为得以形成和巩固,同时使不良行为得以消退。这种矫治方法对于吸毒初期的戒毒人员效果较好,且适合戒毒所进行集体心理治疗。

三、系统脱敏治疗法

系统脱敏治疗法是指对某种刺激的过敏性反应逐渐递减至消除为止。其基本思想是将一个原可引起微弱反应的刺激,在处于全身松弛下的病人面前重复暴露,从而使它逐渐失去引起反应的作用。具有安全、可靠、无禁忌症特点。可广泛应用于戒毒治疗期间的不良反应,消除焦虑情绪。

四、认知行为治疗法

戒毒所用于戒毒人员认知行为疗法的总方针是“认识、回避、应付”。治疗的核心是帮助戒毒人员认识最有可能滥用药物的状态,以及学会采取有效的应付方法。如努力改变毒品滥用导致的强化行为,学会正确处理遇到的痛苦。改善人际关系,增强社会支持等。应对的目的不是完全消除渴求的频率和强度,而是当渴求出现时能抵抗得住。

戒毒人员认知与行为分离,是该人群病态心理特征之一,治疗中首先要戒毒人员辨别不良认知,如对毒品模糊、错误的认识,对吸毒行为的认识等,继而改变其不良认知。纠正荒谬的信念,训练坚持戒毒的信心,帮助戒毒人员学会应付内外应激,负性情绪及复发高危情景的方法。治疗的最终目的是纠正戒毒人员反社会行为,提高自我控制能力,有助于抗复吸。

五、人格矫正治疗法

研究表明,戒毒人员的不良习惯与人格结构、生活环境是具有密切关系的。不改变这两个因素,戒毒效果难以保证。心理分析是一种较好的人格治疗方法,对于矫正人格偏差,重塑正常人格是具有积极作用的。但是,由于心理分析的各种局限性,如疗效不能肯定、疗程太长、花费过大,以及它对戒毒人员的选择条件(心理分析的对象必须是那些智力、文化程度相对较高的适合心理分析的人)和对心理医生本人在学术、治疗技术、谈话技术等各个方面的高要求,使得心理分析并不是很适合在戒毒人员身上使用,至少不是所有的戒毒人员。所以,对于戒毒人员的人格矫正还必须从另外一个角度来想办法,针对心理分析从人格结构内部着手,如习惯、性格、能力等方面,通过控制它们,来达到塑造新人的作用。

习惯被称为人的第二天性,人们性格中的很大一部分所表现的是一个人习惯化了的行为方式,所谓习惯成自然,在支配自己行为的过程中,习惯的力量往往是比任何的理论原则的支配力量都来的更大,一切最好的理论原则,在成为人的习惯之前,个人是不见得能够始终如一地去信守它的,只有在成为习惯之后,才能在行为中巩固下来,因此,培养良好性格的关键在于培养良好的生活和工作习惯。从培养习惯到培养性格和通过控制情绪达到性格改变。

六、动机性会谈治疗法(Motivational Interview)

动机性会谈治疗法(Motivational Interview)是治疗者是与成瘾者之间的互动交流,以帮助成瘾者缓解问题。这种治疗在带来任何行为变化之前先提高了寻求改变的动机。治疗者采用这种方法是因为,如果成瘾者不愿意的话,任何企图教会成瘾者去克服药物使用的努力都是浪费时间。一旦一位成瘾者的改变动机得到提高,根除药物使用问题的策略就有了更多的成功机会。动机性会谈主要强调成瘾者自己克服物质成瘾的理由。一旦这些理由帮助他们提高了戒除的愿望,成瘾者一般会自己发展出一套策略去克服物质成瘾。

许多人都是可以自己停止使用药物的,而动机性会谈只不过是增加成瘾者自己停止用药的机会。和治疗者的社会互动可能强调药物使用的消极后果,支持成瘾者获得进步的感觉,引导他们去改变自己的生活。

七、生物反馈治疗法

生物反馈治疗法是利用仪器将与心理、生理过程有关的体内的某些生物学信息(包括肌电、皮温、心率、血压和脑电等)加以处理,转换成视觉或听觉等可以感知的方式(如数据、光标或蜂鸣音等)显示(反馈)给患者,患者通过自己操作进行调节生理反馈的信号,逐渐矫治其变态人格,消除心瘾的一种心理治疗方法。

生物反馈治疗是通过操作性条件反射来改善或增强心理、生理活动功能,同时通过随时从仪器获得的信息来纠正对抗病态性条件反射;具体到戒毒问题上,就是要设法破坏吸毒者对毒品的条件反射。生物反馈治疗遵循心理治疗的一般原则:治疗前要根据戒毒者具体情况(对戒毒人员的心理和生理活动的实际状况进行全面测查,掌握治疗前的有关数据,以便确定治疗目标和评定疗效),提出明确的治疗目标和基本的治疗步骤;治疗中要求戒毒人员密切配合,循序渐进,反复强化,以利于戒毒者塑造新行为模式。

生物反馈对有些成瘾者不适合。成瘾者必须愿意在治疗过程中起积极作用。因为生物反馈严格控制在行为变化层面上,那些希望对其症状做深刻理解的成瘾者最好考虑是否可以接受精神分析及其他形式心理治疗。生物反馈对认知功能受损的成瘾者同样不适合,如患有器质性脑病及脑外伤等。

第十章 社会学治疗

　　我国的强制隔离戒毒场所一直是戒毒工作的主要载体之一，是承担系统戒毒康复任务的专业机构。大量吸毒人员或由持续吸毒转化为间断吸毒，或由无节制滥用毒品转化为消遣性偶吸，其对毒品的依赖程度明显下降，社会功能部分恢复，吸毒伤害显著减轻，社会危害显著降低，还有一些人长期保持着无毒状态，但也有人出现了由传统毒品向新型毒品，由单药滥用向多药滥用转化的趋势。可以看出，吸毒现象的减少是一种脆弱的不稳定状态，稍有松懈，就会反弹，容易复吸。吸毒越来越多地从个人问题上升到了社会问题，"戒毒重在社会康复"这一理念开始逐渐得到重视，为"有效戒除毒瘾，保持操守不复吸"提供了有力的支持。本章主要介绍吸毒人员在回归社会后应该接受的康复治疗措施以及一些社会团体力量的有效治疗措施。

第一节 社会学相关概念

　　社会学（Sociology）研究人类社会生活的组织原则，以及这些原则对个体和组织行为的影响。社会学家认为，社会力量通过确定可能选择的行为范围来影响个体的行动。

　　社会控制理论认为，人与其所生活的社会之间，是依赖着一种被称为"社会链"的东西加以维系着的。当人和社会之间的维系程度薄弱乃至破裂时，个人就会无所拘束，从而产生越轨甚至犯罪行为；而当人和社会之间的维系程度紧密牢固时，来自自我的本能冲动、欲望因受到社会联系的控制，可以阻断越轨和犯罪行为，从而产生顺从社会规范的行为。

　　社会支持是指来自家庭、亲友和社会其他方面（同学、组织、团体和社区等），对个体的精神和物质上的慰藉、关怀、尊重和帮助。社会支持及个体对他的感知影响该个体的心理适应性，尤其可缓和应激反应，帮助人稳定情绪，减少无助感，增强对自己应对能力的信心。社会支持是帮助强烈心理应激状态下的人摆脱困境的重要外部力量。

　　加强对戒毒回归人员的回访和继续帮教工作，帮助这些回归社会后的戒毒人员安全渡过"危机期"，彻底地摆脱毒品的困扰，巩固戒毒成果，是强制隔离戒毒机关义不容辞的责任。在戒毒人员出所前，强制隔离戒毒所要与戒毒回归人员及家庭签订跟踪回访协议书，在当地派出所、居委会、社区组织及家属的支持和配合下，与戒毒回归人员建立固定的联系，及时掌握他们的情况，调整跟踪帮教的措施。同时，对戒毒回归人员要定期进行操守调查，采取见面了解，尿检试验，从其家人、派出所、居委会、社区组织等处调查了解等方式，准确掌握戒毒回归人员的操守情况，不断完善总结戒毒康复模式，提高戒毒工作整体水平。另外，强制隔离戒毒部门要联系安置帮教机构，依托各级政府部门、社区组织、事业单位，积极帮助戒毒回归人员解决生活、工作方面的具体困难,使其在就业、生活等方面不受歧视,确保其在重返社会后,融入社会,走向新生。从强制隔离戒毒场所向社会康复无缝对接的这些有力措施,都是帮助戒毒人员顺利渡过过渡期,不至于在从封闭环境过渡到社会时产生割裂感,说明我国的戒毒模式正在向科学化、专业化、人文化戒毒方向前进。

下面我们就一些专业的具体社会康复治疗措施与技术进行简要介绍。

第二节　家庭支持

【案例】　戒毒者孟孟说:"我是交友不慎陷入毒瘾的,从戒毒所回家后我奶奶还是不信任我,经常提起我以前的吸毒行为,总说:'你能改邪归正? 除非太阳从西边出来!'还说:'你呀,我看你这辈子不会学好了!'有时我跟妈妈要点零花钱,奶奶就说:'肯定又要去买毒品了!'我爸妈虽然不经常这么对我言语刻薄,但也同样从来没有一句鼓励我戒毒的话。我真的好痛苦,也好难过。有时候我想,既然连家人都觉得我不可救药了,我可能真的不会成为一个好人了。真想出去找以前一起吸毒的朋友聊聊天。"

"我想有个家,我渴望得到家人的理解、支持和关爱。"这是吸毒者的声音。吸毒者给家庭带来了巨大伤害,家庭成员对其的嫌弃、厌恶、憎恨与日俱增,甚至将其扫地出门。这种现象很常见,也可以理解。但是,吸毒者家庭应转换思维方式,站在吸毒者的立场支持、帮助他们戒除毒瘾、回归社会。如果家庭都不支持,就会严重挫伤他们戒除毒瘾的信心和毅力。家庭是社会的基本单位,家庭在社会生活中发挥着重要作用,在防毒戒毒工作中也将发挥着不可替代的作用,

一、家庭的社会功能

所有家庭都有其特定的功能以满足个体的需求、维护家庭的和谐。家庭的主要功能可以归纳为以下六种:

(一)情感交往功能

家庭必须满足成员的感情需求,以维持家庭的整体性。对于每个家庭成员而言,各种心理态度的形成、个性的发展、感情的激起与发泄、品德和情操的锤炼、爱的培植和表现以及精神的安慰和寄托都离不开家庭。

(二)社会化功能

社会化是指一个人通过学习群体文化,学习承担社会角色,把自己融于群体中的过程。家庭正是孩子社会化的主要场所。孩子从家庭成员中学会语言、社会行为和技巧、对正确和错误的理解等,从而能适应社会。

(三)生殖功能

家庭是生育子女、繁衍后代的基本单位。由于这一功能,人类和社会才得以延续。

(四)抚养和赡养功能

抚养指父母对未成年子女的供养以及夫妻之间的相互供养和帮助。赡养则指子女对年

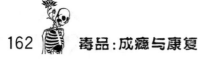

老父母的供养和照顾。家庭的抚养和赡养功能是人类和社会延续的保证。

（五）经济功能

家庭提供和分配物质资源，以满足家庭成员对衣、食、住、行、育、乐等各方面的需求。

（六）卫生保健功能

家庭为保护家庭成员的健康而提供各种照顾、支持及经济资源等。

二、家庭对戒毒的认识

吸毒者及其家庭普遍认为经过5～10天的生理脱毒，戒断反应消失就等同于完全戒毒了。有的家庭甚至认为吸毒是花自己家的钱，为什么国家还要管。社会上还有一种认识是过分恐慌，认为就是要把吸毒人员抓起来，对吸毒人员唯恐避之不及，这两种认识都是错误的，前一种认识忽略了戒毒重在后期康复，后一种认识又误解了吸毒能戒的道理。

三、家庭支持的操作

所谓"家庭支持"是指家庭成员在家庭生活中能够给予戒毒者接纳、宽容和关爱。家庭协同支持则是指日常生活在一起或比较亲近的所有家庭成员，通过相互间融洽的亲情互动以恰当的言论举止去正面影响戒毒者思想和情绪变化。家庭成员不应对戒毒者退避三舍或拒之门外或斥责痛骂。首先，父母、子女等最亲近的人要接纳戒毒者；其次，兄弟姐妹应对戒毒者持宽容、支持的态度；第三，祖辈、孙侄以及其他亲属应对戒毒者关爱、友善。

实践证明家庭成员尊重戒毒者、相信其能悔改、原谅其曾经带给家庭的伤害，在日常相处中以平等、尊重、和善的言行对待戒毒者，对其成功戒毒是极其重要的。亲友虽然不能直接帮助吸毒者戒毒，但亲友的态度却直接影响着戒毒者的康复。亲友对戒毒者的帮助应注重连贯性，要保持持续、不间断的关心，这样才能使戒毒者有深刻的触动，从而激发其戒毒的动力。

同时要意识到"屡戒屡吸比恶性吸毒好"：由于毒品具有强烈的耐受性，一时成瘾，量就会越吸越大，如果不加控制地吸食下去，最终肯定会走向死亡（通常是8～10年）；相反，一旦戒毒后，即使复吸，其吸毒量也会最大限度地降低，这样比长期恶性吸毒要强，而且再戒毒也相对要容易得多。我们也希望戒断后不再复吸，但实际上有许多因素影响戒毒，如环境因素、毒友的诱惑、心瘾难除等都是导致复吸的重要原因。所以作为家属要有耐心，对患者的复吸要有心理准备，一定不要放弃，这样才可能成功。

四、吸毒者家庭戒毒的注意事项

1.切记戒毒药品必须由家属保管，不能将戒毒药品交给病人自行戒毒，避免出现患者拿药品去换毒品而影响戒毒治疗。

2.遵照说明书按时按量服用，不可擅自减量或停药，以免因药量不足导致止瘾不住。

3.服药过程中若出现一些症状，家人应观察是否病情较重，可考虑酌情加量，如果病人以某种借口随意减少或中断治疗，此时一定不可轻信患者之言，应及时与专家联系以便调整剂量控制病情。

4.切记不可让病人边戒边吸，无论病人如何诉说有诸多不适，也要让其坚持服药。

5.戒毒过程中可适当给予营养补充。

6.切断毒源以及尽量不让患者外出。

7.要给予病人足够的温情,同时也要有足够的耐心,面对病人出现反复要有足够的思想准备。

第三节　治疗社区

居住式治疗康复机构——治疗社区(Therapeutic Community,TC)正受到越来越多的重视,且日益壮大,现予介绍。

一、治疗社区(TC)的概念

以药物滥用者为对象的TC最初由Dederich创建,名为锡南浓村(synanon),此后又相继涌现出很多同类机构。它们强调所有成员同吃同住同劳作、遵守规则、互相约束、互相帮助、共同成长,从而使其成员抛弃药物或毒品,停止反社会行为,产生亲社会的态度及价值观,重新成为对社会有用的人。

针对药物滥用者的各类TC有如下共同的特点:

1.强调所有成员生活于同一环境之中;

2.要求每个居住成员遵守一系列行为规范,不得违反;

3.以集体及个别心理治疗为基础,进行各种活动,不仅关注生活中的问题,而且关心居住者内在的情绪问题;

4.在共同生活的环境内,有一套明确的奖惩条例;

5.采用等级制,等级不同,身份、地位、责任及权利均不同,各成员自入住起,沿等级逐步上升,直至"毕业";

6.有些入住成员可成为其中的工作人员。

二、TC的组织及管理

(一)TC的组织与管理特点

TC由若干同伴小组及工作人员组成,这种结构有助于个体之间的多种联系,也有助于各自承担不同层次的责任,每一成员的任务,就是尽自己的力量,让集体运行起来。

从整体上看,TC犹如一个大家庭,但其内部却层次分明,井然有序。集体内常分为若干小组,每一小组又有若干等级。每一成员首先从最低级做起,逐步升级。升级的标准不仅仅以干工作的好坏来衡量,还要综合考察居住成员的行为、思想及情感的成熟程度。组织内纪律严明,且奖惩分明。无论是谁,只要违反纪律,都要接受处罚,必要时降级处理。

(二)TC治疗康复的机制

TC之所以能使入住成员不断成长、成熟,总结起来,主要是通过如下机制。

1.自助与互助

TC的关键是自助与互助相结合。在TC的日常生活及各种活动中,每一成员都是大集体或大家庭中有机的组成部分,每一成员在向他人提供帮助的同时,实际上也在帮助自己。

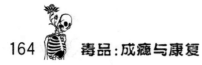

2.工作既是教育又是治疗

TC似乎缺少特定的、专业化的教育或治疗,但工作既是教育又是治疗。比如,通过平行的工作变动,可让个体接触、适应生活的不同方面。通过升迁或降级,使个体意识到自己的努力与自身的地位及权利密切相关,从而强化某些行为。

3.同伴之间互为角色模范

TC的成员由各种各样的滥用者组成,在日常的相处及共同生活过程中,他们有机会互相影响,互相学习,在工作人员或管理者的引导、监督之下,每个人都可以从同伴(尤其是较为成功的同伴)那里找到自己可以学习的优点。成功者的现身说法更会收到事半功倍的效果。

4.工作人员的表率及监督作用

滥用者往往难以恰当地处理与权威的关系,而 TC 的工作人员则充当了较为理性的、可以信任的权威,在 TC 活动的组织与实施过程中起着关键作用。此外,工作人员还可充当表率和示范作用,让滥用者知道自己努力的方向。

(三)TC 的等级制度及奖惩原则等级制是 TC 所有活动的基础

TC 认为,许多滥用者虽然生理上处于成年人水平,但其心理的发育及成熟程度大多只处于儿童期。他们在面对困境,处理应激时,往往举止失措。他们的思维及行为模式与大众格格不入,不懂等级秩序,不懂"尔欲取之,必先予之"的原则,往往只求自我满足而丝毫不顾及他人。基于这样的认识,TC 以等级制为基础,将滥用者置于家庭式的氛围之中,使他们像儿童一样,一步步成长,逐渐成为一个成熟的、有责任心的人。

三、TC 的治疗康复措施

(一)行为规则

制定各项规则,要反复强调并张贴于显眼的地方,让每个成员都了解清楚。其规则包括不允许暴力、恐吓、酗酒、性乱、滥用毒品等。

(二)组织结构系统

病人分为若干小组,每个小组又设有若干个等级。自愿戒毒者进入该机构,首先从最低等级做起,逐步晋升。晋升的标准有两个方面,一是工作表现和成绩;二是其行为、思维、情感的成熟程度。当其违反纪律时,不论其已晋升到什么职位,都将受到降级或其他形式的处罚。

(三)作息时间安排

该机构有严格的作息时间表,对何时起床、早操、早餐、早会,早会后做什么工作,何时午餐、午休,下午的活动内容,晚餐及晚上活动安排等都有具体规定。TC 用这些严格的规定来约束他们,把他们吸毒时无节制、无规律的生活习惯纠正过来。严格的作息时间能让他们学会克制、忍耐,学会定出计划。

(四)坐"冷板凳"

新来的康复人员要面墙等待,在此期间,不许说话,不许活动,只能见到资历高的成员往来。经过长时间等待后,才能进入接诊谈话程序。谈话时他本人应向接诊者陈述自己有过哪些不良行为、吸毒史,整个接诊过程是充满帮助和善意的。

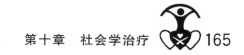

（五）早会

早会是 TC 始终坚持的，每日 1 次，约 1～2 小时。早会的内容如下。朗读戒毒信条：戒毒信条可以自拟，主要是鼓励康复人员表达彻底与毒品决裂的信心和决心。批评与表扬：各成员之间进行相互批评与表扬，以及自我批评。每日格言：由前一天安排的成员选一条对生活、工作和戒毒方面有价值的格言，结合自身情况进行讲解。报告新闻：由前一天指定的成员对当天国际、国内或该机构中的新鲜事归纳整理，在早会上报告。讲评：主持人对当日早会进行讲评。

（六）工作会议

每周召开 1～2 次，主要收集各成员提出的问题、建议和工作进展的汇报，以便协调各部门的工作。

（七）小组活动

小组活动可组织不同小组，根据不同情况开展小组活动，包括碰撞小组、对质小组等。

（八）教育辅导活动

教育辅导活动包括心理教育、职业辅导、生活体验等。可根据机构中康复成员的不同情况和特点进行辅导。

（九）娱乐活动

娱乐活动包括唱歌、舞蹈、球类、聚餐、郊游、晚会等，也是一种治疗方法，可使康复人员在 TC 的紧张生活中，在精神上得到放松，并在娱乐中学会如何与人相处。

（十）组织家庭成员来访

每隔一段时间，组织者会邀请康复成员的家庭成员来康复机构，让他们聚集在一起讨论和评估自己亲属的观念和想法，也让康复成员了解他们家庭对自己的看法以及家庭是怎样帮助自己和为自己的康复做了些什么工作等。

以上康复治疗措施主要来源于国外治疗社区的实践，我国康复治疗也正在向这一方面努力。1998 年 9 月 28 日云南戴托普治疗社区（DAYTOP 村）成立，工作取得了令人瞩目的成绩，为我国戒毒康复工作的开展提供借鉴。需要提出的是：TC 条件苛刻，费用昂贵，脱落者较多，但可降低其入住者非法用药比例、违法犯罪率，提高社会适应力和就业能力。

第四节 社区戒毒（康复）

所谓社区戒毒，就是把正在接受美沙酮治疗的人员、新发现的吸毒人员、新型毒品成瘾人员，作为主要对象纳入社区戒毒，通过社区戒毒监护人员和社工跟踪帮教和美沙酮维持疗法等措施，帮助吸毒人员戒毒并转化为社区康复，成为正常的人。戒毒康复最终的目的是使其顺利重新融入社会，社会对其形成一种真正意义上的包容和接纳，是戒毒康复人员需要的，也是社区戒毒（康复）将来应该承载的内容。社区是特定区域内人们所组成的社会生活共同体，同时也是戒毒工作的重要阵地。有关社区戒毒（康复）的内容，详见第七章以及附录十一。

社区是每个人生活中最重要的场所之一，社区的环境与每个人息息相关，这也当然包括

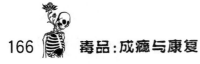

吸毒者群体，他们在经过戒毒治疗后回到自己居住的社区，社区是他们回归社会后重要的生活和居住地。社区戒毒能够最大限度地实现对社区内每个吸毒人员的管控与帮教，对已吸毒人员实现有效的社会控制，提高戒断巩固率。社区戒毒让吸毒人员感受到家庭温暖和人文关怀，能够让吸毒人员保持？更为健康的身心状态。因此，开展好社区戒毒（康复）工作，是防止新吸毒者滋生，提高操守率，减少乃至逐步消除毒害，从根本上解决毒品问题的有效形式。

开展社区戒毒不但有利于吸毒者身心和行为矫正、消除强制戒毒措施的弊端，而且有利于发展实践中所探索的社区戒毒经验，弥补强制隔离戒毒的不足，同时也可以保障吸毒者的人身自由，体现了戒毒人性化管理，显示出社区戒毒作为《禁毒法》中一大亮点的独特优势。

一、社区戒毒（康复）领导小组

社区戒毒（康复）领导小组成员由市（县）公安局、司法局、卫生局、药监局、民政局、发改局、财政局、人事劳动和社会保障局、教育局、总工会、团县委、妇联以及各乡镇、华侨管理区等单位负责人组成。领导小组下设办公室，办公室设在县禁毒办，办公室主任由市（县）公安局副局长担任，副主任由市（县）公安局禁毒大队大队长、教导员担任，各乡镇也相应成立社区戒毒（康复）工作机构，负责本乡镇社区戒毒（康复）工作的组织、协调、督导和实施。

二、工作职责

要建立起政府统一领导、禁毒委员会组织协调指导、各相关部门履行法定职责、社会力量广泛参与的工作机制，加大社区戒毒（康复）工作力度。政府各相关部门要依法认真履职，乡镇人民政府、华侨管理区要具体负责社区戒毒（康复）工作的组织实施。

1.公安部门：对吸毒人员进行检测和令记，实施动态管理；责令吸毒成瘾人员接受社区戒毒和决定强制隔离戒毒，责令解除强制隔离戒毒人员接受社区康复；参与社区戒毒人员（社区康复人员）的日常管理；配合卫生行政部门开展戒毒药物维持治疗工作。

2.司法行政部门：对社区戒毒人员（社区康复人员）开展法制宣传教育，提供司法援助，并配合公安机关开展吸毒人员登记。

3.卫生部门：负责指导医疗机构和社区服务机构参与社区戒毒（康复）工作；会同公安机关开展成毒药物维持治疗工作；组织开展戒毒科研工作和吸毒检测工作；为社区戒毒人员（社区康复人员）提供戒毒医疗服务和心理干预辅导并建立康复档案。

4.民政部门：指导基层组织将社区戒毒（康复）纳入社区建设和社区管理，促进和指导社会工作者参与社区戒毒和社区康复工作，将符合社会救助条件的戒毒人员纳入救助范围。

5.发改部门：会同公安、司法等部门规划建设戒毒医疗机构。

6.财政部门：负责保障开展社区戒毒（康复）工作的经费。

7.人事劳动部门：对社区戒毒人员（康复人员）提供必要的职业技能培训和就业服务。

8.教育部门：对社区戒毒人员（社区康复人员）的文化教育给予支持。

9.工会、共青团、妇联部门：发挥自身优势，积极参与社区戒毒（康复）工作。

10.各乡镇、华侨管理区社区戒毒（康复）工作领导小组，工作如下：

（1）准确掌握社区戒毒（康复）人员的具体情况，制定戒毒（康复）方案；与社区戒毒（康复）人员签订社区戒毒（康复）协议，并督促其履行协议。

（2）帮助社区戒毒（康复）人员修复家庭关系，解决其实际困难。

（3）按规定上门家访，和社区戒毒（康复）人员谈心，了解其思想、戒毒（康复）生活、交友等情况，掌握其行踪，并制作谈话笔录或工作记录。

（4）定期或不定期通知戒毒（康复）人员到指定的地点接受尿检。

（5）通过多种形式，对社区戒毒（康复）人员进行禁毒宣传、法制教育，并开展心理辅导，帮助社区戒毒（康复）人员戒除对毒品心理依赖，提高其识毒、拒毒、抗毒能力。

（6）为社区戒毒（康复）人员提供戒毒医疗服务机构的信息。

（7）协助有关部门对社区戒毒（康复）人员开展劳动技能培训和就业指导。

（8）社区戒毒（康复）人员违反社区戒毒协议时，应当对其进行批评教育，并发出告诫书；戒毒（康复）人员严重违反社区戒毒（康复）协议或在社区戒毒（康复）期间又有吸毒行为，应当向公安机关报告。

（9）社区戒毒（康复）人员接受社区戒毒（康复）满三年，经综合评估后，认为已经戒除毒瘾的，应当报请原社区戒毒（康复）决定机关批准解除其社区戒毒（康复）。

（10）做好外出务工人员外出前的禁毒教育工作，加强对外出务工人员的排查摸底，及时掌握外出务工人员情况，通过其家属劝告其在外务工要遵纪守法，不要参与吸毒贩毒等帮教工作。

三、社区戒毒有待完善的地方

（一）社区对戒毒（康复）工作的意义认识不足

多数社区对戒毒工作的意义认识不足，一些街道党政领导对戒毒工作重要性的认识不到位，认为戒毒工作是公安部门或戒毒所的事，和社区的关系不大，低估了社区戒毒工作的重要作用。尽管有些社区管理委员会也开展戒毒工作，但还停留在较低层次阶段，毒品预防教育工作开展不力。

（二）社区监控管理和帮教工作有待加强

社区戒毒是将戒毒人员置于开放的社区环境中戒毒，这既是其优点，也可能是其致命的弱点。比如吸毒者熟悉毒品来源和市场，容易得到毒品，导致边戒边吸、复吸的不良结果。而在社区戒毒工作实践中，还存在着图形式、走过场，吸毒人员的帮教监管措施不力等问题。

（三）缺乏专门的社区戒毒（康复）队伍和志愿者队伍

社区戒毒还停留在主要依靠公安禁毒部门的力量，没有充分发挥社区居民等社会力量，而且，社区戒毒缺乏具有相关专业知识的专业人员，使社区戒毒工作在一定程度上也受到限制，由于缺少专门的社区戒毒队伍和与之相适应的志愿者队伍相互配合，公安禁毒部门压力较大，社区戒毒效果难以提高。同时，社区戒毒与康复缺乏专业稳定的队伍以及有力的制度保障，导致缺乏长效机制，社会戒毒成果也容易丧失。

第五节　十二步康复计划

这一疗法最初源于戒酒，但后来被用于治疗药物成瘾以及其他成瘾（包括非物质成瘾）。

"它并不是一个宗教性质的计划"。除却它涉及上帝这一事实之外，它是个真正意义上的精神疗程。它所提到的"上帝"可以是任何你选定的超卓力量，只要这力量凌驾于你之上，它就会一直伴随你，甚至主宰你的一切。这无疑是个适用于任何上瘾者的灵活的方案。这一计划的主要步骤如下：

1.我们承认，在对待成瘾的问题上，我们自己已无能为力，它使我们的生活变得一塌糊涂。

2.认识到有一种超越我们自身的力量，它能够让我们恢复正常的心智。

3.决定将我们的愿望和生活托付给我们各自所理解的更高能力来照管。

4.做一次彻底和勇敢的自我品德检讨。

5.向更高能力、向自己、向他人承认自己错误的实质。

6.做好让更高能力除掉我们性格中一切弱点的准备。

7.请求更高能力除掉我们的缺点。

8.列出曾经受到我们伤害的人员名单，自觉自愿地向每个人承认错误。

9.在不伤害这些人或其他人的前提下，尽可能向他们弥补过失。

10.不断检讨自己，只要做错了事，就立即承认。

11.通过沉思，增强与我们所理解的更高能力的交流，只求理解它的指导，并获得遵照它的指导去做的力量。

12.在实行这些步骤并获得精神上的觉醒后，设法将这一信息传递给其他成瘾者，并在一切日常事务中贯彻这些原则。

针对上述康复计划，加利福尼亚州康复中心指出：这种使自我满足的方法，正好可以克服消极情绪和心理障碍。因此参加这套康复计划之后，诚实、有责任感、勇于改变自我的戒毒人员会康复得更好。万事开头难，戒毒过程中最难的是初始阶段，其后剩下的都只能算是延续。一旦坚持下来，彻底戒断就是对持之以恒的最好奖励。要坚信，药物成瘾是完全可以治疗的。

在这里要说明一下，以上的治疗方法需要长期的执行，在具体的治疗过程中，实际上或多或少都使用到了前两章的医学、药物以及心理学方法进行康复治疗，这也充分说明了简单地将社会治疗手段分离开来，是不科学也是不正确的。最终的康复，需要戒毒者本人保持与社会的良性交往过程，多与治疗人员主动咨询沟通，形成戒毒"自助"形态，这才能真正的保持操守，抵抗复吸。

第十一章　戒毒评估

评估是评价与估量价值的简称。诊断评估是禁毒法规定的一项戒毒程序。全国人大法工委对诊断评估的释义是："综合考虑多方面的因素,包括戒毒人员本人的状况、吸毒和戒毒的动机,人格状况、家庭环境条件、戒毒人员以前吸毒和戒毒的经历,以及戒毒人员在接受强制隔离戒毒期间的表现等。"

在医疗康复场所的评估主要是指生理脱毒效果以及体能的评估;在强制隔离戒毒所内的评估主要是"对戒毒人员的生理状况、行为表现、心理健康程度、道德水平和法制观念等情况进行综合的测试和评定";在社会阶段的戒毒评估可以沿用所内评估,同时加入家庭及环境支持作为综合评估。作为衡量和评价戒毒人员戒毒效果的基本手段,戒毒效果评估工作是一项专业性要求很高的工作,戒毒效果评估体系的构建需要运用多种学科的知识,如犯罪学、社会学、心理学、教育学、管理学、医学、法学,还要引进数学、统计学。只有这样才能进行全面而科学的分析;只有综合运用这些知识,才能构建起科学的戒毒效果评估体系。下面就医疗和强制隔离戒毒以及社区治疗(康复)评估的有关知识做简要介绍。

第一节　医疗评估

医疗评估的内容主要是按照国际上对"康复"概念的认识,来进行评估的。认为毒品成瘾的康复应主要考虑成瘾者身心健康的恢复和重新获得社会功能的能力。其中身心健康的恢复是达到康复的基本条件,而社会功能能力的获得是康复的必要保证和主要目的。

《中华人民共和国禁毒法》规定,在强制隔离戒毒后可以进行社区康复,社区康复的时间为三年。

一、从康复的过程来说,戒毒康复的三大特征

(一)躯体健康的恢复

躯体健康的恢复指完成基本脱毒治疗后,躯体无显著的急性或/和稽延性戒断症状,停止或基本停止服用各类治疗性药品,可以正常参加各种日常生活活动和职业社交活动。从时间上看,这个过程至少应在脱毒治疗 1 年后完成。

(二)社会心理功能的康复

社会心理功能的康复指具有积极、良好的心理状态,社会功能明显得到改善,包括家庭内和社会上正常的人际关系/社会交流、交往,可以基本适应或正常应对、处理社会和家庭中日常生活事件。这个过程较躯体恢复时间更长,根据不同的个体情况和受到的干预情况一

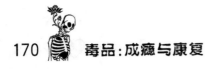

般需要 2～3 年的时间完成。

（三）正确的人生态度和认知能力的建立和恢复

这其中还包括对毒品和艾滋病有正确的认知；建立积极、向上的人生观、价值观；建立做遵纪守法的公民的意识；自觉遵守社会公德和公民守则。这是在强制隔离戒毒期间需要完成的非常重要康复内容，是戒毒康复自我评定的重要内容，也是重新回归社会的基本要求。

二、脱毒治疗评估的内容

（一）脱毒时间的选择

根据当事者所依赖药物的药理学、药代动力学特点，撤药后的戒断症状出现时间、持续时间和反应程度亦有所差异。一般讲，戒断症状反应的严重程度同依赖药物的药效作用程度呈正相关关系，即药效作用愈强，戒断反应愈严重。例如，在阿片类物质中，海洛因、吗啡等强效阿片类物质的戒断反应最强烈，可待因等弱阿片类物质戒断反应较弱。此外，戒断反应的作用时间同所依赖药物的药物半衰期及药效作用持续时间相关，即作用时间长的药物戒断反应发生副作用的时间长。例如，中短效物质海洛因的戒断反应一般出现在服药后6 小时左右，24～48 小时达到高峰，在 72 小时后戒断反应逐渐减弱，经过二至三周基本渡过急性戒断期。而长效阿片类药物美沙酮的半衰期为 24～36 小时，因此美沙酮依赖在服药后24 小时出现戒断症状，戒断症状持续时间也相对较长。了解这些特点，对于药物依赖脱毒的治疗具有指导意义。即完成一个脱毒治疗的过程，首先是必要的时间保证，作用持续时间较长的长效物质所需脱毒的过程也相对较长。一般来说，阿片类的脱毒过程需二周以上时间；镇静催眠药（长效）依赖的脱毒过程需 4～6 周时间。

（二）临床"脱毒"的判断标准

1. 中止使用所依赖的药物并接受了比较科学、系统的脱毒治疗。这种脱毒治疗应按科学、规范的治疗程序完成。

2. 在科学规范的治疗基础上中止使用所成瘾的药物（毒品），包括用于替代递减的阿片类药物，不出现显著的戒断症状；实验室检查尿样结果为阴性；催促实验对已完成"脱毒"、无阿片躯体依赖的个体对纳络酮不产生反应或不适感。

（三）评分表的使用

主要是针对阿片类物质的《抗阿片戒断新药的临床试验指导原则》中制定的"阿片类戒断症状评分表"。该诊断评价量表依据阿片戒断症状出现与否和程度分为无症状、轻度、中度和重度，分别赋予 0、Ⅰ、Ⅱ、Ⅲ 度分值，依据评定总分分值判断阿片依赖严重程度。具有操作简单、有效的特点。

三、成瘾康复期评估

（一）戒毒康复中的稽延性戒断症状

包括焦虑情绪、躯体不适及睡眠障碍三个主要部分的症状，具体表现为乏力、肌肉关节痛、心慌、心悸、不安、周身不适、入睡困难、早醒和易醒等。这些稽延性症状可持续数周至数月。海洛因戒断者常见。睡眠障碍主要与吸毒剂量有关，吸毒剂量越大，睡眠总时间、S-S深睡眠就越少，醒觉时间、觉醒次数及 S 浅睡眠就越多，患者的睡眠质量就越差，日后导致复吸的可能性就越大。当然稽延性戒断症状与个体差异有一定的关系。因此，积极观察稽延性戒断症状的变化,对隔离戒毒康复治疗效果的评估十分重要。同时也提醒我们在后期康复期间有针对性地进行药物治疗和心理干预治疗等。

（二）阿片成瘾者健康状况评价量表

阿片成瘾者健康状况评价量表（Opiate Treatment Index,OTI）分为一般生理健康等八个方面,易于操作。

另外,戒毒康复过程中的戒毒者自我评估对戒毒效果也具有重要意义。这里包括戒毒者个人的情绪变化、周围的人际关系、睡眠质量和时间的改善情况,以及自我对戒毒认识程度的变化等。还包括戒毒者的戒毒决心、操守信心、心瘾渴求等项目的自评量化。

（三）心理因素

成瘾者一般都伴有比较显著的负性情绪、异常的心理和不良的人格特征,这些都是导致复吸的重大原因。因此,要排除可能导致复吸的各种因素,就要减弱和消除负性情绪、排除心理障碍,减少引发复吸的风险因素。因此,有针对性地进行的心理治疗和效果评估,通过影响个体的认知、动机、情感和选择过程,来影响控制自身成瘾行为。一般常用的测评量表有焦虑自评量表,抑郁自评量表,社会支持量表等。

（四）线索诱导的客观测评方法

渴求（Drug Craving）是药物滥用者对过去体验过的精神活性物质效应的一种难以克制的渴望。停止药物滥用也是增强药物渴求程度的过程。有研究表明,停用海洛因2年以内的渴求程度依然比较明显。由于个体的生理基础、心理特征、药物使用的环境以及社会因素等均存在差异,个体之间以及同一个体在不同时期的渴求度也有所不同,在一定的群体中,渴求的程度是一个从最轻到最重的连续过程。对渴求的分析,必须是在同样的条件下,采用同一评定工具所获得的资料才具有可比性。渴求程度的分级方法很多,最常用的分级方法是Likert型分级。这种方法所反映出的是调查对象对某一态度在最大和最小、最强和最弱、同意和不同意等之间不同的程度。同时要测评相关生理指标的变化,是客观反映成瘾者渴求程度的一种方法。环境线索可诱发海洛因依赖者的心理渴求,并引起一系列的生理反应如心跳加快、血压上升、瞳孔扩大,外周血ACTH、CORT、肾上腺素、去甲肾上腺素等神经内分泌激素水平升高等,类似于临床上的戒断反应,这也是海洛因成瘾者戒毒后回到吸毒环境中出现的"反跳"现象。

（五）评定工具与测量

包括渴求VAS评定量表,焦虑VAS评定量表,分化情绪量表,以及生理及生化指标评估。主要检查指标:呼吸频率变化、心率的变化、收缩压和舒张压的改变、瞳孔大小的变化以及血清中ACTH、CORT、肾上腺素、去甲肾上腺素的变化等。

第二节　强制隔离戒毒机构评估

《禁毒法》第四十七条规定:"诊断评估由强制隔离戒毒场所组织进行。"强制隔离戒毒机构在实际工作中的运行状况包括两个方面:一是戒毒人员的生理、心理、行为、社会功能等的改善状况。因为戒毒人员这几个方面的改善状况直接体现了戒毒人员对毒品防御能力的提高和强制隔离戒毒场所教育矫治工作的成效；二是强制隔离戒毒场所管理教育等矫治工作的开展情况。管理工作是否严格规范，教育工作内容是否合理，措施是否科学，操作是否规范等，都直接关系到戒毒工作的效果。

强制隔离戒毒矫治工作是一个复杂的系统工程，包括管理、教育、生活卫生、习艺劳动等多方面的内容，体能康复、医疗体检、队列训练、法制教育、禁毒戒毒教育、心理教育、技能培训、规范养成、辅助教育、社会帮教、法律援助等都涵盖其中，对戒毒人员戒毒矫治效果的诊断评估也离不开这些内容。

根据《禁毒法》的规定，诊断评估的结果或结论用来作为提前解除或延长强制隔离戒毒期限的重要依据，所以，评估结果或结论的准确度即效度及信度十分重要。评估的结果采用定量和定性相结合的办法综合反映戒毒人员的戒治效果。

一、评估的组织机构

大型隔离戒毒机构应建立由所长、戒毒管理行家、戒毒医学专家、管理部门领导、医疗部门领导、所属大队领导、外聘专家、脱毒病区主管、康复病区主管等人组成的诊断评估委员会，指导戒毒医师、心理咨询师和管理人员进行日常评估。在日常评估基础上，进行阶段性评估，得出评估鉴定结论。规模较小的隔离戒毒场所，可以建立诊断评估小组，负责对戒毒人员的诊断评估工作。

二、评估的原则和维度

（一）客观原则

评估者在资料收集和分析过程中，应抱着审慎的态度和严谨的作风开展工作，避免个人偏见和主观片面，确保评估结论趋于准确和客观。

（二）系统原则

评估工作本身就是一项系统工程。评估内容涉及面广，彼此之间又密切联系。因此，评估者要全面收集资料，厘清其中的逻辑关系。做到各个模块之间相互参照，当前状况与历史纪录之间相互参照，使评估结论建立在相互印证的体系之上。

（三）人本原则

评估的目的不是把某人归到某一类了事，而是判明个体情况，评价现有制度或措施，最大限度地为个体服务，帮助其走向成功，在评估中，个体不应只是评估的对象，而应是评估的最终受益者。实际上，好的评估本身就是一个矫治过程。

（四）现实原则

评估标准的制定应建立在对戒毒效果客观定义的基础上。世界卫生组织将成瘾定义为慢性复发性脑病。这一定义应被评估工作所参照。在判断矫治效果的标准问题上，不能脱离现实，不能把是否根治作为评价目标。评价的目标应该是：第一，躯体脱毒和身体康复；第二，心理康复和社会功能恢复；第三，社会危害显著降低。

（五）知情原则

应向评估对象介绍评估的目的，特别是对其本人的意义，使其产生接受评估的动机，至少是不反感或不产生抵触。评估者应以诚恳、平等、尊重评估对象人格和权利的态度，取得理解、信任和配合。在未建立良好关系之前，不能进行访谈或评估，因为评估对象可能出于顾虑或反感而掩盖真实想法,使评估失去意义。

评估的维度设为生理、心理、行为、认知、社会功能五个方向。所占评估比重可设为20%、30%、20%、20%、10%。

三、生理评估

(一)生理状况测查

对生理状况的测查主要包括身体一般健康状况和体质状况的测评。需要针对性地对戒毒人员进行康体训练。

(二)评估操作

1. 查阅档案资料。包括:体检情况及复查情况;康体训练考核情况;参与运动或健身、队列训练情况。

2. 个别谈话。主要是在谈话中了解该人身体健康状况和体质状况的改变情况。

3. 进行体检。掌握戒毒人员呼吸、血压、脉搏、心肺功能、肌肉骨骼等情况。

4. 进行体质测试。根据《体能考核标准(修订)》进行测试,主要测试戒毒人员速度、灵敏度、力量、耐力、柔韧等身体素质的康复情况。

四、心理评估

心理评估的维度设为心理、行为表现、认知状况三个部分。评估要由心理学专业人员进行,或者是具备心理学知识并熟悉心理测验方法的临床医师;要使用量表,这是保证评估过程和结果具有科学性和可靠性的技术保障;要有对照,建立基础评估作为对照。没有对照的评估结果,不能作为判断矫治有效性的依据。评估主要通过查看资料、观察、谈话等方式进行,同时辅之以心理测验。

(一)心理状况改善的评估方法

查阅心理治疗、心理档案等资料;掌握心理测验(16PF、SCL-90、症状自评量表、情感平衡量表等)情况;个别谈话;对照检查被评估者心理健康状况的改善或成长状况,特别是戒毒的决心、信心、毅力、耐挫力等心理功能的改善状况。

(二)行为表现改善的评估方法

查阅档案资料,包括计分考核记载情况、奖惩情况、教育矫治过程中的行为表现、习艺劳动过程中的表现情况、队列训练中的表现情况;向所在大队干警、向小组成员、评估者本人谈话,了解情况;观察戒毒人员言行举止动作神态,特别是看其行为表现方面的改善情况。

(三)认知改善的评估方法

查阅档案资料,掌握入、出所及常规教育考试情况、参与教育活动的书面总结、感想、反映出或透露出的认识及态度发展、改进情况;在谈话中主要了解戒毒人员对戒毒教育矫治的目的、自己的收获等问题的认识;对自己行为的违法性、吸毒的危害性的认识;对吸毒和戒毒及被决定强制隔离戒毒的态度;戒毒的动机、决心和信心;对管教民警工作的评价;对戒毒所的意见和建议等;观察戒毒人员是否对被决定强制隔离戒毒等问题有抵触情绪,是否配合评估工作等。

(四)分阶段性进行动态评估

1. 入所初期的诊断性评估:在戒毒人员入所1周内进行。

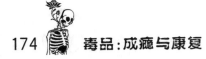

2.生理脱毒期结束时的评估：在生理脱毒期结束前的 5 天内。

3.入在所期满 1 年时的中期评估：戒毒人员在所期满 1 年之前的 5 天内。

4.出所终结性评估：戒毒人员戒毒期满解除强制隔离戒毒决定，回归社会日期前 5 天内。

以上四个阶段的评估，其中前两个阶段主要由专职干警负责评估，后两个阶段须由所领导参与评估并作出结论。定量考核方面：对每个维度按照 5 级评分制，作出 5 分、4 分、3 分、2 分、1 分的评判，分别对应定量部分的优等、良好、中等、合格、差等。并在此基础上进行整体性的定性描述，尽可能地接近客观公允，使作出的结论合乎科学，令人信服。

五、社会功能评估

是要对处在与社会隔离环境中的人进行社会功能评估，是有困难的。对康复人员社会功能评估的内容应包括：家庭对被评估者的支持状况，社会支持的有无，人际交往能力、时间管理能力、解决问题能力、自我约束能力有无提高，是否掌握了一项以上的职业技能，以及对家庭承担义务的情况等。

第三节　社区戒毒（康复）评估

一、建立评估管理体制

（一）评估的意义

评估是社区戒毒（康复）实施过程中重要的管理手段，也是社会工作专业管理方法之一。评估包含了预估（assessment）和评估（evaluation）两重含义。社区戒毒（康复）评估有三重意义：一是社会交代与问责；二是制定和改善服务品质；三是使服务对象的权益得到保障。

（二）评估的主体和对象

评估的主体可以是戒毒社会工作者，如对戒毒人员的评估、对所接社区戒毒（康复）项目的评估；可以是社会服务机构，如对项目的评估，对戒毒人员的评估，对社工的评估；可以是相关上级或第三方，如主管、监督或业务指导部门（禁毒办、综治办、政法委），自己或聘请第三方对服务机构的评估、对项目的评估。也可以是政府财政部门或社会捐助方为了社会交代和问责而发起的评估。评估的对象可以是人，如戒毒人员、社工等，可以是服务机构，还可以是项目等。

二、评估内容与指标

社区戒毒（康复）的评估要先确定评估方法，然后收集资料并进行资料统计分析，最后撰写评估报告。定量资料可使用 SPSS 统计学软件进行统计分析，对质性资料进行归纳、对照、过滤、提升以及可信度（Credibility）检验和专家全释。

（一）对机构的评估

1.硬件评估。对于服务机构是否具备服务社区戒毒（康复）的资质和能力，硬件设施是必备条件。对于提供医疗脱毒的机构，需要按照自愿戒毒医疗机构配备医疗设施。对于单纯提供社会工作和心理辅导服务的需要对办公场所与培训设施（电脑、投影仪、打印机、传真机等）、个案工作室、小组工作室数量，其中最少一个带有督导条件的个案工作室等硬件有基本要求和设施完善的评估。

2. 软件评估。专业人才和管理体系是从事社区戒毒工作主要的软件构成。人力资源包括专业（戒毒医学、心理学、社会工作）人员配置、管理人员配置情况、劳动合同与薪酬情况。管理体系包括网站、管理平台、服务流程、评估机制、方案研发能力、督导培训机制、财物制度、绩效管理等制度、保密及检讨机制等。

（二）对社工的评估

这里所指的社工可以由主要参与社区戒毒（康复）工作的社会工作者延伸至社区戒毒（康复）工作所有的工作人员，包括基层政府禁毒人员。专门对社工的评估包括学历、是否注册社工、技能、工作态度、考勤和工作绩效等。

（三）对戒毒人员的评估

1. 医学评估：收集病史资料，包括滥用药物史、注射史、感染 HIV 的危险、戒断症状、精神症状、戒毒史等；检查毒品尿检和其他身体检查、实验室检查结果；根据病史、体检和检查做出医学诊断和健康状况评估，制定医学干预方案。

2. 心理评估：包括戒毒动机评估、精神状况评估、既往戒毒史评估等。

3. 行为评估：青少年滥用药物是有迹可循的，一旦滥用药物，行为往往会发生改变。如作息时间颠倒，突然异常或离家出走；行为诡秘、逃避与家人接触；在室内戴墨镜、大热天穿长袖；经常坐立不安和逃学、旷工；经常出入迪厅、酒吧、网吧等高危场所等。及早通过行为异常发现并及时求助，经过专业干预，是防止青少年走向成瘾深渊的重要手段。

4. 社会功能评估：是对吸毒成瘾者日常生活功能、家庭关系、人际关系问题、学校适应情况或工作情况、社交能力、自我控制能力、犯罪记录等状况做出的评估，以制定适合戒毒人员的干预方案。

（四）对戒毒人员的评估总结

在社区戒毒（康复）中，根据医学评估、心理评估、行为评估和社会功能评估，戒毒社会工作者将戒毒人员分为从未接触者、接触但未使用者、抱着尝试心态的使用者、未形成依赖的定期/不定期使用者/滥用者、成瘾的滥用者/依赖者、易受诱惑的过来人。根据戒毒人员的分类，采取科学的分流措施，制定科学的戒毒干预方案。将戒毒人员分流至直接实施社区戒毒、自愿医疗脱毒后实施社区戒毒、报公安机关建议强制隔离戒毒、引导进行美沙酮维持治疗、推荐进入戒毒康复场所或社区康复。所有的措施都是根据对戒毒人员的科学评估，采用最适合戒毒人员的实施方案。评估也是动态的，根据不同时期的评估，除了强制隔离期间外，其他措施之间可以转介，以实现对戒毒人员最有利的帮助。

（五）对项目的评估

在社区戒毒（康复）项目中，大到一个省的社区戒毒（康复）总体规划，小到一个个案，都是服务项目。既是社区戒毒（康复）工作，我们以一个社区为例来分析项目的评估。

1. 介入前评估（需求评估）：介入前评估的程序大致按照收集资料、问卷调查、统计分析、制订方案、方案论证和对执行机构的评估来进行。

（1）收集社区量化资料：本社区的常住人口和流动人口数、居民收入状况、在校学生数、在校学生分布;现登记在册吸毒人员、其中强制隔离戒毒人员在社区人员数、其中美沙酮维持人员以及社区吸毒人员滥用药品种类及分布;本社区高危娱乐场所数及分布、社区周边娱乐场所分布;本社区近年来吸毒人群增长情况等。

(2)在社区做问卷调查。问卷调查分全面调查和抽样调查。全面调查主要是针对戒毒人员家庭的情况摸底调查。在介入前期抽样调查,主要调查以往使用的干预方案、效果、现在的需求、对戒毒社会支持的了解和态度以及试探调查一些新的措施实施的可行性。还可以与社区关键人物、重点家庭、重点戒毒人员进行访谈以及由居委会召集做焦点小组讨论并作记录。

(3)根据资料做统计分析。收集量化资料和质性资料后分别做资料录入并建档。介入前评估主要是通过资料找出问题的焦点和需求,为制定社区介入方案提供依据。

(4)根据分析结果制定介入方案。介入方案的制定既要按照需求又要按照客观资源来制定。可制定多套备选方案。方案首先要列出社区毒情和高危趋势、吸毒人员特点;制定干预目标;然后分析政府政策、社区资源;方案制定的理念;提供服务的方式和内容(包括人数、活动次数等)、资源投入(包括人、财、物);最后是预期达到的效果和社会影响等。

(5)对方案进行论证。论证方案的原则就是利用最少的资源达到最好的效果。如何最大化利用资源达到最理想的效果是社区戒毒(康复)工作的运作要求。

(6)对提供服务的机构进行评估。制定干预方案的可以是服务提供机构也可以是服务购买机构。无论是哪方制定的方案,都需要对服务提供机构对方案的实施能力做出科学的评估,才能保证方案的顺利实施和不断调整,以达到最终目的和最好的服务成效。

2.过程评估:方案执行的过程评估是社区戒毒(康复)实务过程中不可缺少的重要环节。过程评估要根据方案设计的长期目标、短期目标来确定评估方法,根据长短期目标所进行的投入情况和产出的效果进行相关性调查分析。方案执行的过程评估主要达到以下目的:

(1)检验方案开发设计的科学性和公信度;

(2)检验为实现方案所设定的目标而得到的外部资源和内部投入资源状;

(3)检验方案设计对于服务对象和服务提供方、服务购买方是否出现偏差及需要改进的地方;

(4)检验方案短期目标和整体目标的阶段性成效;

(5)对执行过程中调整过的方案进行评估。

3.结果评估:也叫成效评估,是测量和判断社区戒毒(康复)工作干预结果的主要目的和内容,是以服务质量为维度的一种评估模式。也是促进社区戒毒(康复)工作绩效管理的手段之一。结果评估大多是项目完成后的评估,也可以是阶段性评估如年度评估。结果评估的焦点是社区戒毒(康复)工作干预的成效,评估的内容是对该社区开展社区戒毒(康复)工作干预的成效进行实证性的测量和根据项目目标对取得成效的状态进行规范性的描述。评估的过程是先设计评估模型和测试指标,收集资料,对资料进行统计分析,最后撰写报告。

三、评估结果的应用

(一)制定、实施和改善服务

戒毒社会工作的目的是提供有效的服务进行禁毒教育和帮助戒毒康复人员摆脱毒品。为了提高服务成效,在制定服务方案前必须对戒毒人员、项目进行科学评估,为制定服务方案提供科学依据。在方案实施过程中还需要不断地评估方案的科学性并根据评估加以改善,对实施服务的成效也要不断地进行动态评估。在客观的、科学的评估中,使戒毒社会工作者的服务水平不断提高,服务方案越来越科学有效,服务执行越来越到位,从而改善服务成效。

(二)社会交代和问责

现代公共服务和社会服务由于资金来源于政府资助、社会捐赠等,往往须要社会交代。专业的戒毒社会工作也不同于志愿者活动,必须向有关方面证明自己的效果和效率;同时,戒毒社会工作者利用了社会资源从事禁毒公益事业,也需要用事实来说明自己的社会贡献。更为细化的是需要证明自己所利用的资源和所产出的社会效益是科学的、合理的、有效的。能够做出这些证明的方法就是评估。通过评估来检讨服务的实施,鼓励先进的,改善落后的,甚至对须要负责的单位和个人实施问责。

(三)促进戒毒社会工作科学发展

评估是一项贯穿戒毒社会工作全过程的实务活动,对于戒毒社工来说,不管是自我评估还是外来的评估,都有利于发现自己的不足,促进实务水平和服务能力的提高;对于服务机构,更是在评估中发现管理、员工技能、方案制定、方案实施等方方面面的问题,从而改善管理、提高员工技能,逐步提高整体服务水平;通过对项目、戒毒人员服务的评估以及服务成效的研究等,还积极促进戒毒社会工作的发展,进而总体增进服务效果。

本章仅对医疗和强制隔离戒毒场所戒毒康复的诊断评估工作进行了简单的介绍,具体的各个单位的操作内容及细节并未罗列。诊断评估工作意义重大,需要多个部门的紧密协作。而最后的社会评估,工作量大,可变因素比较多,管理起来也较困难,现今还没有统一的模式和评估标准。

能够最终适应社会生活的康复矫治才是本质上的康复。许多戒毒人员的经历充满反复,常有倒退,一方面可能因为吸毒者的顽劣性强、功利性强;另一方面也是我们对效果产生的情境没有充分考虑。

社会评估方面,笔者倾向于进行个案指导性评估,将评估与治疗相结合,个体化方案有利于具体问题具体分析,因地、因时,选择性、多层次地支持戒毒人员对抗复吸。

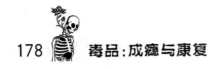

附录一

中华人民共和国主席令

（十届第 79 号）

　　《中华人民共和国禁毒法》已由中华人民共和国第十届全国人民代表大会常务委员会第三十一次会议于 2007 年 12 月 29 日通过，现予公布，自 2008 年 6 月 1 日起施行。

中华人民共和国主席　胡锦涛

2007 年 12 月 29 日

中华人民共和国禁毒法

（2007 年 12 月 29 日第十届全国人民代表大会常务委员会第三十一次会议通过）

第一章　总　则

　　第一条　为了预防和惩治毒品违法犯罪行为，保护公民身心健康，维护社会秩序，制定本法。

　　第二条　本法所称毒品，是指鸦片、海洛因、甲基苯丙胺（冰毒）、吗啡、大麻、可卡因，以及国家规定管制的其他能够使人形成瘾癖的麻醉药品和精神药品。

　　根据医疗、教学、科研的需要，依法可以生产、经营、使用、储存、运输麻醉药品和精神药品。

　　第三条　禁毒是全社会的共同责任。国家机关、社会团体、企业事业单位以及其他组织和公民，应当依照本法和有关法律的规定，履行禁毒职责或者义务。

　　第四条　禁毒工作实行预防为主，综合治理，禁种、禁制、禁贩、禁吸并举的方针。

　　禁毒工作实行政府统一领导，有关部门各负其责，社会广泛参与的工作机制。

　　第五条　国务院设立国家禁毒委员会，负责组织、协调、指导全国的禁毒工作。

　　县级以上地方各级人民政府根据禁毒工作的需要，可以设立禁毒委员会，负责组织、协调、指导本行政区域内的禁毒工作。

　　第六条　县级以上各级人民政府应当将禁毒工作纳入国民经济和社会发展规划，并将禁毒经费列入本级财政预算。

　　第七条　国家鼓励对禁毒工作的社会捐赠，并依法给予税收优惠。

第八条　国家鼓励开展禁毒科学技术研究,推广先进的缉毒技术、装备和戒毒方法。

第九条　国家鼓励公民举报毒品违法犯罪行为。各级人民政府和有关部门应当对举报人予以保护,对举报有功人员以及在禁毒工作中有突出贡献的单位和个人,给予表彰和奖励。

第十条　国家鼓励志愿人员参与禁毒宣传教育和戒毒社会服务工作。地方各级人民政府应当对志愿人员进行指导、培训,并提供必要的工作条件。

第二章　禁毒宣传教育

第十一条　国家采取各种形式开展全民禁毒宣传教育,普及毒品预防知识,增强公民的禁毒意识,提高公民自觉抵制毒品的能力。

国家鼓励公民、组织开展公益性的禁毒宣传活动。

第十二条　各级人民政府应当经常组织开展多种形式的禁毒宣传教育。

工会、共产主义青年团、妇女联合会应当结合各自工作对象的特点,组织开展禁毒宣传教育。

第十三条　教育行政部门、学校应当将禁毒知识纳入教育、教学内容,对学生进行禁毒宣传教育。公安机关、司法行政部门和卫生行政部门应当予以协助。

第十四条　新闻、出版、文化、广播、电影、电视等有关单位,应当有针对性地面向社会进行禁毒宣传教育。

第十五条　飞机场、火车站、长途汽车站、码头以及旅店、娱乐场所等公共场所的经营者、管理者,负责本场所的禁毒宣传教育,落实禁毒防范措施,预防毒品违法犯罪行为在本场所内发生。

第十六条　国家机关、社会团体、企业事业单位以及其他组织,应当加强对本单位人员的禁毒宣传教育。

第十七条　居民委员会、村民委员会应当协助人民政府以及公安机关等部门,加强禁毒宣传教育,落实禁毒防范措施。

第十八条　未成年人的父母或者其他监护人应当对未成年人进行毒品危害的教育,防止其吸食、注射毒品或者进行其他毒品违法犯罪活动。

第三章　毒品管制

第十九条　国家对麻醉药品药用原植物种植实行管制。禁止非法种植罂粟、古柯植物、大麻植物以及国家规定管制的可以用于提炼加工毒品的其他原植物。禁止走私或者非法买卖、运输、携带、持有未经灭活的毒品原植物种子或者幼苗。

地方各级人民政府发现非法种植毒品原植物的,应当立即采取措施予以制止、铲除。村民委员会、居民委员会发现非法种植毒品原植物的,应当及时予以制止、铲除,并向当地公安机关报告。

第二十条　国家确定的麻醉药品药用原植物种植企业,必须按照国家有关规定种植麻醉药品药用原植物。

国家确定的麻醉药品药用原植物种植企业的提取加工场所,以及国家设立的麻醉药品储存仓库,列为国家重点警戒目标。

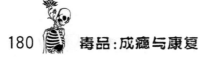

未经许可,擅自进入国家确定的麻醉药品药用原植物种植企业的提取加工场所或者国家设立的麻醉药品储存仓库等警戒区域的,由警戒人员责令其立即离开;拒不离开的,强行带离现场。

第二十一条　国家对麻醉药品和精神药品实行管制,对麻醉药品和精神药品的实验研究、生产、经营、使用、储存、运输实行许可和查验制度。

国家对易制毒化学品的生产、经营、购买、运输实行许可制度。

禁止非法生产、买卖、运输、储存、提供、持有、使用麻醉药品、精神药品和易制毒化学品。

第二十二条　国家对麻醉药品、精神药品和易制毒化学品的进口、出口实行许可制度。国务院有关部门应当按照规定的职责,对进口、出口麻醉药品、精神药品和易制毒化学品依法进行管理。禁止走私麻醉药品、精神药品和易制毒化学品。

第二十三条　发生麻醉药品、精神药品和易制毒化学品被盗、被抢、丢失或者其他流入非法渠道的情形,案发单位应当立即采取必要的控制措施,并立即向公安机关报告,同时依照规定向有关主管部门报告。

公安机关接到报告后,或者有证据证明麻醉药品、精神药品和易制毒化学品可能流入非法渠道的,应当及时开展调查,并可以对相关单位采取必要的控制措施。药品监督管理部门、卫生行政部门以及其他有关部门应当配合公安机关开展工作。

第二十四条　禁止非法传授麻醉药品、精神药品和易制毒化学品的制造方法。公安机关接到举报或者发现非法传授麻醉药品、精神药品和易制毒化学品制造方法的,应当及时依法查处。

第二十五条　麻醉药品、精神药品和易制毒化学品管理的具体办法,由国务院规定。

第二十六条　公安机关根据查缉毒品的需要,可以在边境地区、交通要道、口岸以及飞机场、火车站、长途汽车站、码头对来往人员、物品、货物以及交通工具进行毒品和易制毒化学品检查,民航、铁路、交通部门应当予以配合。

海关应当依法加强对进出口岸的人员、物品、货物和运输工具的检查,防止走私毒品和易制毒化学品。

邮政企业应当依法加强对邮件的检查,防止邮寄毒品和非法邮寄易制毒化学品。

第二十七条　娱乐场所应当建立巡查制度,发现娱乐场所内有毒品违法犯罪活动的,应当立即向公安机关报告。

第二十八条　对依法查获的毒品,吸食、注射毒品的用具,毒品违法犯罪的非法所得及其收益,以及直接用于实施毒品违法犯罪行为的本人所有的工具、设备、资金,应当收缴,依照规定处理。

第二十九条　反洗钱行政主管部门应当依法加强对可疑毒品犯罪资金的监测。反洗钱行政主管部门和其他依法负有反洗钱监督管理职责的部门、机构发现涉嫌毒品犯罪的资金流动情况,应当及时向侦查机关报告,并配合侦查机关做好侦查、调查工作。

第三十条　国家建立健全毒品监测和禁毒信息系统,开展毒品监测和禁毒信息的收集、分析、使用、交流工作。

第四章　戒毒措施

第三十一条　国家采取各种措施帮助吸毒人员戒除毒瘾,教育和挽救吸毒人员。

吸毒成瘾人员应当进行戒毒治疗。

吸毒成瘾的认定办法,由国务院卫生行政部门、药品监督管理部门、公安部门规定。

第三十二条 公安机关可以对涉嫌吸毒的人员进行必要的检测,被检测人员应当予以配合;对拒绝接受检测的,经县级以上人民政府公安机关或者其派出机构负责人批准,可以强制检测。

公安机关应当对吸毒人员进行登记。

第三十三条 对吸毒成瘾人员,公安机关可以责令其接受社区戒毒,同时通知吸毒人员户籍所在地或者现居住地的城市街道办事处、乡镇人民政府。社区戒毒的期限为三年。

戒毒人员应当在户籍所在地接受社区戒毒;在户籍所在地以外的现居住地有固定住所的,可以在现居住地接受社区戒毒。

第三十四条 城市街道办事处、乡镇人民政府负责社区戒毒工作。城市街道办事处、乡镇人民政府可以指定有关基层组织,根据戒毒人员本人和家庭情况,与戒毒人员签订社区戒毒协议,落实有针对性的社区戒毒措施。公安机关和司法行政、卫生行政、民政等部门应当对社区戒毒工作提供指导和协助。

城市街道办事处、乡镇人民政府,以及县级人民政府劳动行政部门对无职业且缺乏就业能力的戒毒人员,应当提供必要的职业技能培训、就业指导和就业援助。

第三十五条 接受社区戒毒的戒毒人员应当遵守法律、法规,自觉履行社区戒毒协议,并根据公安机关的要求,定期接受检测。

对违反社区戒毒协议的戒毒人员,参与社区戒毒的工作人员应当进行批评、教育;对严重违反社区戒毒协议或者在社区戒毒期间又吸食、注射毒品的,应当及时向公安机关报告。

第三十六条 吸毒人员可以自行到具有戒毒治疗资质的医疗机构接受戒毒治疗。

设置戒毒医疗机构或者医疗机构从事戒毒治疗业务的,应当符合国务院卫生行政部门规定的条件,报所在地的省、自治区、直辖市人民政府卫生行政部门批准,并报同级公安机关备案。戒毒治疗应当遵守国务院卫生行政部门制定的戒毒治疗规范,接受卫生行政部门的监督检查。

戒毒治疗不得以营利为目的。戒毒治疗的药品、医疗器械和治疗方法不得做广告。戒毒治疗收取费用的,应当按照省、自治区、直辖市人民政府价格主管部门会同卫生行政部门制定的收费标准执行。

第三十七条 医疗机构根据戒毒治疗的需要,可以对接受戒毒治疗的戒毒人员进行身体和所携带物品的检查;对在治疗期间有人身危险的,可以采取必要的临时保护性约束措施。

发现接受戒毒治疗的戒毒人员在治疗期间吸食、注射毒品的,医疗机构应当及时向公安机关报告。

第三十八条 吸毒成瘾人员有下列情形之一的,由县级以上人民政府公安机关作出强制隔离戒毒的决定:

(一)拒绝接受社区戒毒的;

(二)在社区戒毒期间吸食、注射毒品的;

(三)严重违反社区戒毒协议的;

(四)经社区戒毒、强制隔离戒毒后再次吸食、注射毒品的。

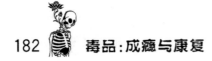

对于吸毒成瘾严重，通过社区戒毒难以戒除毒瘾的人员，公安机关可以直接作出强制隔离戒毒的决定。

吸毒成瘾人员自愿接受强制隔离戒毒的，经公安机关同意，可以进入强制隔离戒毒场所戒毒。

第三十九条　怀孕或者正在哺乳自己不满一周岁婴儿的妇女吸毒成瘾的，不适用强制隔离戒毒。不满十六周岁的未成年人吸毒成瘾的，可以不适用强制隔离戒毒。

对依照前款规定不适用强制隔离戒毒的吸毒成瘾人员，依照本法规定进行社区戒毒，由负责社区戒毒工作的城市街道办事处、乡镇人民政府加强帮助、教育和监督，督促落实社区戒毒措施。

第四十条　公安机关对吸毒成瘾人员决定予以强制隔离戒毒的，应当制作强制隔离戒毒决定书，在执行强制隔离戒毒前送达被决定人，并在送达后二十四小时以内通知被决定人的家属、所在单位和户籍所在地公安派出所；被决定人不讲真实姓名、住址，身份不明的，公安机关应当自查清其身份后通知。

被决定人对公安机关作出的强制隔离戒毒决定不服的，可以依法申请行政复议或者提起行政诉讼。

第四十一条　对被决定予以强制隔离戒毒的人员，由作出决定的公安机关送强制隔离戒毒场所执行。

强制隔离戒毒场所的设置、管理体制和经费保障，由国务院规定。

第四十二条　戒毒人员进入强制隔离戒毒场所戒毒时，应当接受对其身体和所携带物品的检查。

第四十三条　强制隔离戒毒场所应当根据戒毒人员吸食、注射毒品的种类及成瘾程度等，对戒毒人员进行有针对性的生理、心理治疗和身体康复训练。

根据戒毒的需要，强制隔离戒毒场所可以组织戒毒人员参加必要的生产劳动，对戒毒人员进行职业技能培训。组织戒毒人员参加生产劳动的，应当支付劳动报酬。

第四十四条　强制隔离戒毒场所应当根据戒毒人员的性别、年龄、患病等情况，对戒毒人员实行分别管理。

强制隔离戒毒场所对有严重残疾或者疾病的戒毒人员，应当给予必要的看护和治疗；对患有传染病的戒毒人员，应当依法采取必要的隔离、治疗措施；对可能发生自伤、自残等情形的戒毒人员，可以采取相应的保护性约束措施。

强制隔离戒毒场所管理人员不得体罚、虐待或者侮辱戒毒人员。

第四十五条　强制隔离戒毒场所应当根据戒毒治疗的需要配备执业医师。强制隔离戒毒场所的执业医师具有麻醉药品和精神药品处方权的，可以按照有关技术规范对戒毒人员使用麻醉药品、精神药品。

卫生行政部门应当加强对强制隔离戒毒场所执业医师的业务指导和监督管理。

第四十六条　戒毒人员的亲属和所在单位或者就读学校的工作人员，可以按照有关规定探访戒毒人员。戒毒人员经强制隔离戒毒场所批准，可以外出探视配偶、直系亲属。

强制隔离戒毒场所管理人员应当对强制隔离戒毒场所以外的人员交给戒毒人员的物品和邮件进行检查，防止夹带毒品。在检查邮件时，应当依法保护戒毒人员的通信自由和通信秘密。

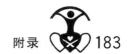

第四十七条 强制隔离戒毒的期限为二年。

执行强制隔离戒毒一年后,经诊断评估,对于戒毒情况良好的戒毒人员,强制隔离戒毒场所可以提出提前解除强制隔离戒毒的意见,报强制隔离戒毒的决定机关批准。

强制隔离戒毒期满前,经诊断评估,对于需要延长戒毒期限的戒毒人员,由强制隔离戒毒场所提出延长戒毒期限的意见,报强制隔离戒毒的决定机关批准。强制隔离戒毒的期限最长可以延长一年。

第四十八条 对于被解除强制隔离戒毒的人员,强制隔离戒毒的决定机关可以责令其接受不超过三年的社区康复。

社区康复参照本法关于社区戒毒的规定实施。

第四十九条 县级以上地方各级人民政府根据戒毒工作的需要,可以开办戒毒康复场所;对社会力量依法开办的公益性戒毒康复场所应当给予扶持,提供必要的便利和帮助。

戒毒人员可以自愿在戒毒康复场所生活、劳动。戒毒康复场所组织戒毒人员参加生产劳动的,应当参照国家劳动用工制度的规定支付劳动报酬。

第五十条 公安机关、司法行政部门对被依法拘留、逮捕、收监执行刑罚以及被依法采取强制性教育措施的吸毒人员,应当给予必要的戒毒治疗。

第五十一条 省、自治区、直辖市人民政府卫生行政部门会同公安机关、药品监督管理部门依照国家有关规定,根据巩固戒毒成果的需要和本行政区域艾滋病流行情况,可以组织开展戒毒药物维持治疗工作。

第五十二条 戒毒人员在入学、就业、享受社会保障等方面不受歧视。有关部门、组织和人员应当在入学、就业、享受社会保障等方面对戒毒人员给予必要的指导和帮助。

第五章 禁毒国际合作

第五十三条 中华人民共和国根据缔结或者参加的国际条约或者按照对等原则,开展禁毒国际合作。

第五十四条 国家禁毒委员会根据国务院授权,负责组织开展禁毒国际合作,履行国际禁毒公约义务。

第五十五条 涉及追究毒品犯罪的司法协助,由司法机关依照有关法律的规定办理。

第五十六条 国务院有关部门应当按照各自职责,加强与有关国家或者地区执法机关以及国际组织的禁毒情报信息交流,依法开展禁毒执法合作。

经国务院公安部门批准,边境地区县级以上人民政府公安机关可以与有关国家或者地区的执法机关开展执法合作。

第五十七条 通过禁毒国际合作破获毒品犯罪案件的,中华人民共和国政府可以与有关国家分享查获的非法所得、由非法所得获得的收益以及供毒品犯罪使用的财物或者财物变卖所得的款项。

第五十八条 国务院有关部门根据国务院授权,可以通过对外援助等渠道,支持有关国家实施毒品原植物替代种植、发展替代产业。

第六章 法律责任

第五十九条 有下列行为之一,构成犯罪的,依法追究刑事责任;尚不构成犯罪的,依法给予治安管理处罚：

(一)走私、贩卖、运输、制造毒品的；

(二)非法持有毒品的；

(三)非法种植毒品原植物的；

(四)非法买卖、运输、携带、持有未经灭活的毒品原植物种子或者幼苗的；

(五)非法传授麻醉药品、精神药品或者易制毒化学品制造方法的；

(六)强迫、引诱、教唆、欺骗他人吸食、注射毒品的；

(七)向他人提供毒品的。

第六十条 有下列行为之一,构成犯罪的,依法追究刑事责任；尚不构成犯罪的,依法给予治安管理处罚：

(一)包庇走私、贩卖、运输、制造毒品的犯罪分子,以及为犯罪分子窝藏、转移、隐瞒毒品或者犯罪所得财物的；

(二)在公安机关查处毒品违法犯罪活动时为违法犯罪行为人通风报信的；

(三)阻碍依法进行毒品检查的；

(四)隐藏、转移、变卖或者损毁司法机关、行政执法机关依法扣押、查封、冻结的涉及毒品违法犯罪活动的财物的。

第六十一条 容留他人吸食、注射毒品或者介绍买卖毒品,构成犯罪的,依法追究刑事责任；尚不构成犯罪的,由公安机关处十日以上十五日以下拘留,可以并处三千元以下罚款；情节较轻的,处五日以下拘留或者五百元以下罚款。

第六十二条 吸食、注射毒品的,依法给予治安管理处罚。吸毒人员主动到公安机关登记或者到有资质的医疗机构接受戒毒治疗的,不予处罚。

第六十三条 在麻醉药品、精神药品的实验研究、生产、经营、使用、储存、运输、进口、出口以及麻醉药品药用原植物种植活动中,违反国家规定,致使麻醉药品、精神药品或者麻醉药品药用原植物流入非法渠道,构成犯罪的,依法追究刑事责任；尚不构成犯罪的,依照有关法律、行政法规的规定给予处罚。

第六十四条 在易制毒化学品的生产、经营、购买、运输或者进口、出口活动中,违反国家规定,致使易制毒化学品流入非法渠道,构成犯罪的,依法追究刑事责任；尚不构成犯罪的,依照有关法律、行政法规的规定给予处罚。

第六十五条 娱乐场所及其从业人员实施毒品违法犯罪行为,或者为进入娱乐场所的人员实施毒品违法犯罪行为提供条件,构成犯罪的,依法追究刑事责任；尚不构成犯罪的,依照有关法律、行政法规的规定给予处罚。

娱乐场所经营管理人员明知场所内发生聚众吸食、注射毒品或者贩毒活动,不向公安机关报告的,依照前款的规定给予处罚。

第六十六条 未经批准,擅自从事戒毒治疗业务的,由卫生行政部门责令停止违法业务活动,没收违法所得和使用的药品、医疗器械等物品；构成犯罪的,依法追究刑事责任。

第六十七条 戒毒医疗机构发现接受戒毒治疗的戒毒人员在治疗期间吸食、注射毒品,不向公安机关报告的,由卫生行政部门责令改正；情节严重的,责令停业整顿。

第六十八条 强制隔离戒毒场所、医疗机构、医师违反规定使用麻醉药品、精神药品,构成犯罪的,依法追究刑事责任；尚不构成犯罪的,依照有关法律、行政法规的规定给予处罚。

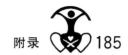

第六十九条　公安机关、司法行政部门或者其他有关主管部门的工作人员在禁毒工作中有下列行为之一,构成犯罪的,依法追究刑事责任;尚不构成犯罪的,依法给予处分:

（一）包庇、纵容毒品违法犯罪人员的;

（二）对戒毒人员有体罚、虐待、侮辱等行为的;

（三）挪用、截留、克扣禁毒经费的;

（四）擅自处分查获的毒品和扣押、查封、冻结的涉及毒品违法犯罪活动的财物的。

第七十条　有关单位及其工作人员在入学、就业、享受社会保障等方面歧视戒毒人员的,由教育行政部门、劳动行政部门责令改正;给当事人造成损失的,依法承担赔偿责任。

第七章　附　则

第七十一条　本法自 2008 年 6 月 1 日起施行。《全国人民代表大会常务委员会关于禁毒的决定》同时废止。

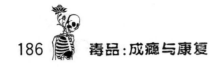

附录二

中华人民共和国国务院令

第 597 号

《戒毒条例》已经 2011 年 6 月 22 日国务院第 160 次常务会议通过，现予公布，自公布之日起施行。

总理　温家宝

2011 年 6 月 26 日

戒毒条例

第一章　总　则

第一条　为了规范戒毒工作，帮助吸毒成瘾人员戒除毒瘾，维护社会秩序，根据《中华人民共和国禁毒法》，制定本条例。

第二条　县级以上人民政府应当建立政府统一领导，禁毒委员会组织、协调、指导，有关部门各负其责，社会力量广泛参与的戒毒工作体制。

戒毒工作坚持以人为本、科学戒毒、综合矫治、关怀救助的原则，采取自愿戒毒、社区戒毒、强制隔离戒毒、社区康复等多种措施，建立戒毒治疗、康复指导、救助服务兼备的工作体系。

第三条　县级以上人民政府应当按照国家有关规定将戒毒工作所需经费列入本级财政预算。

第四条　县级以上地方人民政府设立的禁毒委员会可以组织公安机关、卫生行政和药品监督管理部门开展吸毒监测、调查，并向社会公开监测、调查结果。

县级以上地方人民政府公安机关负责对涉嫌吸毒人员进行检测，对吸毒人员进行登记并依法实行动态管控，依法责令社区戒毒、决定强制隔离戒毒、责令社区康复，管理公安机关的强制隔离戒毒场所、戒毒康复场所，对社区戒毒、社区康复工作提供指导和支持。

设区的市级以上地方人民政府司法行政部门负责管理司法行政部门的强制隔离戒毒场所、戒毒康复场所，对社区戒毒、社区康复工作提供指导和支持。

县级以上地方人民政府卫生行政部门负责戒毒医疗机构的监督管理，会同公安机关、司法行政等部门制定戒毒医疗机构设置规划,对戒毒医疗服务提供指导和支持。

县级以上地方人民政府民政、人力资源社会保障、教育等部门依据各自的职责,对社区戒毒、社区康复工作提供康复和职业技能培训等指导和支持。

第五条　乡(镇)人民政府、城市街道办事处负责社区戒毒、社区康复工作。

第六条　县级、设区的市级人民政府需要设置强制隔离戒毒场所、戒毒康复场所的,应当合理布局,报省、自治区、直辖市人民政府批准,并纳入当地国民经济和社会发展规划。

强制隔离戒毒场所、戒毒康复场所的建设标准,由国务院建设部门、发展改革部门会同国务院公安部门、司法行政部门制定。

第七条　戒毒人员在入学、就业、享受社会保障等方面不受歧视。

对戒毒人员戒毒的个人信息应当依法予以保密。对戒断3年未复吸的人员,不再实行动态管控。

第八条　国家鼓励、扶持社会组织、企业、事业单位和个人参与戒毒科研、戒毒社会服务和戒毒社会公益事业。

对在戒毒工作中有显著成绩和突出贡献的,按照国家有关规定给予表彰、奖励。

第二章　自愿戒毒

第九条　国家鼓励吸毒成瘾人员自行戒除毒瘾。吸毒人员可以自行到戒毒医疗机构接受戒毒治疗。对自愿接受戒毒治疗的吸毒人员,公安机关对其原吸毒行为不予处罚。

第十条　戒毒医疗机构应当与自愿戒毒人员或者其监护人签订自愿戒毒协议,就戒毒方法、戒毒期限、戒毒的个人信息保密、戒毒人员应当遵守的规章制度、终止戒毒治疗的情形等作出约定,并应当载明戒毒疗效、戒毒治疗风险。

第十一条　戒毒医疗机构应当履行下列义务:

(一)对自愿戒毒人员开展艾滋病等传染病的预防、咨询教育;

(二)对自愿戒毒人员采取脱毒治疗、心理康复、行为矫治等多种治疗措施,并应当符合国务院卫生行政部门制定的戒毒治疗规范;

(三)采用科学、规范的诊疗技术和方法,使用的药物、医院制剂、医疗器械应当符合国家有关规定;

(四)依法加强药品管理,防止麻醉药品、精神药品流失滥用。

第十二条　符合参加戒毒药物维持治疗条件的戒毒人员,由本人申请,并经登记,可以参加戒毒药物维持治疗。登记参加戒毒药物维持治疗的戒毒人员的信息应当及时报公安机关备案。

戒毒药物维持治疗的管理办法,由国务院卫生行政部门会同国务院公安部门、药品监督管理部门制定。

第三章　社区戒毒

第十三条　对吸毒成瘾人员,县级、设区的市级人民政府公安机关可以责令其接受社区戒毒,并出具责令社区戒毒决定书,送达本人及其家属,通知本人户籍所在地或者现居住地乡(镇)人民政府、城市街道办事处。

第十四条　社区戒毒人员应当自收到责令社区戒毒决定书之日起15日内到社区戒毒

执行地乡(镇)人民政府、城市街道办事处报到,无正当理由逾期不报到的,视为拒绝接受社区戒毒。

社区戒毒的期限为 3 年,自报到之日起计算。

第十五条 乡(镇)人民政府、城市街道办事处应当根据工作需要成立社区戒毒工作领导小组,配备社区戒毒专职工作人员,制定社区戒毒工作计划,落实社区戒毒措施。

第十六条 乡(镇)人民政府、城市街道办事处,应当在社区戒毒人员报到后及时与其签订社区戒毒协议,明确社区戒毒的具体措施、社区戒毒人员应当遵守的规定以及违反社区戒毒协议应承担的责任。

第十七条 社区戒毒专职工作人员、社区民警、社区医务人员、社区戒毒人员的家庭成员以及禁毒志愿者共同组成社区戒毒工作小组具体实施社区戒毒。

第十八条 乡(镇)人民政府、城市街道办事处和社区戒毒工作小组应当采取下列措施管理、帮助社区戒毒人员:

(一)戒毒知识辅导;

(二)教育、劝诫;

(三)职业技能培训,职业指导,就学、就业、就医援助;

(四)帮助戒毒人员戒除毒瘾的其他措施。

第十九条 社区戒毒人员应当遵守下列规定:

(一)履行社区戒毒协议;

(二)根据公安机关的要求,定期接受检测;

(三)离开社区戒毒执行地所在县(市、区)3 日以上的,须书面报告。

第二十条 社区戒毒人员在社区戒毒期间,逃避或者拒绝接受检测 3 次以上,擅自离开社区戒毒执行地所在县(市、区)3 次以上或者累计超过 30 日的,属于《中华人民共和国禁毒法》规定的"严重违反社区戒毒协议"。

第二十一条 社区戒毒人员拒绝接受社区戒毒,在社区戒毒期间又吸食、注射毒品,以及严重违反社区戒毒协议的,社区戒毒专职工作人员应当及时向当地公安机关报告。

第二十二条 社区戒毒人员的户籍所在地或者现居住地发生变化,需要变更社区戒毒执行地的,社区戒毒执行地乡(镇)人民政府、城市街道办事处应当将有关材料转送至变更后的乡(镇)人民政府、城市街道办事处。

社区戒毒人员应当自社区戒毒执行地变更之日起 15 日内前往变更后的乡(镇)人民政府、城市街道办事处报到,社区戒毒时间自报到之日起连续计算。

变更后的乡(镇)人民政府、城市街道办事处,应当按照本条例第十六条的规定,与社区戒毒人员签订新的社区戒毒协议,继续执行社区戒毒。

第二十三条 社区戒毒自期满之日起解除。社区戒毒执行地公安机关应当出具解除社区戒毒通知书送达社区戒毒人员本人及其家属,并在 7 日内通知社区戒毒执行地乡(镇)人民政府、城市街道办事处。

第二十四条 社区戒毒人员被依法收监执行刑罚、采取强制性教育措施的,社区戒毒终止。

社区戒毒人员被依法拘留、逮捕的,社区戒毒中止,由羁押场所给予必要的戒毒治疗,释放后继续接受社区戒毒。

第四章 强制隔离戒毒

第二十五条 吸毒成瘾人员有《中华人民共和国禁毒法》第三十八条第一款所列情形之一的,由县级、设区的市级人民政府公安机关作出强制隔离戒毒的决定。

对于吸毒成瘾严重,通过社区戒毒难以戒除毒瘾的人员,县级、设区的市级人民政府公安机关可以直接作出强制隔离戒毒的决定。

吸毒成瘾人员自愿接受强制隔离戒毒的,经强制隔离戒毒场所所在地县级、设区的市级人民政府公安机关同意,可以进入强制隔离戒毒场所戒毒。强制隔离戒毒场所应当与其就戒毒治疗期限、戒毒治疗措施等作出约定。

第二十六条 对依照《中华人民共和国禁毒法》第三十九条第一款规定不适用强制隔离戒毒的吸毒成瘾人员,县级、设区的市级人民政府公安机关应当作出社区戒毒的决定,依照本条例第三章的规定进行社区戒毒。

第二十七条 强制隔离戒毒的期限为 2 年,自作出强制隔离戒毒决定之日起计算。

被强制隔离戒毒的人员在公安机关的强制隔离戒毒场所执行强制隔离戒毒 3 个月至 6 个月后,转至司法行政部门的强制隔离戒毒场所继续执行强制隔离戒毒。

执行前款规定不具备条件的省、自治区、直辖市,由公安机关和司法行政部门共同提出意见报省、自治区、直辖市人民政府决定具体执行方案,但在公安机关的强制隔离戒毒场所执行强制隔离戒毒的时间不得超过 12 个月。

第二十八条 强制隔离戒毒场所对强制隔离戒毒人员的身体和携带物品进行检查时发现的毒品等违禁品,应当依法处理;对生活必需品以外的其他物品,由强制隔离戒毒场所代为保管。

女性强制隔离戒毒人员的身体检查,应当由女性工作人员进行。

第二十九条 强制隔离戒毒场所设立戒毒医疗机构应当经所在地省、自治区、直辖市人民政府卫生行政部门批准。强制隔离戒毒场所应当配备设施设备及必要的管理人员,依法为强制隔离戒毒人员提供科学规范的戒毒治疗、心理治疗、身体康复训练和卫生、道德、法制教育,开展职业技能培训。

第三十条 强制隔离戒毒场所应当根据强制隔离戒毒人员的性别、年龄、患病等情况对强制隔离戒毒人员实行分别管理;对吸食不同种类毒品的,应当有针对性地采取必要的治疗措施;根据戒毒治疗的不同阶段和强制隔离戒毒人员的表现,实行逐步适应社会的分级管理。

第三十一条 强制隔离戒毒人员患严重疾病,不出所治疗可能危及生命的,经强制隔离戒毒场所主管机关批准,并报强制隔离戒毒决定机关备案,强制隔离戒毒场所可以允许其所外就医。所外就医的费用由强制隔离戒毒人员本人承担。

所外就医期间,强制隔离戒毒期限连续计算。对于健康状况不再适宜回所执行强制隔离戒毒的,强制隔离戒毒场所应当向强制隔离戒毒决定机关提出变更为社区戒毒的建议,强制隔离戒毒决定机关应当自收到建议之日起 7 日内,作出是否批准的决定。经批准变更为社区戒毒的,已执行的强制隔离戒毒期限折抵社区戒毒期限。

第三十二条 强制隔离戒毒人员脱逃的,强制隔离戒毒场所应当立即通知所在地县级人民政府公安机关,并配合公安机关追回脱逃人员。被追回的强制隔离戒毒人员应当继续

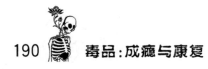

执行强制隔离戒毒,脱逃期间不计入强制隔离戒毒期限。被追回的强制隔离戒毒人员不得提前解除强制隔离戒毒。

第三十三条 对强制隔离戒毒场所依照《中华人民共和国禁毒法》第四十七条第二款、第三款规定提出的提前解除强制隔离戒毒、延长戒毒期限的意见,强制隔离戒毒决定机关应当自收到意见之日起 7 日内,作出是否批准的决定。对提前解除强制隔离戒毒或者延长强制隔离戒毒期限的,批准机关应当出具提前解除强制隔离戒毒决定书或者延长强制隔离戒毒期限决定书,送达被决定人,并在送达后 24 小时以内通知被决定人的家属、所在单位以及其户籍所在地或者现居住地公安派出所。

第三十四条 解除强制隔离戒毒的,强制隔离戒毒场所应当在解除强制隔离戒毒 3 日前通知强制隔离戒毒决定机关,出具解除强制隔离戒毒证明书送达戒毒人员本人,并通知其家属、所在单位、其户籍所在地或者现居住地公安派出所将其领回。

第三十五条 强制隔离戒毒诊断评估办法由国务院公安部门、司法行政部门会同国务院卫生行政部门制定。

第三十六条 强制隔离戒毒人员被依法收监执行刑罚、采取强制性教育措施或者被依法拘留、逮捕的,由监管场所、羁押场所给予必要的戒毒治疗,强制隔离戒毒的时间连续计算;刑罚执行完毕时、解除强制性教育措施时或者释放时强制隔离戒毒尚未期满的,继续执行强制隔离戒毒。

第五章 社区康复

第三十七条 对解除强制隔离戒毒的人员,强制隔离戒毒的决定机关可以责令其接受不超过 3 年的社区康复。

社区康复在当事人户籍所在地或者现居住地乡(镇)人民政府、城市街道办事处执行,经当事人同意,也可以在戒毒康复场所中执行。

第三十八条 被责令接受社区康复的人员,应当自收到责令社区康复决定书之日起 15 日内到户籍所在地或者现居住地乡(镇)人民政府、城市街道办事处报到,签订社区康复协议。

被责令接受社区康复的人员拒绝接受社区康复或者严重违反社区康复协议,并再次吸食、注射毒品被决定强制隔离戒毒的,强制隔离戒毒不得提前解除。

第三十九条 负责社区康复工作的人员应当为社区康复人员提供必要的心理治疗和辅导、职业技能培训、职业指导以及就学、就业、就医援助。

第四十条 社区康复自期满之日起解除。社区康复执行地公安机关出具解除社区康复通知书送达社区康复人员本人及其家属,并在 7 日内通知社区康复执行地乡(镇)人民政府、城市街道办事处。

第四十一条 自愿戒毒人员、社区戒毒、社区康复的人员可以自愿与戒毒康复场所签订协议,到戒毒康复场所戒毒康复、生活和劳动。

戒毒康复场所应当配备必要的管理人员和医务人员,为戒毒人员提供戒毒康复、职业技能培训和生产劳动条件。

第四十二条 戒毒康复场所应当加强管理,严禁毒品流入,并建立戒毒康复人员自我管理、自我教育、自我服务的机制。

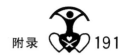

戒毒康复场所组织戒毒人员参加生产劳动,应当参照国家劳动用工制度的规定支付劳动报酬。

第六章　法律责任

第四十三条　公安、司法行政、卫生行政等有关部门工作人员泄露戒毒人员个人信息的,依法给予处分;构成犯罪的,依法追究刑事责任。

第四十四条　乡(镇)人民政府、城市街道办事处负责社区戒毒、社区康复工作的人员有下列行为之一的,依法给予处分:

(一)未与社区戒毒、社区康复人员签订社区戒毒、社区康复协议,不落实社区戒毒、社区康复措施的;

(二)不履行本条例第二十一条规定的报告义务的;

(三)其他不履行社区戒毒、社区康复监督职责的行为。

第四十五条　强制隔离戒毒场所的工作人员有下列行为之一的,依法给予处分;构成犯罪的,依法追究刑事责任:

(一)侮辱、虐待、体罚强制隔离戒毒人员的;

(二)收受、索要财物的;

(三)擅自使用、损毁、处理没收或者代为保管的财物的;

(四)为强制隔离戒毒人员提供麻醉药品、精神药品或者违反规定传递其他物品的;

(五)在强制隔离戒毒诊断评估工作中弄虚作假的;

(六)私放强制隔离戒毒人员的;

(七)其他徇私舞弊、玩忽职守、不履行法定职责的行为。

第七章　附　则

第四十六条　本条例自公布之日起施行。1995 年 1 月 12 日国务院发布的《强制戒毒办法》同时废止。

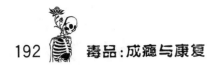

附录三

关于公布麻醉药品和精神药品
品种目录（2007 年版）的通知

国食药监安〔2007〕633 号

各省、自治区、直辖市食品药品监督管理局（药品监督管理局）、公安厅（局）、卫生厅（局）：
　　根据《麻醉药品和精神药品管理条例》第三条的规定，现公布《麻醉药品品种目录（2007年版）》和《精神药品品种目录（2007 年版）》，自 2008 年 1 月 1 日起施行。

国家食品药品监督管理局　中华人民共和公安部　中华人民共和国卫生部

2007 年 10 月 11 日

麻醉药品品种目录（2007 年版）

1. 醋托啡	acetorphine
2. 乙酰阿法甲基芬太尼	acetylalphamethylfentanyl
3. 醋美沙朵	acetylmethadol
4. 阿芬太尼	alfentanil
5. 烯丙罗定	allylprodine
6. 阿醋美沙朵	alphacetylmethadol
7. 阿法美罗定	alphameprodine
8. 阿法美沙朵	alphamethadol
9. 阿法甲基芬太尼	alphamethylfentanyl
10. 阿法甲基硫代芬太尼	alphamethylthiofentanyl
11. 阿法罗定*	alphaprodine
12. 阿尼利定	anileridine
13. 苄替啶	benzethidine
14. 苄吗啡	benzylmorphine
15. 倍醋美沙朵	betacetylmethadol
16. 倍他羟基芬太尼	betahydroxyfentanyl
17. 倍他羟基-3-甲基芬太尼	betahydroxy-3-methylfentanyl
18. 倍他美罗定	betameprodine
19. 倍他美沙朵	betamethadol
20. 倍他罗定	betaprodine
21. 贝齐米特	bezitramide
22. 大麻与大麻树脂	cannabis and cannabis resin
23. 氯尼他秦	clonitazene
24. 古柯叶	coca leaf

25. 可卡因*	cocaine
26. 可多克辛	codoxime
27. 罂粟秆浓缩物*	concentrate of poppy straw
28. 地索吗啡	desomorphine
29. 右吗拉胺	dextromoramide
30. 地恩丙胺	diampromide
31. 二乙噻丁	diethylthiambutene
32. 地芬诺辛	difenoxin
33. 二氢埃托啡*	dihydroetorphine
34. 双氢吗啡	dihydromorphine
35. 地美沙朵	dimenoxadol
36. 地美庚醇	dimepheptanol
37. 二甲噻丁	dimethylthiambutene
38. 吗苯丁酯	dioxaphetyl butyrate
39. 地芬诺酯*	diphenoxylate
40. 地匹哌酮	dipipanone
41. 羟蒂巴酚	drotebanol
42. 芽子碱	ecgonine
43. 乙甲噻丁	ethylmethylthiambutene
44. 依托尼秦	etonitazene
45. 埃托啡	etorphine
46. 依托利定	etoxeridine
47. 芬太尼*	fentanyl
48. 呋替啶	furethidine
49. 海洛因	heroin
50. 氢可酮*	hydrocodone
51. 氢吗啡醇	hydromorphinol
52. 氢吗啡酮	hydromorphone
53. 羟哌替啶	hydroxypethidine
54. 异美沙酮	isomethadone
55. 凯托米酮	ketobemidone
56. 左美沙芬	levomethorphan
57. 左吗拉胺	levomoramide
58. 左芬啡烷	levophenacylmorphan
59. 左啡诺	levorphanol
60. 美他佐辛	metazocine
61. 美沙酮*	methadone
62. 美沙酮中间体	methadone intermediate
63. 甲地索啡	methyldesorphine
64. 甲二氢吗啡	methyldihydromorphine
65. 3-甲基芬太尼	3-methylfentanyl
66. 3-甲基硫代芬太尼	3-methylthiofentanyl
67. 美托酮	metopon
68. 吗拉胺中间体	moramide intermediate

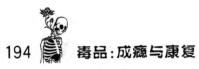

69. 吗哌利定	morpheridine
70. 吗啡 *	morphine
71. 吗啡甲溴化物及其他五价氮吗啡衍生物	morphine methobromide and other pentavalent nitrogen morphine derivatives
72. 吗啡-n-氧化物	morphine-n-oxide
73. 1-甲基-4-苯基-4-哌啶丙酸酯	mppp
74. 麦罗啡	myrophine
75. 尼可吗啡	nicomorphine
76. 诺美沙朵	noracymethadol
77. 去甲左啡诺	norlevorphanol
78. 去甲美沙酮	normethadone
79. 去甲吗啡	normorphine
80. 诺匹哌酮	norpipanone
81. 阿片 *	opium
82. 羟考酮 *	oxycodone
83. 羟吗啡酮	oxymorphone
84. 对氟芬太尼	parafluorofentanyl
85. 1-苯乙基-4-苯基-4-哌啶乙酸酯	pepap
86. 哌替啶 *	pethidine
87. 哌替啶中间体 a	pethidine intermediate a
88. 哌替啶中间体 b	pethidine intermediate b
89. 哌替啶中间体 c	pethidine intermediate c
90. 苯吗庚酮	phenadoxone
91. 非那丙胺	phenampromide
92. 非那佐辛	phenazocine
93. 非诺啡烷	phenomorphan
94. 苯哌利定	phenoperidine
95. 匹米诺定	piminodine
96. 哌腈米特	piritramide
97. 罂粟壳 *	poppy shell
98. 普罗庚嗪	proheptazine
99. 丙哌利定	properidine
100. 消旋甲啡烷	racemethorphan
101. 消旋吗拉胺	racemoramide
102. 消旋啡烷	racemorphan
103. 瑞芬太尼 *	remifentanil
104. 舒芬太尼 *	sufentanil
105. 醋氢可酮	thebacon
106. 蒂巴因 *	thebaine
107. 硫代芬太尼	thiofentanyl
108. 替利定	tilidine
109. 三甲利定	trimeperidine
110. 醋氢可待因	acetyldihydrocodeine
111. 布桂嗪 *	bucinnazine

112.可待因 *	codeine
113.复方樟脑酊 *	compound camphor tincture
114.右丙氧芬 *	dextropropoxyphene
115.双氢可待因 *	dihydrocodeine
116.乙基吗啡 *	ethylmorphine
117.尼可待因	nicocodine
118.尼二氢可待因	nicodicodine
119.去甲可待因	norcodeine
120.福尔可定 *	pholcodine
121.丙吡兰	propiram
122.阿桔片 *	compound platycodon tablets
123.吗啡阿托品注射液 *	morphine and atropine sulfate injection

注:1.上述品种包括其可能存在的盐和单方制剂;

　　2.上述品种包括其可能存在的化学异构体及酯、醚;

　　3.品种目录有 * 的麻醉药品为我国生产及使用的品种。

精神药品品种目录(2007 年版)

第一类	
1.布苯丙胺	brolamfetamine (dob)
2.卡西酮	cathinone
3.二乙基色胺	det
4.二甲氧基安非他明	2,5-dimethoxyamfetamine (dma)
5.(1,2-二甲基庚基)羟基四氢甲基二苯吡喃	dmhp
6.二甲基色胺	dmt
7.二甲氧基乙基安非他明	doet
8.乙环利定	eticyclidine
9.乙色胺	etryptamine
10.麦角二乙胺	(＋)-lysergide
11.二亚甲基双氧安非他明	mdma
12.麦司卡林	mescaline
13.甲卡西酮	methcathinone
14.甲米雷司	4-methylaminorex
15.甲羟芬胺	mmda
16.乙芬胺	n-ethyl,mda
17.羟芬胺	n-hydroxy，mda
18.六氢大麻酚	parahexyl
19.副甲氧基安非他明	paramethoxyamfetamine (pma)
20.赛洛新	psilocine
21.赛洛西宾	psilocybine
22.咯环利定	rolicyclidine
23.二甲氧基甲苯异丙胺	stp,dom
24.替苯丙胺	tenamfetamine(mda)
25.替诺环定	tenocyclidine

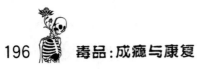

26. 四氢大麻酚(包括其同分异构物及其立体化学变体)	tetrahydrocannabinol
27. 三甲氧基安非他明	tma
28. 4-甲基硫基安非他明	4-methylthioamfetamine
29. 苯丙胺	amfetamine
30. 安非拉酮	amfepramone
31. 安咪奈丁	amineptine
32. 2,5-二甲氧基-4-溴苯乙胺	4bromo-2,5-dimethoxyphenethylamine(2-cb)
33. 丁丙诺啡*	buprenorphine
34. 右苯丙胺	dexamfetamine
35. 二甲基安非他明	dimethylamfetamine
36. 芬乙茶碱	fenetylline
37. γ-羟丁酸*	γ-hydroxybutyrate (ghb)
38. 氯胺酮*	ketamine
39. 左苯丙胺	levamfetamine
40. 左甲苯丙胺	levomethamfetamine
41. 马吲哚*	mazindol
42. 甲氯喹酮	mecloqualone
43. 去氧麻黄碱	metamfetamine
44. 去氧麻黄碱外消旋体	metamfetamine racemate
45. 甲喹酮	methaqualone
46. 哌醋甲酯*	methylphenidate
47. 莫达非尼	modafinil
48. 苯环利定	phencyclidine
49. 芬美曲秦	phenmetrazine
50. 司可巴比妥*	secobarbital
51. δ-9-四氢大麻酚及其立体化学变体	delta-9-tetrahydrocannabinol and its stereochemical variants
52. 三唑仑*	triazolam
53. 齐培丙醇	zipeprol
第二类	
54. 异戊巴比妥*	amobarbital
55. 布他比妥	butalbital
56. 布托啡诺及其注射剂*	butorphanol and its injection
57. 咖啡因*	caffeine
58. 安钠咖*	caffeine sodium benzoate (cnb)
59. 去甲伪麻黄碱*	cathine
60. 环己巴比妥	cyclobarbital
61. 地佐辛及其注射剂*	dezocine and its injection
62. 右旋芬氟拉明	dexfenfluramine
63. 芬氟拉明*	fenfluramine
64. 氟硝西泮	flunitrazepam
65. 格鲁米特*	glutethimide
66. 呋芬雷司	furfennorex

67. 喷他佐辛 *	pentazocine
68. 戊巴比妥 *	pentobarbital
69. 丙己君	propylhexedrine
70. 阿洛巴比妥	allobarbital
71. 阿普唑仑 *	alprazolam
72. 阿米雷司	aminorex
73. 巴比妥 *	barbital
74. 苄非他明	benzfetamine
75. 溴西泮 *	bromazepam
76. 溴替唑仑	brotizolam
77. 丁巴比妥	butobarbital
78. 卡马西泮	camazepam
79. 氯氮䓬 *	chlordiazepoxide
80. 氯巴占	clobazam
81. 氯硝西泮 *	clonazepam
82. 氯拉䓬酸	clorazepate
83. 氯噻西泮	clotiazepam
84. 氯口恶唑仑	cloxazolam
85. 地洛西泮	delorazepam
86. 地西泮 *	diazepam
87. 艾司唑仑 *	estazolam
88. 乙氯维诺	ethchlorvynol
89. 炔已蚁胺	ethinamate
90. 氯氟卓乙酯 *	ethyl loflazepate
91. 乙非他明	etilamfetamine
92. 芬坎法明	fencamfamin
93. 芬普雷司	fenproporex
94. 氟地西泮	fludiazepam
95. 氟西泮 *	flurazepam
96. 哈拉西泮	halazepam
97. 卤沙唑仑	haloxazolam
98. 凯他唑仑	ketazolam
99. 利非他明	lefetamine
100. 氯普唑仑	loprazolam
101. 劳拉西泮 *	lorazepam
102. 氯甲西泮	lormetazepam
103. 美达西泮	medazepam
104. 美芬雷司	mefenorex
105. 甲丙氨酯 *	meprobamate
106. 美索卡	mesocarb
107. 甲苯巴比妥	methylphenobarbital
108. 甲乙哌酮	methyprylon
109. 咪达唑仑 *	midazolam
110. 纳布啡及其注射剂 *	nalbuphine and its injection

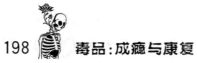

111.尼美西泮	nimetazepam
112.硝西泮*	nitrazepam
113.去甲西泮	nordazepam
114.奥沙西泮*	oxazepam
115.奥沙唑仑	oxazolam
116.氨酚氢可酮片*	paracetamol and hydrocodone bitartrate tablets
117.匹莫林*	pemoline
118.苯甲曲秦	phendimetrazine
119.苯巴比妥*	phenobarbital
120.芬特明	phentermine
121.匹那西泮	pinazepam
122.哌苯甲醇	pipradrol
123.普拉西泮	prazepam
124.吡咯戊酮	pyrovalerone
125.仲丁比妥	secbutabarbital
126.替马西泮*	temazepam
127.四氢西泮	tetrazepam
128.曲马多*	tramadol
129.乙烯比妥	vinylbital
130.唑吡坦*	zolpiden
131.扎来普隆*	zaleplone
132.麦角胺咖啡因片*	ergotamine and caffeine tablets

注:1.上述品种包括其可能存在的盐和单方制剂(除非另有规定);

　　2.上述品种包括其可能存在的化学异构体及酯、醚(除非另有规定);

　　3.品种目录有＊的精神药品为我国生产及使用的品种。

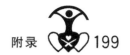

附录四

卫生部关于印发《阿片类药物依赖诊断治疗指导原则》和《苯丙胺类药物依赖诊断治疗指导原则》的通知

各省、自治区、直辖市卫生厅局,新疆生产建设兵团卫生局:

为进一步规范戒毒医疗服务行为,提高戒毒医疗服务质量,保证医疗安全,我部组织有关专家对 1993 年发布的《阿片类成瘾常用戒毒疗法的指导原则》和 2002 年发布的《苯丙胺类兴奋剂滥用及相关障碍的诊断治疗指导原则》进行了修订。现将修订后的《阿片类药物依赖诊断治疗指导原则》和《苯丙胺类药物依赖诊断治疗指导原则》印发给你们,请参照执行。

2009 年 11 月 26 日

阿片类药物依赖诊断治疗指导原则

阿片类药物依赖是全世界药物依赖的主要问题之一。为规范阿片类药物依赖的诊断治疗工作,卫生部于 1993 年发布《阿片类成瘾常用戒毒疗法的指导原则》(以下简称《指导原则》),对规范阿片类药物依赖的治疗起到积极作用。随着戒毒医疗技术的不断发展,《指导原则》已不能满足戒毒医疗工作需要。为进一步规范阿片类药物依赖的诊断治疗工作,卫生部组织专家对原《指导原则》进行了修订。修订后的《阿片类药物依赖诊断治疗指导原则》侧重于生理脱毒阶段的诊断治疗,兼顾其他治疗措施,包括防复吸治疗和心理社会干预等。

阿片类药物包括天然类如鸦片、吗啡(阿片中的生物碱)、海洛因(吗啡的衍生物)以及人工合成类如美沙酮、杜冷丁等。阿片类药物具有镇痛、止咳、止泻、麻醉等药理作用,同时也具有较强的成瘾性和耐受性,滥用后易产生依赖。

一、临床表现

(一)戒断症状

滥用阿片类药物的种类、剂量、时间、途径、停药速度不同,戒断症状的严重程度也不一致。短效药物如吗啡、海洛因一般在停药后 8～12 小时开始出现戒断症状,48～72 小时达到高峰,持续 7～10 天。长效药物如美沙酮一般在停药后 1～3 天出现戒断症状,可持续 2 周左右。

典型的戒断症状分为两大类:

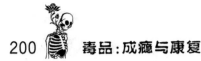

1.客观体征。如血压升高、脉搏加快、体温升高、立毛肌收缩、瞳孔扩大、流涕、震颤、腹泻、呕吐、失眠等。

2.主观症状。如肌肉骨骼疼痛、腹痛、食欲差、无力、疲乏、不安、喷嚏、发冷、发热、渴求药物等。

（二）急性中毒症状

在大剂量滥用阿片类药物后，出现精神运动性抑制，言语不清、昏睡甚至昏迷；体征有针尖样瞳孔（深昏迷时也可能由于缺氧瞳孔扩大）、呼吸抑制、肺水肿、心率减慢、心律失常等。

（三）其他症状

可出现精神障碍如人格障碍、情绪障碍和精神病性症状等。存在不同程度的社会功能损害，表现为工作学习困难、逃学、不负责任和不履行家庭责任等。

二、诊断

诊断参照 ICD-10 阿片类药物依赖诊断标准：

1.对阿片类药物有强烈的渴求及强迫性觅药行为。

2.对阿片类药物滥用行为的开始、结束及剂量难以控制。

3.减少或停止滥用阿片类药物时出现生理戒断症状。

4.耐受性增加，必须使用较高剂量药物才能获得原来较低剂量的感受。

5.因滥用阿片类药物而逐渐丧失原有的兴趣爱好，并影响到家庭和社会关系。

6.不顾身体损害及社会危害，固执地滥用阿片类药物。

在以往 12 个月内发生或存在 3 项以上即可诊断为阿片类药物依赖。

除参照以上诊断标准外，诊断时还应注意以下几点：

1.末次使用阿片类药物 72 小时内的尿毒品检测结果。

2.病史、滥用药物史及有无与之相关的躯体并发症如病毒性肝炎、结核等，还应注意有无精神障碍、人格障碍等心理社会功能的损害。

3.患者的一般情况、生命体征、意识状况、注射痕迹、皮肤瘢痕和感染等。

4.性病、艾滋病和病毒性肝炎等传染病的检测结果。

三、治疗

阿片类药物依赖是一种慢性、高复发性疾病，其治疗是一个长期过程。目前对阿片类药物依赖的治疗推荐采用医学、心理、社会等综合措施，包括停止滥用药物、针对戒断症状给予脱毒治疗、针对心理依赖及其他躯体、心理、社会功能损害进行康复和防复吸治疗，最终实现吸毒人员的康复和回归社会。

治疗时应根据滥用药物的种类、剂量、时间、途径、既往戒毒治疗情况等首先确定药物依赖的严重程度，结合吸毒人员的个体情况选择戒毒药物和治疗方法。症状轻者可不使用戒毒药物，仅需对症处理即可。阿片类药物依赖多伴有多药滥用现象，其危害严重，在治疗过程中应多加注意。

（一）脱毒治疗

脱毒治疗是指通过治疗减轻由于突然停药导致的躯体戒断症状。由于吸毒人员的特殊性，阿片类药物依赖的脱毒治疗应在管理严格的封闭环境中进行。脱毒治疗可分为替代治

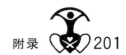

疗与非替代治疗,两者可以结合使用。对于戒断症状较轻、合作较好的吸毒人员可单独使用非替代治疗。

1.替代治疗

替代治疗是利用与阿片类药物有相似药理作用的其他药物替代原使用药物,在一定的时间内逐渐减少并停止使用替代药物,以减轻戒断症状的严重程度。

(1)美沙酮替代治疗

①适应证。美沙酮替代治疗适用于阿片类药物的脱毒治疗。由于美沙酮本身也能产生依赖性,因此应在严格管理的戒毒医疗机构中进行。

②治疗原则。美沙酮替代治疗的原则是:逐日递减、先快后慢、只减不加、停药坚决。在用药中和停药后对症处理各种症状。

③用法与剂量。美沙酮替代治疗首次剂量一般为 20~40mg/日口服,原则上不超过 60mg/日口服。首次给药后,戒断症状控制不理想者可酌情追加美沙酮 5~10mg 口服。如发现美沙酮剂量过大,应再次确认吸毒人员药物依赖的程度及近期药物滥用的剂量并于第 2 日减药,减幅为首日剂量的 30%~50%。

递减程序根据个体情况制订,多数可在 10~20 日内停药。如每日递减前 1 日药量的 20%,减至 5~10mg/日时可改为每 1~3 日减 1mg。

④不良反应及处理。在使用较大剂量时可出现相应的不良反应,常见如口干、恶心、呕吐、头昏、头痛、困倦、乏力等,个别出现直立性晕厥。如不良反应严重,可减少美沙酮的用量并密切观察。

⑤过量中毒及处理。过量中毒常发生在治疗前 3 天。主要表现为冷汗、严重头昏、坐卧不安、针尖样瞳孔、无力、嗜睡、血压下降、呼吸、心率减慢甚至昏迷,严重时可出现呼吸困难、紫绀等。

一旦发现过量中毒应立即停用美沙酮,密切观察吸毒人员的意识、瞳孔和呼吸状况。若出现阿片类中毒三联征(呼吸抑制、昏迷和针尖样瞳孔)应立即抢救。抢救措施包括:①维持呼吸道通畅,吸氧,静脉输液维持水、电解质平衡及一般支持疗法;②首次快速给予阿片受体拮抗剂纳洛酮 0.4mg 静脉注射,必要时 2~5 分钟内重复使用 2~3 次。

⑥注意事项。呼吸功能不全者和产妇分娩前后禁用;妊娠妇女、老年人、肝肾功能不全者慎用。

(2)盐酸丁丙诺啡舌下含片替代治疗

①适应证。同美沙酮。

②用法与剂量。根据吸毒人员戒断症状及药物引发不良反应的严重程度随时调整剂量。最初 1~3 日剂量应充分,轻度依赖为 1~1.5mg/次舌下含服,q8h;中度依赖为 2~2.5mg/次舌下含服,q8h;重度依赖为 3~6mg/次舌下含服,q8h。首次用药 2 小时后根据戒断症状的控制情况决定是否追加剂量,追加剂量为上次使用剂量的 30~50%。经最初 1~3 日充分用量后可酌情减量,每日减前 1 日剂量的 20%~30%。治疗周期为 10~14 天。

药物须舌下含服不少于 5 分钟,含服期间不可吞咽以保证药物被口腔黏膜充分吸收。掌握适当给药时机是治疗的关键,一般应在末次滥用阿片类药物 8~2 小时后、出现早期戒断症状时开始治疗。

③不良反应。常见嗜睡、恶心、呕吐、出汗和眩晕,可见口干、便秘、瞳孔缩小、心率减慢

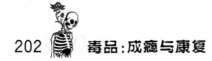

和低血压等。呼吸抑制约在给药3小时后发生,持续时间长,程度较吗啡所致呼吸抑制轻,不随用药剂量增加而加重。盐酸丁丙诺啡过量使用所致中毒较少发生。

④注意事项。呼吸系统疾病、严重肝病者、孕妇及哺乳期妇女不宜使用。酒精和中枢神经系统抑制剂会加强盐酸丁丙诺啡的呼吸抑制作用。用药期间切忌再度滥用阿片类药物,否则可引发或加重戒断症状。用药期间慎用镇静催眠药,严禁酗酒。

(3)替代治疗的护理与观察

①根据吸毒人员的病情定时巡视。

②严密观察治疗药物的起效过程与不良反应,及时处理。

③治疗期间应严格病房管理,防止吸毒人员再次滥用阿片类药物。

④治疗期间应鼓励吸毒人员进食,不应过早安排体育锻炼以减少体力消耗。

2.非替代治疗

非替代治疗指应用中枢 α_2 受体激动剂来减轻阿片类药物依赖的戒断症状。该类药物以可乐宁和洛非西定为代表,其控制戒断症状的作用比美沙酮和盐酸丁丙诺啡弱。洛非西定不良反应较可乐宁轻。

(1)适应证。用于轻中度阿片类药物依赖的吸毒人员,也可在替代治疗结束后使用,以利于控制稽延性戒断症状。

(2)用法与剂量。根据吸毒人员年龄、体重、健康状况、药物滥用史、戒断症状的程度调整可乐宁和洛非西定的用法与剂量。常见治疗方案参考表1、2。

(3)不良反应。常见口干、倦怠、眩晕、便秘和体位性低血压。过量症状包括体位性低血压、眩晕或晕厥、心率下降。长期使用后突然停药可出现反跳性血压升高、头痛、恶心、唾液增多、手指颤动等症状,故药物使用时间不应超过2周。

表1 可乐宁脱毒治疗方案(以体重60kg为例)

治疗日数	剂量(片)		
	晨	午	晚
1	2	2	3
2	3	3	4
3	3	3	4
4	3	3	4
5	2	2	3
6	1	2	2
7	1	1	2
8	1	1	1
9	0	1	1
10	0	0	1

注:每片含可乐宁0.1mg。

(4)注意事项。

①低血压、脑血管病后遗症、冠状动脉供血不足、近期心肌梗塞、慢性肾功能不全、窦房结功能低下和抑郁症者慎用。血压等于或低于90/50mmHg或心率低于60次/分以及对此类药物过敏者禁用。

②因本品有中枢抑制作用,服药期间不宜驾车或操纵机器以免发生意外。

(5)非替代治疗的护理与观察。应注意观察血压偏低及对药物敏感的吸毒人员,治疗期间每日测量血压。治疗前 4 日宜卧床,缓慢改变体位,如出现体位性低血压应使吸毒人员平卧,置头低足高位。如连续发生体位性低血压或血压持续等于或低于 90/50mmHg,应适当减药,可减当日剂量的 1/4,必要时停药。鼓励吸毒人员进食,保证营养摄入量。

表 2 洛非西定脱毒治疗方案(以体重 60kg 为例)

治疗天数	剂量(片)		
	晨	午	晚
1	1～2	0	1～2
2	2～3	2～3	2～4
3	2～3	2～3	2～4
4	2～3	2～3	2～4
5	2～3	2～3	2～4
6	2～3	2～3	2～4
7	2～3	2～3	2～4
8	1～2	1～2	2～3
9	1	1	1～2
10	1	0～1	1
11	0～1	0	0～1
12	停药		

注:每片含洛非西定 0.2mg。

3.中药脱毒治疗

目前经国家食品药品监督管理局批准的戒毒中药近 10 种,适用于轻、中度阿片类药物依赖的吸毒人员,对重度依赖的吸毒人员单纯使用中药疗效尚不够理想,需要与其他药物联合使用。

4.其他脱毒治疗

如针灸、电针等,疗效需进一步验证。

(二)纳曲酮防复吸治疗

1.适应证

适用于已解除阿片类药物依赖的康复期辅助治疗,以防止或减少复吸。用药前应做好以下准备:

(1)阿片类药物依赖者应停止使用阿片类药物 7～10 天以上,如使用美沙酮则停药时间应延长至 2 周以上。

(2)尿吗啡检测结果阴性。

(3)服药前纳洛酮激发试验阴性。

(4)肝功能检查基本正常。

2.用法与剂量

小剂量开始治疗,一般为 10～20mg/日口服,3～5 天达到维持剂量 50mg/日口服。服药时间一般为 3～6 个月。

3.不良反应

少数吸毒人员服药后出现恶心、呕吐、胃肠不适、食欲不振、口渴和头晕等症状,也可出现睡眠困难、焦虑、易激动、关节肌肉痛和头痛等。纳曲酮不良反应的症状与脱毒后稽延性戒断症状相似,应加以鉴别。

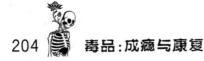

4.注意事项

(1)纳曲酮具有肝脏毒性,可引起转氨酶一过性升高,使用前和使用中需检查肝功能,肝功能不全者慎用。如治疗期间出现肝功能异常,应停止使用。

(2)未经过脱毒治疗的吸毒人员服用纳曲酮会引起严重的戒断综合征。

(3)纳曲酮治疗期间要进行尿吗啡检测,了解吸毒人员治疗依从性。告诫吸毒人员服用纳曲酮期间若滥用阿片类药物,小剂量不会产生欣快感,大剂量则会出现严重中毒症状,甚至昏迷、死亡。

(4)纳曲酮治疗期间如需使用镇痛药,应避免使用阿片类镇痛药,以防止降低药效或产生戒断症状。

(三)心理行为治疗

心理行为治疗主要针对患者的心理依赖及其他心理行为问题,主要目的是预防复吸。心理行为治疗是阿片类药物依赖治疗的重要内容。

1.动机强化治疗:帮助吸毒人员认识自己的问题,制订治疗计划并帮助吸毒人员坚持治疗,有助于提高戒毒治疗的成功率。

2.认知治疗:改变吸毒人员的不良认知方式,帮助吸毒人员正确应对急、慢性药物渴求,强化吸毒人员的不吸毒行为,预防复吸。

3.预防复吸治疗:帮助吸毒人员提高自我效能与应对复吸高危情景的能力,识别诱发药物渴求、复吸的心理及环境因素,找出有效应对的方法,降低复吸率。

4.行为治疗:通过各种行为治疗技术强化不吸毒行为及其他健康行为,降低复吸的可能性。

5.集体治疗:通过交流发现吸毒人员间的共同问题,增进吸毒人员间的交流和理解,制订出切实可行的治疗方案。也可使吸毒人员在治疗期间相互监督、相互支持,增进其与医师间的接触,有助于预防复吸、促进康复。

6.家庭治疗:通过改善吸毒人员的人际关系,特别是与其家庭成员间的关系,促进家庭成员间的感情交流,提高治疗支持程度。

【附件】

阿片类药物依赖相关基本概念

1.阿片类药物依赖

阿片类药物依赖指长期和反复滥用阿片类药物后,机体对药物产生的适应现象。当体内有足够该药物存在的情况下,可保持正常生理和心理功能平衡,中断或骤减用药后,机体出现戒断症状。

药物依赖包括生理依赖(躯体依赖)和心理依赖(精神依赖)两部分。生理依赖是由反复用药造成的一种生理适应状态,主要表现为耐受性和戒断症状。心理依赖是吸毒人员对药品产生的强烈渴求感,需不断滥用来重复体验心理快感,是导致复吸的重要原因。

2.阿片类药物耐受性

阿片类药物耐受性指持续滥用阿片类药物后机体出现的药效下降或药物作用维持时间

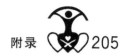

缩短的现象,必须增加使用剂量才能获得原来的效果,若立即停药多数会出现急性戒断症状。阿片类药物的耐受性可逆,停止滥用药物后耐受性可逐渐消失。

3. 稽延性戒断症状

阿片类药物依赖者经脱毒治疗后,随着外源性阿片类药物的逐渐消除,内源性阿片肽的合成及阿片受体数量的增加难以在短期内达到正常水平,在相当长的时间内会出现躯体、精神的不适,称为稽延性戒断症状。主要表现为顽固性失眠、焦虑烦躁、周身疼痛、疲乏无力、心境恶劣等。

4. 多药滥用

多药滥用指非医疗目的滥用 2 种或 2 种以上药物的行为。其目的是:①加强原来滥用药物的作用,以保持或减少原用药物使用剂量;②克服原用药物引起的不良反应;③充当原用药物替代物;④作为自行戒毒的戒毒药物。多药滥用有 3 种形式,第一是在某种药物中混有其他药物;第二是同时滥用 2 种或 2 种以上药物;第三是在滥用某种药物后交替使用其他不同的药物。阿片类药物依赖多伴有多药滥用现象,其危害严重,应在治疗过程中多加注意。

5. 强迫性觅药行为

强迫性觅药行为指吸毒人员不由自主、不顾一切地寻求和滥用药物,是失去自我控制能力的表现,而非意志薄弱或道德问题。强迫性觅药行为是判断药物依赖的重要指征之一。

6. 阿片类药物依赖急性戒断症状

阿片类药物依赖急性戒断症状指吸毒人员中断、骤然减少使用阿片类药物,或使用阿片类药物拮抗剂后出现的一系列躯体和精神症状,如流涕、流泪、打哈欠、瞳孔散大、立毛肌收缩、出汗、腹泻、全身酸痛、自发射精、血压升高、脉搏加快、发热、失眠及焦虑烦躁等,同时伴有对阿片类药物的强烈渴求感。急性戒断症状的范围十分广泛,几乎涉及机体每一个系统,其持续时间与滥用阿片类药物的种类和脱毒治疗方法有关,一般在停药后 72 小时达到高峰,后逐渐减轻。急性戒断症状的轻重程度个体差异较大,是促使吸毒人员继续滥用阿片类药物的主要原因。

7. 阿片类药物过量中毒

阿片类药物过量滥用导致的中毒比较常见,表现为中枢神经系统抑制、瞳孔缩小、呼吸抑制等特征性症状。还应注意多药滥用所致的混合中毒。

8. 复吸

复吸指吸毒人员经过脱毒治疗,基本摆脱药物依赖状态后重新滥用药物并形成新的药物依赖状态。偶尔的重新滥用行为不应视为复吸,只有形成新的药物依赖才可诊断为复吸。导致复吸的原因较多也较复杂,充分认识这些原因对采取有效的防复吸措施具有重要意义。预防复吸是治疗各种药物依赖的关键。

苯丙胺类药物依赖诊断治疗指导原则

近年来,我国苯丙胺类药物滥用呈上升趋势,滥用人群分布广泛,诊断治疗难度较大。2002 年卫生部与原国家药品监督管理局联合发布了《苯丙胺类兴奋剂滥用及相关障碍的诊断治疗指导原则》(以下简称《指导原则》),对苯丙胺类药物依赖的规范化治疗起到积极作用。随着戒毒医疗技术的不断发展,《指导原则》已经不能满足戒毒医疗工作需要。为进一步规范苯丙胺类药物依赖的诊断治疗工作,卫生部组织专家对原《指导原则》进行了修订。修订后的《苯丙胺类药物依赖诊断治疗指导原则》侧重于生理脱毒阶段的诊断治疗,兼顾其他治疗措施,包括心理社会干预、行为矫正、防止复吸等。

1. 临床表现

(1)戒断症状。苯丙胺类药物依赖的躯体戒断症状、体征通常不明显,长期、大量滥用苯丙胺类药物后,停止使用数小时至数周可出现用药渴求、焦虑、抑郁、疲乏、失眠或睡眠增多、精神运动性迟滞、激越行为等症状。

(2)急性中毒。大量滥用苯丙胺类药物可引起血压升高、脉搏加快或减慢、头痛、恶心、呕吐、出汗、口渴、发热、瞳孔扩大、睡眠障碍等,部分滥用者可出现咬牙、共济失调。严重者出现心律失常、惊厥、循环衰竭、出血或凝血功能障碍、昏迷甚至死亡。

(3)慢性中毒。长期大量滥用苯丙胺类药物可出现体重下降、磨牙动作、口腔黏膜损伤和溃疡、较多躯体不适主诉、肌腱反射亢进、运动困难和步态不稳等,伴有注意力和记忆力等认知功能障碍。

(4)精神障碍。可在长期滥用药物后逐渐出现,也可在一次滥用后发生,其症状表现与偏执型精神分裂症相似,应注意鉴别。表现为错觉及幻觉、敏感、多疑、偏执、被害妄想、自伤和伤人等,个别患者出现躁狂样表现。

2. 诊断

诊断参照 ICD-10 苯丙胺类药物依赖诊断标准:

(1)具有非医疗目的滥用苯丙胺类药物的强烈意愿。

(2)对苯丙胺类药物滥用行为的开始、结束及剂量难以控制。

(3)滥用苯丙胺类药物的目的是减轻或消除戒断症状。

(4)减少或停止滥用苯丙胺类药物后出现戒断症状。

(5)滥用苯丙胺类药物的过程中耐受性逐步增加。

(6)不顾社会约束,选择滥用方式的(时间、地点、场合等)自控力下降。

(7)由于滥用苯丙胺类药物逐步丧失原有的兴趣爱好,并影响到家庭、社会关系。

(8)知道滥用苯丙胺类药物的危害仍坚持滥用。

(9)减少或停止滥用苯丙胺类药物后出现戒断症状,重新滥用时剂量较前增加。

在以往 12 个月内发生或存在 3 项以上即可诊断为苯丙胺类药物依赖。

除参照以上诊断标准外,诊断时还应注意以下几点:

(1)末次使用苯丙胺类药物 48 小时内的尿毒品检测结果。

(2)病史、滥用药物史及有无与之相关的躯体并发症,如病毒性肝炎、结核等,还应注意有无精神障碍、人格障碍等心理社会功能的障碍。

(3)患者的一般情况、生命体征、意识状况,有无注射痕迹、有无相关的精神症状。

(4)性病、艾滋病和病毒性肝炎等传染病的检测结果等。

3. 治疗

多为对症处理,需同时给予心理行为治疗。对于偶尔滥用苯丙胺类药物、尿检阳性,但无明显精神症状及功能损害的吸毒人员,无需特殊治疗措施,可视情况给予心理咨询或心理行为治疗。

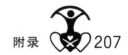

（1）戒断症状

目前尚无可推荐的替代药物。一般来说，如能保证充足的睡眠和营养，大部分症状可在几日后逐渐消失，不需要特殊处理。部分吸毒人员在停药后出现较为严重的抑郁，可持续数周或更长时间，需密切注意，防范自杀。

1. 抑郁、乏力、渴求等症状严重者可使用抗抑郁药物，如 5-羟色胺再摄取抑制剂（如氟西汀 20～40mg/日口服、帕罗西汀 20～40mg/日口服、舍曲林 50～150mg/日口服）；也可使用去甲肾上腺素和 5-羟色胺再摄取抑制剂，如文拉法辛 75～150mg/日口服；还可使用去甲肾上腺素和特异性 5-羟色胺再摄取抑制剂，如米氮平 15～30mg/日口服。若使用三环类抗抑郁药，如米帕明（丙咪嗪），则从小剂量 25mg/日口服用起，逐渐增加到 100～150mg/日口服。

2. 若吸毒人员出现幻觉、妄想症状，建议使用非典型抗精神病药物，如利培酮 2～4mg/日口服或奥氮平 5～20mg/日口服，也可用氟哌啶醇 2～10mg/日口服，待幻觉、妄想症状消失后逐渐停止使用。

3. 谵妄者应进行系统检查以排除其他原因，如中枢神经系统感染、颅内出血、滥用其他成瘾药物或酒精等。

（2）急性中毒

急性中毒时需采取如下措施：

①将吸毒人员置于安静的环境，减少刺激。

②严密监测生命体征，维持呼吸、循环稳定，维持水电解质平衡，必要时给氧。

③鼓励多饮水，如口服滥用药物时间不超过 4 小时可行洗胃、催吐。

④酸化尿液以加快苯丙胺类药物的排泄，予氯化胺 0.5g 口服，每 3～4 小时重复 1 次，使尿液 pH 值控制在 6.6 以下。如果吸毒人员有高热、出汗、代谢性酸中毒，则不宜酸化尿液。

⑤可采用物理降温方法降低体温。

⑥若吸毒人员出现惊厥，则缓慢静脉注射苯二氮卓类药物，如地西泮 10～20mg/次，必要时 15 分钟重复 1 次。静脉注射地西泮能导致喉痉挛或呼吸抑制，应做好气管插管准备。

⑦如出现严重高血压应警惕颅内出血，给予紧急处理，可使用酚妥拉明 2～5mg 静脉缓慢注射。

⑧兴奋激越、行为紊乱，可使用多巴胺受体阻滞剂如氟哌啶醇 2.5～10mg 肌肉注射，亦可用苯二氮卓类如地西泮 10～20mg 静脉缓慢注射。如出现锥体外系反应可使用抗胆碱类药物，如氢溴酸东莨菪碱（海俄辛）0.3～0.5mg 肌肉注射。必要时可采取保护性约束。

⑨谵妄：可用氟哌啶醇控制兴奋、激越、幻觉、妄想等症状，剂量不宜太大，以免加重意识障碍。

⑩中毒程度极重者可采用腹膜透析或血液透析。

（3）精神病性症状

应首先将吸毒人员置于安静的环境中，减少刺激、给予充分安慰，减轻因幻觉、妄想所导致的紧张不安和冲动攻击行为。可使用抗精神病药物，如利培酮 2～4mg/日口服或奥氮平 5～20mg/日口服，也可使用氟哌啶醇 2～10mg/日口服。兴奋躁动明显者可用氟哌啶醇 5～10mg 肌肉注射。注意苯丙胺类药物依赖可能导致多巴胺受体敏感性的改变，使用抗精神病药物易出现锥体外系反应。在幻觉、妄想症状消失后应逐渐停止使用抗精神病药物。

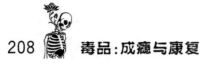

若在急性中毒期出现精神病性症状,处理时还应参阅急性中毒治疗的相关内容。

（4）情感症状

如情感症状持续时间不长或症状轻微可不必用药,否则应予相应的对症治疗。

①抑郁:可使用选择性 5-羟色胺再摄取抑制剂等新型抗抑郁药物或三环类抗抑郁药物。

②焦虑:建议使用苯二氮卓类药物,如阿普唑仑 0.4mg 口服,2－3 次/日,应注意防止此类药物的滥用。如焦虑症状持续存在,可给予丁螺环酮、坦度螺酮等非苯二氮卓类药物。

（5）心理行为治疗

主要针对患者的心理依赖及其他心理行为问题,主要目的是预防复发和复吸。药物治疗同时配合心理行为治疗可提高治疗效果,心理行为治疗应作为药物依赖治疗的重要环节。

①动机强化治疗:帮助吸毒人员认识自己的问题,制订治疗计划并帮助吸毒人员坚持治疗,有助于增加戒毒治疗的成功率。

②认知治疗:改变吸毒人员的不良认知方式,帮助吸毒人员应对急、慢性药物渴求,强化吸毒人员的不吸毒行为,预防复吸。

③行为治疗:通过各种行为治疗技术强化不吸毒行为及其他健康行为,降低复吸的可能性。

④集体治疗:通过交流发现吸毒人员间的共同问题,增进吸毒人员间的交流和理解,制订出切实可行的治疗方案。也可使吸毒人员在治疗期间相互监督、相互支持,增进其与医师间的接触,有助于预防复吸、促进康复。

⑤家庭治疗:通过改善吸毒人员与其家庭成员间的关系,促进家庭成员间的感情交流,提高治疗支持程度。

（6）预防复吸

主要措施是帮助吸毒人员找出复吸的危险因素,如渴求、戒断症状、某些条件刺激、不良的社会环境及人际关系等,使他们掌握应对不良环境及心理应激的方法。结合药物、心理社会治疗,达到预防复吸的目的。

（7）治疗的环境与场所

防复吸的应苯丙胺类药物依赖的吸毒人员与阿片类药物依赖的吸毒人员在行为方面存在诸多差异,不宜将两类吸毒人员置于同一病房内治疗,以免相互影响。

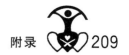

附录五

卫生部、公安部、国家食品药品监督管理局关于印发《滥用阿片类物质成瘾者社区药物维持治疗工作方案》的通知

卫疾控发〔2006〕256 号

各省、自治区、直辖市及新疆生产建设兵团卫生、公安、食品药品监管（药品监管）厅（局）：

海洛因成瘾者社区药物维持治疗试点工作开展二年多来，各试点地区根据《卫生部公安部国家药品监管局关于印发〈海洛因成瘾者社区药物维持治疗试点工作暂行方案〉的通知》（卫疾控发〔2003〕37 号，以下简称《暂行方案》）要求，认真组织开展试点工作，取得了积极进展。

根据国务院《艾滋病防治条例》，为推动海洛因成瘾者社区药物维持治疗工作的深入开展，在总结试点工作经验和广泛征求意见的基础上，卫生部、公安部、国家食品药品监督管理局对《暂行方案》做出修订和补充，并商国家发展改革委同意，制订了《滥用阿片类物质成瘾者社区药物维持治疗工作方案》，现印发给你们，请遵照执行。

卫生部　公安部　国家食品药品监督管理局

2006 年 7 月 4 日

滥用阿片类物质成瘾者社区药物维持治疗工作方案

一、定义

滥用阿片类物质成瘾者社区药物维持治疗是指在符合条件的医疗机构中，选用合适的药物，对滥用阿片类物质成瘾者进行长期维持治疗，以减轻他们对阿片类物质的依赖，减少由于滥用阿片类物质成瘾引起的疾病、死亡和引发的违法犯罪，使阿片类物质成瘾者回归社会。

二、目标

1. 规范对滥用阿片类物质成瘾者进行社区药物维持治疗的管理和技术措施。

2. 减少阿片类物质滥用，减少艾滋病传播相关危险行为，减少违法犯罪，恢复滥用阿片

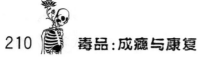

类物质成瘾者的社会功能。

三、原则与策略

1. 政府领导，卫生、公安、食品药品监管三部门密切合作，共同实施。
2. 严格管理，积极稳妥。
3. 坚持不营利原则。
4. 充分利用现有的医疗机构、药品生产与供应资源及社区管理资源。

四、组织管理

滥用阿片类物质成瘾者社区药物维持治疗工作（以下简称"维持治疗工作"）实行分级管理。中央成立国家级工作组，开展维持治疗工作的省、自治区、直辖市成立省级工作组，开展维持治疗工作的医疗机构（以下简称"维持治疗机构"）所在地成立地市级工作组，组织实施维持治疗工作。

（一）国家级工作组

由卫生部、公安部和国家食品药品监督管理局及有关技术单位组成国家级工作组，负责维持治疗工作的宏观管理；审定各省级工作组申报的维持治疗机构；核准维持治疗药物的申购计划、生产和供应；培训省级维持治疗工作骨干；对维持治疗工作实施监督、指导和评估等。

国家级工作组下设秘书处，具体负责全国维持治疗工作的协调和日常管理。

（二）省级工作组

由开展维持治疗工作的省级卫生厅（局）、公安厅（局）和食品药品监督管理局（药品监督管理局）及指定的省级相关卫生技术部门组成省级工作组，负责本辖区内维持治疗工作的规划、组织、管理、实施和监督。

卫生部门负责审核维持治疗机构资格、麻醉药品使用资格；组织人员培训；监督指导维持治疗工作。

公安机关负责对参加维持治疗、但没有经过强制戒毒或劳教戒毒的滥用阿片类物质成瘾者进行备案；保障维持治疗药品运输、储存安全和维持治疗机构正常工作秩序。

食品药品监督管理部门负责药物配制质量、药物供应等相关环节的监督管理。

省级工作组下设秘书处，负责本辖区内维持治疗工作的协调及日常管理。

（三）地市级工作组

由开展维持治疗工作所在地的地市级卫生局、公安局和食品药品监督管理局（药品监督管理局）组成地市级工作组，负责当地维持治疗工作的监督与管理。

卫生部门负责审核维持治疗工作人员执业注册情况，监督管理维持治疗机构内维持治疗药物的使用和有关医疗活动。公安机关负责审核曾经接受过强制戒毒或劳教戒毒的滥用阿片类物质成瘾者参加维持治疗的条件；对维持治疗期间仍滥用阿片类物质或其他毒品的人员，依法予以处理。食品药品监督管理部门负责药品安全监管。

五、实施

（一）维持治疗机构的确定与开诊

1. 资格

维持治疗机构必须是非营利性医疗机构。

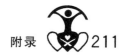

2.申请材料

(1)开展社区药物维持治疗工作申请表(附件1);

(2)申请开展维持治疗工作的医疗机构所在地周围环境及公共设施情况草图;

(3)申请开展维持治疗工作的医疗机构拟用房屋内部布局平面图;

(4)申请单位《医疗机构执业许可证》正副本(复印件);

(5)有关规章制度。

3.确定

省级工作组根据本辖区内的现有吸毒人员情况和卫生资源情况,确定维持治疗机构的数目和布局。

拟承担维持治疗工作的医疗机构需向当地卫生行政部门提出书面申请,经当地卫生、公安、食品药品监督管理部门同意后,书面报省级卫生行政部门,并提供规定的申请材料。经省级卫生行政部门审核,符合《开展社区药物维持治疗工作基本条件》(附件2)要求的,经省级工作组初审合格后上报国家级工作组,国家级工作组复审合格后予以确定。

4.开诊

经国家级工作组复审合格的维持治疗机构在人员安排、设备采购、药品储备等工作准备就绪后向省级工作组提出开诊申请。省级工作组按照《开展社区药物维持治疗工作验收标准》(附件3)验收合格后,书面报国家级工作组秘书处。国家级工作组秘书处将协调安排有关专家赴现场指导开诊。地市级工作组每月向省级工作组汇报辖区内维持治疗工作进展情况,省级工作组每月向国家级工作组汇报辖区内维持治疗工作进展情况。

(二)接受维持治疗者(下称"受治者")的核准。

1.受治者条件

受治者必须同时具备以下条件:

(1)经过多次戒毒治疗仍不能戒断毒瘾的滥用阿片类物质成瘾者(诊断标准参见《中国精神疾病障碍分类和诊断标准-3》中的"药物依赖诊断标准");

(2)年龄在20周岁以上;

(3)维持治疗机构所在县(市、区)居民或在本地居住6个月以上且具有当地暂住证的外地户籍公民;(4)具有完全民事行为能力。

对于已感染艾滋病病毒的滥用阿片类物质成瘾者,可以不要求第2项条件。

2.申请材料

(1)参加社区药物维持治疗个人申请表(附件4);

(2)经过戒毒治疗的滥用阿片类物质成瘾者,提供公安机关出具的强制戒毒或劳教戒毒证明,或者提供自愿戒毒机构出具的戒毒证明,或者提供其他相关证明材料(例如戒毒费用收据等);

(3)身份证、户口本复印件,或暂住证复印件;

(4)2张1寸免冠照片;

(5)如果是艾滋病病毒感染者,提供其感染状况的相关证明。

3.核准

曾经接受强制戒毒或劳教戒毒的申请者由当地公安机关核准;未经过强制戒毒或劳教戒毒的申请者由维持治疗机构核准,并准确登记其真实的身份信息。

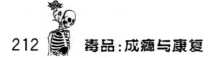

　　开始药物维持治疗前,维持治疗机构要与获准的受治者签订知情同意书(式样见附件5),并发放统一制作的社区药物维持治疗卡(式样见附件6)。

　　(三)药物供应、使用及管理。

　　本维持治疗工作目前选用美沙酮口服液(规格:1mg/ml,5000ml/瓶)作为维持治疗药物。

　　美沙酮原料必须根据实际需要有计划地供应。供应计划由省级工作组提出,上报国家级工作组审核批准。

　　省级工作组协调本辖区的美沙酮口服液生产单位,统一组织已经配制好的美沙酮口服溶液供应各维持治疗机构使用。维持治疗机构不得从其他任何渠道获得美沙酮。

　　美沙酮口服液生产单位必须严格按照省级工作组核准的计划配制美沙酮口服液。美沙酮口服液必须按照国家标准进行配制,确保质量。

　　美沙酮原料供应和美沙酮口服液的配制、使用部门,必须严格执行《中华人民共和国药品管理法》、《麻醉药品和精神药品管理条例》(国务院令第442号)以及国家食品药品监督管理局、公安部、卫生部《关于戒毒治疗中使用麻醉药品和精神药品有关规定的通知》(国食药监安[2006]230号)等有关规定。

　　维持治疗机构负责人负责监督本维持治疗机构治疗药物发放和治疗工作。省级工作组定期或不定期抽查当地维持治疗机构治疗药物发放记录;国家级工作组定期或不定期抽查各地治疗药物供应和使用情况。

　　(四)维持治疗与受治者管理。

　　维持治疗机构负责日常的维持治疗工作,包括现场监督受治者服药、行为矫治、心理辅导、防病咨询、尿检及管理维持治疗药物,并向所在地工作组及时汇报工作进展情况及存在的问题。

　　根据受治者滥用阿片类物质的使用量和最后1次使用时间,确定首次维持治疗用药的时间和剂量。根据受治者情况,逐步调整,确定维持剂量(维持治疗方案见附件7)。

　　可以对因工作、生活等原因到外地短期逗留的受治者提供异地服药服务,具体操作办法由省级工作组根据当地实际情况制订。对于跨省域的异地受治者,由省级工作组报国家级工作组秘书处协调。

　　受治者维持治疗期间不得继续吸食或注射阿片类物质及其他毒品,并随时接受维持治疗机构的尿检。维持治疗机构应定期或不定期对受治者进行尿检,观察其是否吸毒。尿检由维持治疗机构的医师具体负责,并在受治者病历中记录结果。其他人员在维持治疗机构内一律不得对受治者进行尿检。

　　受治者资料严格保密,除法律法规规定的情况外,未经本人或者其监护人同意,维持治疗机构不得向任何单位和个人提供受治者的个人信息资料。

　　受治者维持治疗期间如有下列情况应视情终止或中止维持治疗。由当地公安机关核准进入维持治疗的,报当地公安机关备案;由维持治疗机构核准进入维持治疗的,报省级公安机关禁毒部门备案:

　　1.无正当理由连续7天以上(含7天)不参加维持治疗的;

　　2.不遵守维持治疗制度、无理取闹、干扰治疗秩序、不服从医师制定的治疗计划的;

　　3.因违法犯罪行为被羁押不能继续接受维持治疗的;

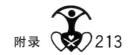

4.因各种并发症或其他原因无法坚持维持治疗的。

（五）开展综合服务

地市级工作组与有关部门相互配合，以维持治疗工作为平台，利用与受治者接触的机会，为其提供综合服务，如宣传艾滋病防治知识、培训就业技能、落实"四免一关怀"政策等。

六、监督与评估

省级工作组将维持治疗机构的管理和监督工作纳入艾滋病防治的常规工作计划中，定期或不定期到维持治疗现场监督指导工作。国家级工作组定期或不定期对维持治疗机构进行抽查，现场监督指导工作，对于不合格者，撤销其维持治疗机构资格。如发现维持治疗药物流失或其他违法行为，按照国家有关法律、法规，追究有关单位和个人的法律责任。

维持治疗工作的效果评估分为外部评估和内部评估。国家级工作组负责组织专家组定期开展维持治疗机构运行管理流程、经济学、行为学等外部评估。省级工作组负责本辖区内维持治疗工作上述项目的内部评估，并及时将评估数据库、报表及总结报告等上报国家级工作组秘书处。

评估将采用问卷调查、血清学检测和定期报表相结合的方式。具体督导评估工作方案由国家级工作组另行制订。

七、经费

维持治疗工作经费实行分级承担。主要经费由地方财政安排，中央财政给予适当补充。

维持治疗机构所开展的相关医疗服务项目和价格，由各省级价格主管部门会同同级卫生行政部门制定。

收取的费用，用于支付维持治疗药物的配制、运输、储存费用，维持维持治疗机构日常工作，承担受治者的行为矫治、心理辅导和防病咨询等各种服务的开支。

本方案由国家级工作组负责解释。

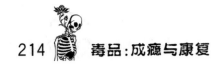

附录六

公安部签于发布《吸毒检测程序规定》令

（公安部令第 110 号）

《吸毒检测程序规定》已经 2009 年 7 月 28 日公安部部长办公会议通过，现予发布，自 2010 年 1 月 1 日起施行。

公安部部长　孟建柱

2009 年 9 月 27 日

吸毒检测程序规定

第一条　为规范公安机关吸毒检测工作，保护当事人的合法权益，根据《中华人民共和国禁毒法》等有关法律规定，制定本规定。

第二条　吸毒检测是运用科学技术手段对涉嫌吸毒的人员进行生物医学检测，为公安机关认定吸毒行为提供科学依据的活动。

吸毒检测的对象，包括涉嫌吸毒的人员，被决定执行强制隔离戒毒的人员，被公安机关责令接受社区戒毒和社区康复的人员，以及戒毒康复场所内的戒毒康复人员。

第三条　吸毒检测分为现场检测、实验室检测、实验室复检。

第四条　现场检测由县级以上公安机关或者其派出机构进行。

实验室检测由县级以上公安机关指定的取得检验鉴定机构资格的实验室或者有资质的医疗机构进行。

实验室复检由县级以上公安机关指定的取得检验鉴定机构资格的实验室进行。

实验室检测和实验室复检不得由同一检测机构进行。

第五条　吸毒检测样本的采集应当使用专用器材。现场检测器材应当是国家主管部门批准生产或者进口的合格产品。

第六条　检测样本为采集的被检测人员的尿液、血液或者毛发等生物样本。

第七条　被检测人员拒绝接受检测的，经县级以上公安机关或者其派出机构负责人批准，可以对其进行强制检测。

第八条　公安机关采集、送检、检测样本，应当由两名以上工作人员进行；采集女性被检测人尿液检测样本，应当由女性工作人员进行。

采集的检测样本经现场检测结果为阳性的,应当分别保存在 A、B 两个样本专用器材中并编号,由采集人和被采集人共同签字封存,在低温条件下保存,保存期为两个月。

第九条　现场检测应当出具检测报告,由检测人签名,并加盖检测的公安机关或者其派出机构的印章。

现场检测结果应当当场告知被检测人,并由被检测人在检测报告上签名。被检测人拒不签名的,公安民警应当在检测报告上注明。

第十条　被检测人对现场检测结果有异议的,可以在被告知检测结果之日起的三日内,向现场检测的公安机关提出实验室检测申请。

公安机关应当在接到实验室检测申请后的三日内作出是否同意进行实验室检测的决定,并将结果告知被检测人。

第十一条　公安机关决定进行实验室检测的,应当在作出实验室检测决定后的三日内,将保存的 A 样本送交县级以上公安机关指定的具有检验鉴定资格的实验室或者有资质的医疗机构。

第十二条　接受委托的实验室或者医疗机构应当在接到检测样本后的五日内出具实验室检测报告,由检测人签名,并加盖检测机构公章后,送委托实验室检测的公安机关。公安机关收到检测报告后,应当在二十四小时内将检测结果告知被检测人。

第十三条　被检测人对实验室检测结果有异议的,可以在被告知检测结果后的三日内,向现场检测的公安机关提出实验室复检申请。

公安机关应当在接到实验室复检申请后的三日内作出是否同意进行实验室复检的决定,并将结果告知被检测人。

第十四条　公安机关决定进行实验室复检的,应当在作出实验室复检决定后的三日内,将保存的 B 样本送交县级以上公安机关指定的具有检验鉴定资格的实验室。

第十五条　接受委托的实验室应当在接到检测样本后的五日内出具检测报告,由检测人签名,并加盖专用鉴定章后,送委托实验室复检的公安机关。公安机关收到检测报告后,应当在二十四小时内将检测结果告知被检测人。

第十六条　接受委托的实验室检测机构或者实验室复检机构认为送检样本不符合检测条件的,应当报县级以上公安机关或者其派出机构负责人批准后,由公安机关根据检测机构的意见,重新采集检测样本。

第十七条　被检测人是否申请实验室检测和实验室复检,不影响案件的正常办理。

公安机关认为必要时,可以直接决定进行实验室检测和实验室复检。

第十八条　现场检测费用和公安机关直接决定进行的实验室检测、实验室复检的费用由公安机关承担。

被检测人申请实验室检测和实验室复检的,费用由申请人承担,但具有《公安机关办理行政案件程序规定》第七十三条第一项至第五项情形之一或者其他违法检测情形的除外。

第十九条　公安机关、鉴定机构或者其工作人员违反本规定,有下列情形之一的,应当依照有关规定,对相关责任人给予纪律处分或者行政处分;构成犯罪的,依法追究刑事责任:

(一)因严重不负责任给当事人合法权益造成重大损害的;

(二)故意提供虚假检测报告的;

(三)法律、行政法规规定的其他情形。

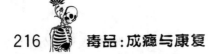

第二十条　吸毒检测的技术标准由公安部另行制定。

第二十一条　本规定所称"以上"、"内"皆包含本级或者本数，"日"是指工作日。

第二十二条　本规定自 2010 年 1 月 1 日起施行。

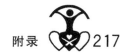

附录七

公安部、卫生部关于发布《吸毒成瘾认定办法》令

（公安部令第 115 号）

《吸毒成瘾认定办法》已经 2010 年 11 月 19 日公安部部长办公会议通过，并经卫生部同意，现予发布，自 2011 年 4 月 1 日起施行。

公安部部长　孟建柱
卫生部部长　陈　竺
2011 年 1 月 30 日

吸毒成瘾认定办法

第一条　为规范吸毒成瘾认定工作，科学认定吸毒成瘾人员，依法对吸毒成瘾人员采取戒毒措施和提供戒毒治疗，根据《中华人民共和国禁毒法》，制定本办法。

第二条　本办法所称吸毒成瘾，是指吸毒人员因反复使用毒品而导致的慢性复发性脑病，表现为不顾不良后果、强迫性寻求及使用毒品的行为，同时伴有不同程度的个人健康及社会功能损害。

第三条　本办法所称吸毒成瘾认定，是指公安机关或者其委托的戒毒医疗机构通过对吸毒人员进行人体生物样本检测、收集其吸毒证据或者根据生理、心理、精神的症状、体征等情况，判断其是否成瘾以及是否成瘾严重的工作。

本办法所称戒毒医疗机构，是指符合《戒毒医疗服务管理暂行办法》规定的专科戒毒医院和设有戒毒治疗科室的其他医疗机构。

第四条　公安机关在执法活动中发现吸毒人员，应当进行吸毒成瘾认定；因技术原因认定有困难的，可以委托有资质的戒毒医疗机构进行认定。

第五条　承担吸毒成瘾认定工作的戒毒医疗机构，由省级卫生行政部门会同同级公安机关指定。

第六条　公安机关认定吸毒成瘾，应当由两名以上人民警察进行，并在作出人体生物样本检测结论的二十四小时内提出认定意见，由认定人员签名，经所在单位负责人审核，加盖所在单位印章。

有关证据材料，应当作为认定意见的组成部分。

第七条　吸毒人员同时具备以下情形的,公安机关认定其吸毒成瘾:

(一)经人体生物样本检测证明其体内含有毒品成分;

(二)有证据证明其有使用毒品行为;

(三)有戒断症状或者有证据证明吸毒史,包括曾经因使用毒品被公安机关查处或者曾经进行自愿戒毒等情形。

戒断症状的具体情形,参照卫生部制定的《阿片类药物依赖诊断治疗指导原则》和《苯丙胺类药物依赖诊断治疗指导原则》确定。

第八条　吸毒成瘾人员具有下列情形之一的,公安机关认定其吸毒成瘾严重:

(一)曾经被责令社区戒毒、强制隔离戒毒(含《禁毒法》实施以前被强制戒毒或者劳教戒毒)、社区康复或者参加过戒毒药物维持治疗,再次吸食、注射毒品的;

(二)有证据证明其采取注射方式使用毒品或者多次使用两类以上毒品的;

(三)有证据证明其使用毒品后伴有聚众淫乱、自伤自残或者暴力侵犯他人人身、财产安全等行为的。

第九条　公安机关在吸毒成瘾认定过程中实施人体生物样本检测,依照公安部制定的《吸毒检测程序规定》的有关规定执行。

第十条　公安机关承担吸毒成瘾认定工作的人民警察,应当同时具备以下条件:

(一)具有二级警员以上警衔及两年以上相关执法工作经历;

(二)经省级公安机关、卫生行政部门组织培训并考核合格。

第十一条　公安机关委托戒毒医疗机构进行吸毒成瘾认定的,应当在吸毒人员末次吸毒的七十二小时内予以委托并提交委托函。超过七十二小时委托的,戒毒医疗机构可以不予受理。

第十二条　承担吸毒成瘾认定工作的戒毒医疗机构及其医务人员,应当依照《戒毒医疗服务管理暂行办法》的有关规定进行吸毒成瘾认定工作。

第十三条　戒毒医疗机构认定吸毒成瘾,应当由两名承担吸毒成瘾认定工作的医师进行。

第十四条　承担吸毒成瘾认定工作的医师,应当同时具备以下条件:

(一)符合《戒毒医疗服务管理暂行办法》的有关规定;

(二)从事戒毒医疗工作不少于三年;

(三)具有中级以上专业技术职务任职资格。

第十五条　戒毒医疗机构对吸毒人员采集病史和体格检查时,委托认定的公安机关应当派有关人员在场协助。

第十六条　戒毒医疗机构认为需要对吸毒人员进行人体生物样本检测的,委托认定的公安机关应当协助提供现场采集的检测样本。

戒毒医疗机构认为需要重新采集其他人体生物检测样本的,委托认定的公安机关应当予以协助。

第十七条　戒毒医疗机构使用的检测试剂,应当是经国家食品药品监督管理局批准的产品,并避免与常见药物发生交叉反应。

第十八条　戒毒医疗机构及其医务人员应当依照诊疗规范、常规和有关规定,结合吸毒人员的病史、精神症状检查、体格检查和人体生物样本检测结果等,对吸毒人员进行吸毒成

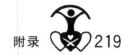

瘾认定。

　　第十九条　戒毒医疗机构应当自接受委托认定之日起三个工作日内出具吸毒成瘾认定报告,由认定人员签名并加盖戒毒医疗机构公章。认定报告一式两份,一份交委托认定的公安机关,一份留存备查。

　　第二十条　委托戒毒医疗机构进行吸毒成瘾认定的费用由委托单位承担。

　　第二十一条　各级公安机关、卫生行政部门应当加强对吸毒成瘾认定工作的指导和管理。

　　第二十二条　任何单位和个人不得违反规定泄露承担吸毒成瘾认定工作相关工作人员及被认定人员的信息。

　　第二十三条　公安机关、戒毒医疗机构以及承担认定工作的相关人员违反本办法规定的,依照有关法律法规追究责任。

　　第二十四条　本办法自 2011 年 4 月 1 日起施行。

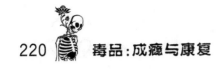

附录八

卫生部、公安部、司法部关于印发
《戒毒医疗服务管理暂行办法》的通知

各省、自治区、直辖市卫生厅(局)、公安厅(局)、司法厅(局)，新疆生产建设兵团卫生局、公安局、司法局：

　　为贯彻落实《禁毒法》，进一步加强戒毒医疗服务管理，提高戒毒医疗服务质量，规范戒毒医疗服务行为，卫生部、公安部、司法部联合制定了《戒毒医疗服务管理暂行办法》，现印发给你们，请遵照执行。

卫生部　公安部　司法部

2010 年 1 月 5 日

戒毒医疗服务管理暂行办法

第一章　总　则

　　第一条　为了规范戒毒医疗服务，依法开展戒毒医疗工作，维护医务人员和戒毒人员的合法权益，根据《中华人民共和国禁毒法》、《中华人民共和国执业医师法》、《医疗机构管理条例》、《麻醉药品和精神药品管理条例》、《护士条例》等法律法规的规定，制定本办法。

　　第二条　本办法所称戒毒医疗服务，是指经省级人民政府卫生行政部门批准从事戒毒医疗服务的医疗机构，对吸毒人员采取相应的医疗、护理、康复等医学措施，帮助其减轻毒品依赖、促进身心康复的活动。

　　本办法所称戒毒医疗机构，是指经省级人民政府卫生行政部门批准从事戒毒医疗服务的戒毒医院或设有戒毒治疗科的其他医疗机构。

　　第三条　医疗机构开展戒毒医疗服务，适用本办法。

　　第四条　卫生部负责自愿戒毒医疗服务的监督管理，并对强制隔离戒毒医疗服务进行业务指导；公安部、司法部在各自职责范围内负责强制隔离戒毒所、戒毒康复场所、监狱、劳动教养管理所、拘留所和看守所开展戒毒医疗服务的监督管理。

　　县级以上地方人民政府卫生、公安、司法等行政部门在各自职责范围内负责本行政区域内戒毒医疗服务的监督管理工作。

第二章　机构资质认定与登记

第五条　省级卫生行政部门商同级公安、司法行政部门,根据本行政区域戒毒医疗服务资源情况、吸毒人员分布状况和需求,制订本行政区域戒毒医疗机构设置规划,并纳入当地医疗机构设置规划。

设置戒毒医疗机构必须符合戒毒医疗机构设置规划。

第六条　医疗机构申请开展戒毒医疗服务,必须同时具备下列条件:

(一)具有独立承担民事责任的能力。

(二)符合《戒毒医院基本标准(试行)》或《医疗机构戒毒治疗科基本标准(试行)》和本办法规定。

(三)省级以上卫生行政部门规定的其他条件。

《戒毒医院基本标准(试行)》和《医疗机构戒毒治疗科基本标准(试行)》由国务院卫生行政部门另行制订。

第七条　申请设置戒毒医院的,应当按照《医疗机构管理条例》、《医疗机构管理条例实施细则》及本办法的有关规定报省级卫生行政部门批准。其他医疗机构开展戒毒医疗服务的,经执业登记机关审核同意后逐级报省级卫生行政部门批准。

第八条　省级卫生行政部门应当根据本地区戒毒医疗机构设置规划、本办法及有关规定进行审查,自受理申请之日起 30 日内,作出批准或不予批准的决定,并书面告知申请者。

省级卫生行政部门应当及时将批准的戒毒医疗机构信息通报同级公安机关。

第九条　省级卫生行政部门批准开展戒毒医疗服务的,由设区的市级以上地方卫生行政部门在《医疗机构执业许可证》副本备注栏中进行"戒毒医疗服务"项目登记。

执业登记的具体管理权限由省级卫生行政部门确定。

第十条　医疗机构取得戒毒医疗服务资质后方可开展戒毒医疗服务。

第三章　执业人员资格

第十一条　医疗机构开展戒毒医疗服务应当按照《戒毒医院基本标准(试行)》和《医疗机构戒毒治疗科基本标准(试行)》规定,根据床位及戒毒医疗服务需要配备相应数量的医师、护士、临床药学、医技、心理卫生等专业技术人员和保安、工勤人员。

第十二条　从事戒毒医疗服务的医师应当符合下列条件:

(一)具有执业医师资格并经注册取得《医师执业证书》,执业范围为精神卫生专业;

(二)现阶段正在从事戒毒医疗服务,执业范围为精神卫生专业以外专业的医师,其从事戒毒医疗服务不应少于 3 年,并经省级以上卫生行政部门(含省级,下同)指定的机构脱产培训 3 个月以上,考核合格;

(三)省级卫生行政部门规定的其他条件。

第十三条　使用麻醉药品和第一类精神药品治疗的医师应当取得麻醉药品和第一类精神药品处方权。

第十四条　从事戒毒医疗服务的护士应当符合下列条件:

(一)具有护士执业资格并经执业注册取得《护士执业证书》;

(二)经过省级以上卫生行政部门指定的机构脱产培训 3 个月以上并考核合格;

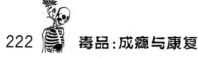

（三）省级卫生行政部门规定的其他条件。

第十五条 医疗机构开展戒毒医疗服务至少应当有1名药学人员具有主管药师以上专业技术职务任职资格，并经过省级以上卫生行政部门指定机构的培训并考核合格。

第十六条 医疗机构开展戒毒医疗服务至少应当有1名药学人员取得麻醉药品和第一类精神药品的调剂权。

第十七条 医疗机构开展戒毒医疗服务应当有专职的麻醉药品和第一类精神药品管理人员。

第十八条 医疗机构开展戒毒医疗服务应当配备具有合法上岗资质的保安人员，戒毒病区每个班次至少配备1名保安人员。

第四章　执业规则

第十九条 医务人员应当在具有戒毒医疗服务资质的医疗机构开展戒毒医疗服务。

第二十条 医疗机构及其医务人员开展戒毒医疗服务应当遵循与戒毒有关的法律、法规、规章、诊疗指南或技术操作规范。

第二十一条 设有戒毒治疗科的医疗机构应当将戒毒医疗服务纳入医院统一管理，包括财务管理、医疗质量管理、药品管理等。

第二十二条 医疗机构开展戒毒医疗服务应当根据业务特点制定管理规章制度，加强对医务人员的管理，不断提高诊疗水平，保证医疗质量和医疗安全，维护医患双方的合法权益。

第二十三条 医疗机构开展戒毒医疗服务应当采用科学、合理、规范的诊疗技术和方法，并符合卫生部《医疗技术临床应用管理办法》的有关规定。

第二十四条 用于戒毒治疗的药物和医疗器械应当取得国家食品药品监督管理局的批准文号。购买和使用麻醉药品及第一类精神药品应当按规定获得"麻醉药品和第一类精神药品购用印鉴卡"，并在指定地点购买，不得从非法渠道购买戒毒用麻醉药品和第一类精神药品。

医疗机构开展戒毒医疗服务需要使用医院制剂的，应当符合《药品管理法》和《麻醉药品和精神药品管理条例》等有关规定。

第二十五条 医疗机构开展戒毒医疗服务应当加强药品管理，严防麻醉药品和精神药品流入非法渠道。

第二十六条 医疗机构开展戒毒医疗服务应当采取有效措施，严防戒毒人员或者其他人员携带毒品与违禁物品进入医疗场所。

第二十七条 医疗机构可以根据戒毒医疗服务的需要，对戒毒人员进行身体和携带物品的检查。对检查发现的毒品及其用具等按照有关规定交由公安机关处理。在戒毒治疗期间，发现戒毒人员有人身危险的，可以采取必要的临时保护性约束措施。

开展戒毒医疗服务的医疗机构及其医务人员应当对采取临时保护性约束措施的戒毒人员加强护理观察。

第二十八条 开展戒毒医疗服务的医疗机构应当与戒毒人员签订知情同意书。对无行为能力或者限制行为能力的戒毒人员可与其监护人签订知情同意书。知情同意书的内容应当包括戒毒医疗的适应症、方法、时间、疗效、医疗风险、个人资料保密、戒毒人员应当遵守的

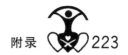

各项规章制度以及双方的权利、义务等。

第二十九条　开展戒毒医疗服务的医疗机构应当按照规定建立戒毒人员医疗档案,并按规定报送戒毒人员相关治疗信息。

开展戒毒医疗服务的医疗机构应当要求戒毒人员提供真实信息。

第三十条　开展戒毒医疗服务的医疗机构应当对戒毒人员进行必要的身体检查和艾滋病等传染病的检测,按照有关规定开展艾滋病等传染病的预防、咨询、健康教育、报告、转诊等工作。

第三十一条　戒毒人员治疗期间,医疗机构应当不定期对其进行吸毒检测。发现吸食、注射毒品的,应当及时向当地公安机关报告。

第三十二条　开展戒毒医疗服务的医疗机构应当对戒毒人员采取多种康复措施,包括心理康复、行为矫正、社会功能恢复等,并开展出院后的随访工作。

有条件的医疗机构可以提供门诊戒毒医疗服务。

第三十三条　戒毒人员在接受戒毒治疗期间有下列情形之一的,医疗机构可以对其终止戒毒治疗:

(一)不遵守医疗机构的管理制度,严重影响医疗机构正常工作和诊疗秩序的;

(二)无正当理由不接受规范治疗或者不服从医务人员合理的戒毒治疗安排的;

(三)发现存在严重并发症或者其他疾病不适宜继续接受戒毒治疗的;

(四)省级卫生行政部门规定的其他不适宜继续接受戒毒治疗的情形。

第三十四条　开展戒毒医疗服务的医疗机构及其医务人员应当依法保护戒毒人员的隐私,不得侮辱、歧视戒毒人员。

第三十五条　戒毒人员与开展戒毒医疗服务的医疗机构及其医务人员发生医疗事故争议的,按照《医疗事故处理条例》的有关规定处理。

第三十六条　开展戒毒医疗服务的医疗机构应当定期对医务人员进行艾滋病等传染病的职业暴露防护培训,并采取有效防护措施。

第三十七条　戒毒医疗服务不得以营利为目的。戒毒医疗服务使用的药品、医疗器械和治疗方法不得做广告。戒毒医疗服务收费应当按照省、自治区、直辖市人民政府价格主管部门会同卫生行政部门制定的收费标准执行。

第三十八条　戒毒诊疗新技术、新方法的临床试验,应当按照国家有关规定进行审批。获得审批的临床试验研究项目,不得作为临床诊疗项目向戒毒人员提供,不得收取相关费用。

第三十九条　开展戒毒医疗服务的医疗机构应当根据卫生行政部门的安排,对社区戒毒和康复工作提供技术指导或者协助。

第五章　监督管理

第四十条　任何组织、单位和个人,未经省级卫生行政部门批准取得戒毒医疗服务资质,不得开展戒毒医疗服务。

第四十一条　县级以上地方卫生行政部门应当对辖区内的戒毒医疗服务进行日常监督管理。

第四十二条　戒毒医疗机构的校验期限按照《医疗机构管理条例》和《医疗机构校验管

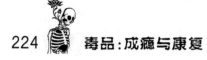

理办法(试行)》的有关规定执行。

第四十三条　县级以上地方卫生行政部门应当按照有关规定,采取有效措施,加强对戒毒诊疗新技术、新项目的临床应用管理。

第四十四条　县级以上地方卫生行政部门应当及时将辖区内戒毒医疗服务的开展情况报上级卫生行政部门和同级禁毒委员会。

第四十五条　县级以上地方卫生行政部门在戒毒医疗服务监管工作中,应当加强与同级公安、司法等行政部门的协作,并充分发挥卫生行业学(协)会和专业社会团体的作用。

第四十六条　卫生行政部门、医疗机构及其医务人员违反本办法有关规定的,依照国家有关法律法规予以处罚。

第六章　附　则

第四十七条　强制隔离戒毒医疗服务管理办法由公安部、司法部会同卫生部另行制订。社区药物维持治疗门诊基本标准和管理办法另行制订。

第四十八条　县级以上地方卫生行政部门应在本办法施行后 6 个月内,按照本办法规定对辖区内已经开展戒毒医疗服务的医疗机构进行审核评估。符合规定的,报省级卫生行政部门批准,并按本办法规定办理执业登记手续,同时将情况通报同级公安机关。对不符合要求的,责令其停止开展戒毒医疗服务并限期整改,整改期满后予以复查。仍不合格的,注销其《医疗机构执业许可证》或相应的诊疗项目。

第四十九条　本办法自 2010 年 3 月 1 日起施行。卫生部《关于加强戒毒医疗机构管理工作的通知》(卫药发[1996]第 35 号)和《卫生部关于戒毒医疗机构须报禁毒机构审批的通知》(卫医发[1999]第 386 号)同时废止。

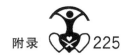

附录九

卫生部关于印发《医疗机构戒毒治疗科基本标准（试行）》和《戒毒医院基本标准（试行）》的通知

（卫医政发〔2009〕109 号）

各省、自治区、直辖市卫生厅局，新疆生产建设兵团卫生局：

为贯彻落实《禁毒法》，进一步加强戒毒医疗服务管理，提高戒毒医疗服务质量，规范开展戒毒医疗机构的设置和戒毒医疗服务行为，我部制定了《医疗机构戒毒治疗科基本标准（试行）》和《戒毒医院基本标准（试行）》，现印发给你们，请遵照执行。

2009 年 11 月 13 日

医疗机构戒毒治疗科基本标准（试行）

一、床位

至少设有治疗病床 10 张。

二、科室设置

（一）与其他临床科室相对独立。至少设有接诊室、安全检查室、治疗室、心理咨询室、探视室、活动室等。

（二）医疗机构应当至少设有抢救室、药房、放射科、心电图室、医学检验科、消毒供应室、病案室等。其中医学检验科应当具备艾滋病快速筛查检测能力，有条件的地区应设立艾滋病检测筛查实验室。

三、人员

（一）每床至少配备 0.88 名卫生技术人员。

（二）至少有 3 名医师、5 名护士和 1 名心理卫生专业人员。

（三）戒毒治疗科业务负责人应当具有中级以上专业技术职务任职资格，从事精神卫生或戒毒医疗工作 3 年以上，并应具备相应的心理卫生专业知识。

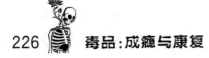

（四）封闭式管理的戒毒治疗科至少应当配备 4 名具有合法上岗资质的保安人员。

四、医疗用房

（一）每床建筑面积不少于 35 平方米。
（二）病房每床净使用面积不少于 6 平方米。
（三）戒毒人员室外活动场地平均每床不少于 2 平方米。
（四）通风、采光、安全等符合戒毒医疗机构管理和卫生要求。

五、设备设施

供氧装备、人工呼吸急救复苏球、电动吸引器、必要的消毒设施、心电监护仪、洗胃机、必备的抢救药品和设施、器械柜、麻醉药品和第一类精神药品保险柜、计算机，并配有戒毒人员专用的卫生洗浴设施。有条件的可以安装监控、报警设施。

六、规章制度

按照国家及地方有关规定，结合本机构业务工作需要，制定并完善医疗机构管理的各项规章制度和人员岗位职责。有省级以上卫生行政部门组织制定或认可的医疗护理技术操作规程，以及针对戒毒治疗、麻醉药品和精神药品管理使用的规章制度，并成册可用。

戒毒医院基本标准（试行）

一、床位

住院床位总数不少于 20 张。

二、科室设置

（一）临床科室：至少设有精神卫生科、内科。
（二）医技科室：至少设有放射科、医学检验科、药房、心电图室、消毒供应室、病案室。其中医学检验科应当具备艾滋病快速筛查检测能力，有条件的地区应设立艾滋病检测筛查实验室。
另外应设有接诊室、安全检查室、治疗室、抢救室、心理咨询室、探视室、活动室等。

三、人员

（一）每床至少配备 0.88 名卫生技术人员。
（二）至少有 4 名医师（至少有 50％的医师其执业范围为精神卫生专业），8 名护士和相应的临床药学、医技、心理卫生等专业技术人员。医师、护士、药学专业技术人员应当符合《戒毒医疗服务管理暂行办法》的有关规定。

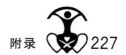

（三）戒毒治疗临床科室的业务负责人应具有高级卫生专业技术职务任职资格或从事精神卫生、戒毒医疗临床工作5年以上。

（四）封闭式管理的戒毒医院至少应当配备4名具备合法上岗资质的保安人员。

四、医疗用房

（一）每床建筑面积不少于40平方米。

（二）病房每床净使用面积不少于6平方米。

（三）戒毒人员室外活动场地平均每床不少于3平方米。

（四）通风、采光、安全等符合戒毒医院管理和卫生要求。

五、设备设施

（一）基本设备：供氧装备、人工呼吸急救复苏球、心电监护仪、脑电图仪、B超、艾滋病筛查检测设备、电动吸引器、心电图机、高压蒸汽灭菌设备及其他必要消毒设施、器械柜、X光机及暗室成套设备、检验科需要的配套设备、必备的抢救药品和设备、麻醉药品和第一类精神药品的药库和保险柜、计算机等，并配有戒毒人员专用的卫生洗浴设施。有条件的可以安装监控、报警设施。

（二）病房每床单元设备与二级综合医院相同。

（三）具有与开展的诊疗活动相应的其他设备设施。

六、规章制度

按照国家及地方有关规定，结合本机构业务工作需要，制定并完善医疗机构管理的各项规章制度和人员岗位职责。有省级以上卫生行政部门组织制定或认可的医疗护理技术操作规程，以及针对戒毒治疗、麻醉药品和精神药品管理使用的规章制度，并成册可用。

七、注册资金

注册资金到位，数额由各省、自治区、直辖市卫生行政部门确定。

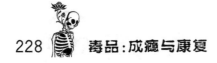

附录十

卫生部关于印发《医务人员艾滋病病毒职业暴露防护工作指导原则（试行）》的通知

各省、自治区、直辖市卫生厅局，新疆生产建设兵团卫生局：

为维护医务人员的职业安全，有效预防和控制医务人员在工作中发生职业暴露感染艾滋病病毒，我部组织有关专家，在调查研究的基础上制定了《医务人员艾滋病病毒职业暴露防护工作指导原则（试行）》（以下简称《指导原则》）。现印发给你们，请遵照执行，并提出以下要求：

一、各级卫生行政部门和医疗卫生机构应当重视医务人员的艾滋病病毒职业暴露问题，切实按照本《指导原则》的规定加强医务人员艾滋病病毒职业暴露的防护工作，保障医务人员的职业安全。

二、加强预防和控制艾滋病病毒职业暴露知识的培训。医疗卫生机构，特别是承担艾滋病病人诊疗工作的机构，必须认真贯彻和组织医务人员、其他职工学习本《指导原则》，医务人员和其他职工应当接受相应培训，正确掌握预防和控制艾滋病病毒职业暴露的防护技术。

三、医疗卫生机构应当根据本《指导原则》制定有关预防和控制艾滋病病毒职业暴露的工作制度，并为医务人员提供合格的防护物品。

四、各省、自治区、直辖市卫生行政部门根据本地区实际情况，合理规划和设置抗艾滋病病毒药物储备库，保证药品在规定的时间和可及的距离内提供使用。

2004 年 4 月 6 日

医务人员艾滋病病毒职业暴露防护工作指导原则（试行）

卫医发〔2004〕108 号

第一章　总　则

第一条　为维护医务人员的职业安全，有效预防医务人员在工作中发生职业暴露感染艾滋病病毒，制定本指导原则。

第二条　本指导原则所称艾滋病病毒职业暴露是指医务人员从事诊疗、护理等工作过程中意外被艾滋病病毒感染者或者艾滋病病人的血液、体液污染了皮肤或者黏膜,或者被含有艾滋病病毒的血液、体液污染了的针头及其他锐器刺破皮肤,有可能被艾滋病病毒感染的情况。

第三条 各级各类医疗卫生机构应当按照本指导原则的规定,加强医务人员预防与控制艾滋病病毒感染的防护工作。

第二章 预 防

第四条 医务人员预防艾滋病病毒感染的防护措施应当遵照标准预防原则,对所有病人的血液、体液及被血液、体液污染的物品均视为具有传染性的病源物质,医务人员接触这些物质时,必须采取防护措施。

第五条 医务人员接触病源物质时,应当采取以下防护措施:

(一)医务人员进行有可能接触病人血液、体液的诊疗和护理操作时必须戴手套,操作完毕,脱去手套后立即洗手,必要时进行手消毒。

(二)在诊疗、护理操作过程中,有可能发生血液、体液飞溅到医务人员的面部时,医务人员应当戴手套、具有防渗透性能的口罩、防护眼镜;有可能发生血液、体液大面积飞溅或者有可能污染医务人员的身体时,还应当穿戴具有防渗透性能的隔离衣或者围裙。

(三)医务人员手部皮肤发生破损,在进行有可能接触病人血液、体液的诊疗和护理操作时必须戴双层手套。

第六条 医务人员在进行侵袭性诊疗、护理操作过程中,要保证充足的光线,并特别注意防止被针头、缝合针、刀片等锐器刺伤或者划伤。

第七条 使用后的锐器应当直接放入耐刺、防渗漏的利器盒,或者利用针头处理设备进行安全处置,也可以使用具有安全性能的注射器、输液器等医用锐器,以防刺伤。

禁止将使用后的一次性针头重新套上针头套。禁止用手直接接触使用后的针头、刀片等锐器。

第三章 发生职业暴露后的处理措施

第八条 医务人员发生艾滋病病毒职业暴露后,应当立即实施以下局部处理措施:

(一)用肥皂液和流动水清洗污染的皮肤,用生理盐水冲洗黏膜。

(二)如有伤口,应当在伤口旁端轻轻挤压,尽可能挤出损伤处的血液,再用肥皂液和流动水进行冲洗;禁止进行伤口的局部挤压。

(三)受伤部位的伤口冲洗后,应当用消毒液,如:75%乙醇或者0.5%碘伏进行消毒,并包扎伤口;被暴露的黏膜,应当反复用生理盐水冲洗干净。

第九条 医务人员发生艾滋病病毒职业暴露后,医疗卫生机构应当对其暴露的级别和暴露源的病毒载量水平进行评估和确定。

第十条 艾滋病病毒职业暴露级别分为三级。

发生以下情形时,确定为一级暴露:

(一)暴露源为体液、血液或者含有体液、血液的医疗器械、物品;

(二)暴露类型为暴露源沾染了有损伤的皮肤或者黏膜,暴露量小且暴露时间较短。

发生以下情形时,确定为二级暴露:

(一)暴露源为体液、血液或者含有体液、血液的医疗器械、物品;

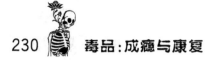

（二）暴露类型为暴露源沾染了有损伤的皮肤或者黏膜，暴露量大且暴露时间较长；或者暴露类型为暴露源刺伤或者割伤皮肤，但损伤程度较轻，为表皮擦伤或者针刺伤。

发生以下情形时，确定为三级暴露：

（一）暴露源为体液、血液或者含有体液、血液的医疗器械、物品；

（二）暴露类型为暴露源刺伤或者割伤皮肤，但损伤程度较重，为深部伤口或者割伤物有明显可见的血液。

第十一条　暴露源的病毒载量水平分为轻度、重度和暴露源不明三种类型。

经检验，暴露源为艾滋病病毒阳性，但滴度低、艾滋病病毒感染者无临床症状、CD4 计数正常者，为轻度类型。

经检验，暴露源为艾滋病病毒阳性，但滴度高、艾滋病病毒感染者有临床症状、CD4 计数低者，为重度类型。

不能确定暴露源是否为艾滋病病毒阳性者，为暴露源不明型。

第十二条　医疗卫生机构应当根据暴露级别和暴露源病毒载量水平对发生艾滋病病毒职业暴露的医务人员实施预防性用药方案。

第十三条　预防性用药方案分为基本用药程序和强化用药程序。基本用药程序为两种逆转录酶制剂，使用常规治疗剂量，连续使用 28 天。强化用药程序是在基本用药程序的基础上，同时增加一种蛋白酶抑制剂，使用常规治疗剂量，连续使用 28 天。

预防性用药应当在发生艾滋病病毒职业暴露后尽早开始，最好在 4 小时内实施，最迟不得超过 24 小时；即使超过 24 小时，也应当实施预防性用药。

发生一级暴露且暴露源的病毒载量水平为轻度时，可以不使用预防性用药；发生一级暴露且暴露源的病毒载量水平为重度或者发生二级暴露且暴露源的病毒载量水平为轻度时，使用基本用药程序。

发生二级暴露且暴露源的病毒载量水平为重度或者发生三级暴露且暴露源的病毒载量水平为轻度或者重度时，使用强化用药程序。

暴露源的病毒载量水平不明时，可以使用基本用药程序。

第十四条　医务人员发生艾滋病病毒职业暴露后，医疗卫生机构应当给予随访和咨询。随访和咨询的内容包括：在暴露后的第 4 周、第 8 周、第 12 周及 6 个月时对艾滋病病毒抗体进行检测，对服用药物的毒性进行监控和处理，观察和记录艾滋病病毒感染的早期症状等。

第四章　登记和报告

第十五条　医疗卫生机构应当对艾滋病病毒职业暴露情况进行登记，登记的内容包括：艾滋病病毒职业暴露发生的时间、地点及经过；暴露方式；暴露的具体部位及损伤程度；暴露源种类和含有艾滋病病毒的情况；处理方法及处理经过，是否实施预防性用药、首次用药时间、药物毒副作用及用药的依从性情况；定期检测及随访情况。

第十六条　医疗卫生机构每半年应当将本单位发生艾滋病病毒职业暴露情况进行汇总，逐级上报至省级疾病预防控制中心，省级疾病预防控制中心汇总后上报中国疾病预防控制中心。

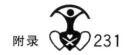

第五章 附 则

第十七条 本指导原则所称医疗卫生机构指依照《医疗机构管理条例》的规定取得《医疗机构执业许可证》的机构及疾病预防控制机构、采供血机构。

公安、司法等有关部门在发生艾滋病病毒职业暴露后的处理方面,可以参照本指导原则。

第十八条 本指导原则所称体液包括羊水、心包液、胸腔液、腹腔液、脑脊液、滑液、阴道分泌物等人体物质。

第十九条 本指导原则自 2004 年 6 月 1 日起实施。

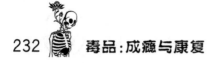

附录十一

浙江省《社区戒毒(社区康复)工作规范》(试行)

为进一步贯彻落实《中华人民共和国禁毒法》(以下简称《禁毒法》),规范社区戒毒、社区康复工作,确保《禁毒法》实施后有关禁毒工作的顺利衔接,在前期试点工作的基础上,根据《禁毒法》和省禁毒委《关于贯彻禁毒法若干问题解答》的精神,结合本地实际,制定本规范。

一、组织机构及职责

社区戒毒、社区康复工作由城市街道办事处、乡镇人民政府负责,确定一个工作部门具体负责日常工作。其主要职责:

1. 认真落实《禁毒法》和《关于贯彻禁毒法若干问题解答》的工作要求,制定街道、乡镇社区戒毒(社区康复)工作制度和规范,组织实施社区戒毒和社区康复工作。

2. 组织和指导社区戒毒(社区康复)工作小组根据公安机关开具的《责令社区戒毒/社区康复决定书》,对符合社区戒毒或社区康复条件的吸毒人员开展为期三年的社区戒毒或不超过三年的社区康复,并对社区戒毒(社区康复)人员的实际表现做出综合评估。

3. 完成上级禁毒委交办的其他各项社区戒毒(社区康复)工作任务,并接受考核检查。

二、适用对象

(一)社区戒毒适用对象

1. 吸毒成瘾人员具备下列情况之一的,公安机关在执行行政处罚后可以责令其接受社区戒毒:

(1)因吸毒被公安机关初次查获,有固定住所和稳定的生活来源,具备家庭监护条件的;

(2)因其他违法行为被查获且不符合强制隔离戒毒条件的;

(3)不满十六周岁、七十周岁以上、怀孕或正在哺乳自己不满一周岁婴儿、因患有严重疾病或者残疾生活不能自理以及法律法规规定的其他不适宜强制隔离戒毒的。

2. 被解除刑事强制措施的吸毒成瘾人员,不符合强制隔离戒毒条件的,公安机关可以责令其接受社区戒毒。

3. 判处缓刑、管制的吸毒成瘾人员,不符合强制隔离戒毒条件的,公安机关可以责令其接受社区戒毒。

(二)社区康复适用对象

吸毒成瘾人员具备下列情况之一的,公安机关可以责令其接受社区康复:

1. 被解除强制隔离戒毒的;

2. 判处三年以下有期徒刑刑满释放的或假释(实际执行有期徒刑三年以下)的;

3.判处拘役刑满释放的;

4.《禁毒法》实施前在接受社会帮教未满三年的;

5.《禁毒法》实施前因下落不明、出国等原因未列入帮教,三年内(最后一次释放之日起算)被发现的;

6.《禁毒法》实施前被处以劳教戒毒、强制戒毒,现期满出所的;

7.《禁毒法》实施前劳教戒毒所外执行、限期戒毒未期满的。

三、工作流程

(一)作出决定

1.社区戒毒

(1)对吸毒成瘾人员(包括因其他违法行为被查获的)拟予以社区戒毒的,公安机关办案单位在报请行政处罚的同时,将相关材料一并报县级公安机关批准。在作出行政处罚决定的同时开具《责令社区戒毒决定书》,起始时间按作出行政处罚(行政拘留的按执行结束)之日填写,社区戒毒期限为三年。

(2)解除刑事强制措施且不符合强制隔离戒毒条件的吸毒成瘾人员,由原办案单位提请县级公安机关批准,责令其进行为期三年的社区戒毒。公安机关应当在解除刑事强制措施同时作出责令社区戒毒的决定,起始时间按刑事强制措施解除之日填写。

(3)判处缓刑、管制且不符合强制隔离戒毒条件的吸毒成瘾人员,到户籍地派出所报到后,户籍地派出所要及时通知原办案单位,由原办案单位提请县级公安机关批准,可以责令其进行为期三年的社区戒毒,起始时间按社区戒毒决定做出之日填写。

2.社区康复

(1)对于解除强制隔离戒毒的人员,强制隔离戒毒所应当在戒毒人员出所前十五日内提出社区康复意见,报原强制隔离戒毒决定机关。原决定机关可以责令其接受不超过三年的社区康复,并作出社区康复的决定,在戒毒人员出所时交其本人,起始时间按出所之日填写;

(2)判处三年以下有期徒刑刑满释放的、假释(实际执行有期徒刑三年以下)的、判处拘役刑满释放的且不符合强制隔离戒毒条件的吸毒成瘾人员,到户籍地派出所报到后,户籍地派出所要及时通知原办案单位,由原办案单位提请县级公安机关批准,可以责令其接受不超过三年的社区康复,起始时间按社区康复决定做出之日填写。

(3)对于《禁毒法》实施前在接受社会帮教未满三年的吸毒人员应当纳入社区康复,根据其已经坚持帮教的时间,进行累计不超过三年的社区康复。以上人员可以直接与其签订社区康复协议,不再开具《责令社区康复决定书》,起始时间从签订协议之日起计算。同时,由社区戒毒(社区康复)工作部门出具《关于直接转入社区戒毒/社区康复的情况说明》,以证明其因《禁毒法》实施直接纳入社区康复,归档备查。

(4)《禁毒法》实施前因下落不明、出国等原因未列入帮教的吸毒人员,三年内(最后一次释放之日起算)被发现的,应当纳入社区康复。以上人员可以直接与其签订社区康复协议,不再开具《责令社区康复决定书》,起始时间从签订协议之日起计算。以上吸毒人员纳入社区康复的,由社区戒毒(社区康复)工作部门出具《关于直接转入社区戒毒/社区康复的情况说明》,以证明其因《禁毒法》实施将其纳入社区康复,归档备查。

(5)《禁毒法》实施前劳教戒毒、强制戒毒未期满的,按原决定执行完毕。原劳教戒毒所、原强制戒毒所应当在戒毒人员出所前十五日内提出社区康复意见,报原劳教戒毒、强制戒毒决定机关。原决定机关可以责令其接受不超过三年的社区康复,并作出社区康复的决定,在戒毒人员出所时交其本人,起始时间按出所之日填写;

（6）《禁毒法》实施前劳教戒毒所外执行、限期戒毒未期满的,按照原决定执行完毕。期满后由社区康复执行地公安派出所提请县级公安机关批准,责令其接受不超过三年的社区康复,并作出社区康复的决定,起始时间按作出社区康复决定之日填写。

（二）文书送达

公安机关对责令社区戒毒或社区康复的,应当制作《责令社区戒毒/社区康复决定书》和《责令社区戒毒/社区康复通知书》。

作出决定的公安机关将《责令社区戒毒/社区康复决定书》在作出决定的24小时内送达吸毒人员本人,在三日内送达社区戒毒（社区康复）执行地街道、乡镇社区戒毒（社区康复）工作部门（或戒毒康复场所）;将《责令社区戒毒/社区康复通知书》在三日内通知社区戒毒人员家属。

对于没有开具《责令社区戒毒/社区康复决定书》,因《禁毒法》实施直接纳入社区戒毒（社区康复）的情况,由执行地社区戒毒（社区康复）工作部门将《关于直接转入社区戒毒/社区康复的情况说明》通知社区戒毒（社区康复）人员家属及户籍地公安派出所（如不清楚属于哪个派出所的,可直接通知户籍地县级公安机关）。

（三）人员接收

社区戒毒（社区康复）人员应在接到公安机关《责令社区戒毒/社区康复决定书》后,七天（外省籍的可放宽到十五天）内到执行地街道、乡镇社区戒毒（社区康复）工作部门或者戒毒康复场所报到,无正当理由逾期不报到的,视为拒绝接受社区戒毒（社区康复）。

街道、乡镇社区戒毒（社区康复）工作部门接到《责令社区戒毒/社区康复决定书》后,成立社区戒毒（社区康复）工作小组。社区戒毒（社区康复）人员报到后,社区戒毒（社区康复）工作小组应当向社区戒毒（社区康复）人员宣告其权利义务,以街道、乡镇社区戒毒（社区康复）工作部门的名义（盖章）与其签订社区戒毒（社区康复）协议,制定社区戒毒（社区康复）计划。社区戒毒（社区康复）工作部门要及时向当地公安机关通报情况。

（四）戒毒（康复）措施

社区戒毒（社区康复）工作小组应当认真履行社区戒毒（社区康复）工作职责,对社区戒毒（社区康复）对象进行登记,通过尿检、谈话、戒毒知识辅导、法律援助、就学就业援助、告诫、戒毒（康复）情况定期评估等方式和途径,对戒毒（康复）人员进行管理和帮助。

1.生理脱毒。对尚未生理脱毒人员,由本人申请,经社区戒毒（社区康复）执行地县级公安机关禁毒职能部门同意,可以到指定的戒毒机构（门诊）进行脱瘾或参加社区药物维持治疗。

对于被处以行政拘留的社区戒毒人员的生理脱毒一般在行政拘留期间完成。社区戒毒（社区康复）人员在社区戒毒（社区康复）期满后可以继续坚持参加社区药物维持治疗。

2.尿检要求。社区戒毒（社区康复）人员要按规定接受毒品尿样检测。对接受社区戒毒人员的定期尿检三年内不得少于28次。第一年的前半年至少每半个月检测1次,后半年至少每月检测1次,第二年至少每2个月检测1次,第三年至少每3个月检测1次。对接受社区康复人员的定期尿检三年内不得少于12次。第一年至少每2个月检测1次,第二年至少

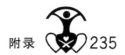

每 3 个月检测 1 次,第三年至少每 6 个月检测 1 次。突击尿检每年均不得少于 3 次。

3.谈话(家访)要求。社区戒毒工作小组至少每月找社区戒毒人员谈话(家访)1 次;社区康复工作小组至少每 2 个月找社区康复人员谈话(家访)1 次。

4.情况报告。社区戒毒人员至少每月向社区戒毒工作小组报告戒毒情况 1 次;社区康复人员至少每 2 个月向社区康复工作小组报告康复情况 1 次。

5.小结评估。社区戒毒每季度对戒毒人员的戒毒情况进行一次小结,每半年进行一次综合评估。社区康复每半年对康复人员的康复情况进行一次小结,每年进行一次综合评估。

(五)请假外出

社区戒毒(社区康复)人员在社区戒毒(社区康复)期间如需暂时离开社区戒毒(社区康复)地点三天以上的,须提前一天向社区戒毒(社区康复)工作小组报告,填写《社区戒毒/社区康复人员外出请假审批表》。在社区戒毒(社区康复)工作小组同意,发出《社区戒毒/社区康复人员外出准假通知书》后,方能外出,并必须按时返回销假。社区戒毒(社区康复)人员外出需半个月以上的,要按协议规定主动到当地公安机关进行尿检,并按期寄回外出地公安机关尿检证明。

(六)地点变更

社区戒毒(社区康复)人员要求变更社区戒毒(社区康复)地点的,应当同时向执行地社区戒毒(社区康复)工作部门提出书面申请和提供接收地社区戒毒(社区康复)工作部门同意接收的证明,并填写《社区戒毒/社区康复人员变更戒毒/康复地点审批表》。执行地社区戒毒(社区康复)工作部门收到申请后,经街道、乡镇和县级公安机关禁毒部门审核,报县级公安机关审批。审批应当在十五个工作日内完成,审批同意前,社区戒毒(社区康复)人员不得擅自脱离原执行地的社区戒毒(社区康复)。

审批同意的,执行地社区戒毒(社区康复)工作部门凭《关于社区戒毒/社区康复人员变更戒毒/康复地点的函》向接收地办理移交手续。

对社区戒毒(社区康复)地点变更发生争议的,报请两地共同的上一级禁毒办协调解决。

(七)戒毒中止

社区戒毒人员拒不接受社区戒毒、严重违反社区戒毒协议或在社区戒毒期间吸食、注射毒品的,应当中止社区戒毒程序。

1.无正当理由未按期到社区戒毒执行地报到的,拒不接受社区戒毒的,由执行地社区戒毒工作部门作出拒绝接受社区戒毒的书面证明材料(《关于暂停社区戒毒程序的说明》)一式两份,一份向执行地公安派出所报告,一份存档备查,收到公安机关强制隔离戒毒或社区戒毒决定通知(复印件)后,中止本次社区戒毒程序。

2.严重违反社区戒毒协议,有下列情形之一的,执行地社区戒毒工作部门作出严重违反社区戒毒协议的书面证明材料(《关于暂停社区戒毒程序的说明》)一式两份,一份向执行地公安派出所报告,一份存档备查,收到公安机关强制隔离戒毒或社区戒毒决定通知(复印件)后,中止本次社区戒毒程序。

(1)拒不报告戒毒情况,经公安机关两次书面告诫,拒不改正的;

(2)逃避或者拒绝接受检测三次以上的;

(3)擅自离开社区戒毒地点三次以上,或者擅自离开社区戒毒地点累计超过三十天的。

3.在社区戒毒期间吸食、注射毒品的。

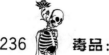

（1）执行地社区戒毒工作部门在日常检测中发现戒毒人员尿检呈阳性的，作出在社区戒毒期间可能吸食、注射毒品的书面证明材料（《关于暂停社区戒毒程序的说明》），一式两份，一份向执行地公安派出所报告，一份存档备查，收到公安机关强制隔离戒毒或社区戒毒决定通知（复印件）后，中止本次社区戒毒程序。

（2）接到查获地公安机关作出的强制隔离戒毒或社区戒毒决定通知（复印件）的，执行地社区戒毒工作部门直接中止本次社区戒毒程序。

戒毒人员有上述应当中止社区戒毒程序的情形之一的，执行地公安派出所应当提出强制隔离戒毒或社区戒毒的意见，经县级以上公安机关批准，作出强制隔离戒毒决定或社区戒毒决定，并将《强制隔离戒毒决定书》、《责令社区戒毒决定书》复印件送达原社区戒毒执行地街道、乡镇，存档备查（因复吸毒品被其他公安机关查获，并决定强制隔离戒毒的除外）。

（八）期满解除

社区戒毒（社区康复）人员戒毒（康复）期满，社区戒毒（社区康复）工作小组提出意见，由街道、乡镇社区戒毒（社区康复）工作部门报经执行地县级公安机关批准，予以解除。社区戒毒执行地公安机关应当开具《解除社区戒毒/社区康复通知书》，同时通知社区戒毒（社区康复）本人、作出社区戒毒（社区康复）决定的公安机关。通知书复印件交社区戒毒（社区康复）工作部门存档备查。

社区康复工作没有专门规定的，参照有关社区戒毒的规定实施。

四、台账要求

街道、乡镇社区戒毒（社区康复）工作部门要按照"一人一档"的要求建立起社区戒毒（社区康复）工作档案。

档案一般应集中存放在社区戒毒（社区康复）工作小组，由社区戒毒工作小组指定其中一人具体负责管理。

档案应主要包括：社区戒毒（社区康复）人员基本信息材料、社区戒毒/社区康复决定法律文书、社区戒毒（社区康复）接收相关材料、社区戒毒（社区康复）措施相关登记材料、社区戒毒（社区康复）人员请假外出或变更社区戒毒（社区康复）地点材料、社区戒毒暂停、中止证明材料等与社区戒毒（社区康复）工作有关、能反映社区戒毒（社区康复）对象情况的文字、影音资料。

当社区戒毒（社区康复）人员三年期满，解除社区戒毒（社区康复）后，社区戒毒（社区康复）工作小组应将所有材料一并归档，装订成册，统一交由街道、乡镇社区戒毒（社区康复）工作部门保存。

各类档案材料应当内容完整、字迹清楚、材料齐全、管理规范。

2008 年 7 月 15 日

附录十二

浙江省关于开展社区戒毒治疗工作的通知

浙卫发〔2008〕230号

各市、县(市、区)卫生局、公安局、食品药品监督管理局：

为贯彻落实《中华人民共和国禁毒法》(以下简称《禁毒法》)及省政府办公厅《关于贯彻实施<中华人民共和国禁毒法>有关工作的通知》(浙政办发[2008]44号)精神,确保社区戒毒治疗工作的有序开展,现将有关事项通知如下：

一、加强领导,密切部门配合

各级卫生、公安、食品药品监督管理部门要切实加强对社区戒毒治疗工作的领导,密切部门配合。卫生部门负责指定社区戒毒治疗机构,监督管理社区戒毒治疗药物的使用和有关医疗活动。公安部门负责提供接受社区戒毒治疗的人员名册,维护社区戒毒治疗机构的正常工作秩序。食品药品监督管理部门负责戒毒药品供应的监督管理。

二、合理确定社区戒毒治疗机构,严格掌握治疗对象

根据社区戒毒人员戒毒治疗需求,每个县(市、区)至少要有1所社区戒毒治疗机构。开展社区戒毒的治疗机构由县级以上卫生行政部门指定,报同级公安、药监部门备案,同时逐级上报至省卫生厅、省公安厅、省食品药品监管局。被指定的社区戒毒治疗机构应为政府举办的非营利性医疗机构。

开展社区戒毒治疗的医疗机构按照《医疗机构管理条例》及其实施细则规定的程序,向登记注册机关申请办理相应的诊疗科目变更登记；其治疗对象仅限于被公安机关责令社区戒毒的吸毒成瘾人员。

三、加强业务管理,规范社区戒毒治疗工作

社区戒毒治疗机构应根据治疗对象数量合理配备卫生技术人员。至少有2名临床类别主治医师,执业范围为内科专业或精神卫生专业,取得麻醉药品和第一类精神药品处方权,并接受过精神卫生、艾滋病咨询培训或在相关的医疗机构至少进修1个月；至少有2名注册护士,并接受过精神卫生和艾滋病咨询培训；至少有1名药师负责戒毒治疗药物的管理工作；至少配备1名保安人员。卫生行政部门及医疗机构应对参与社区戒毒治疗的医务人员进行业务培训,及时更新戒毒治疗知识,保证戒毒治疗效果,减少复吸率。

社区戒毒治疗机构凭市级卫生行政部门核发的《麻醉药品、第一类精神药品购用印鉴卡》到浙江省医药工业有限公司购买美沙酮口服溶液,到省内定点的区域性批发企业购买戒

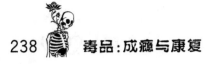

毒时需要使用的麻醉药品和第一类精神药品。

社区戒毒治疗机构应设立独立的诊室、服药室,配备开展戒毒治疗相关的设备。

四、建立健全各项管理制度,确保戒毒治疗工作安全

开展社区戒毒治疗的医疗机构要建立健全行政管理制度、医疗管理制度、治安管理制度、药物治疗登记报告制度、麻醉药品和精神药品管理与使用制度、麻醉药品容器及包装材料的监督销毁制度、戒毒治疗档案管理制度等,确保戒毒治疗的质量和戒毒治疗的安全。

省卫生厅　省公安厅　省食品药品监管局

2008 年 8 月 20 日

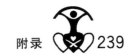

附录十三

浙江省关于印发《浙江省禁毒条例》的通知

浙江省人民代表大会常务委员会公告第 71 号

《浙江省禁毒条例》已于 2011 年 11 月 25 日经浙江省第十一届人民代表大会常务委员会第二十九次会议通过,现将修订后的《浙江省禁毒条例》公布,自 2012 年 1 月 1 日起施行。

浙江省人民代表大会常务委员会

2011 年 11 月 25 日

浙江省禁毒条例

第一章 总 则

第一条 为了预防和惩治毒品违法犯罪行为,保护公民身心健康,维护社会秩序,根据《中华人民共和国禁毒法》、国务院《戒毒条例》和其他有关法律、行政法规,结合本省实际,制定本条例。

第二条 本条例所称毒品,是指鸦片、海洛因、甲基苯丙胺(冰毒)、吗啡、大麻、可卡因、氯胺酮,以及国家规定管制的其他能够使人形成瘾癖的麻醉药品和精神药品。

根据医疗、教学、科研的需要,依法可以生产、经营、使用、储存、运输麻醉药品和精神药品。

第三条 禁毒工作实行预防为主,综合治理,禁种、禁制、禁贩、禁吸并举的方针。

禁毒工作实行政府统一领导,有关部门各负其责,社会广泛参与的工作机制。

第四条 县级以上人民政府应当加强对禁毒工作的领导,将禁毒工作纳入国民经济和社会发展规划、纳入平安建设和社会治安综合治理考核,并将宣传教育、缉毒戒毒、队伍建设、举报奖励等禁毒经费列入本级财政预算,保障禁毒经费与禁毒工作需要相适应。

乡(镇)人民政府、街道办事处应当按照省有关规定,落实禁毒工作机构和工作人员,依法做好毒品预防、社区戒毒和社区康复等工作。

第五条 县级以上人民政府设立禁毒委员会,负责组织、协调、指导本行政区域内的禁

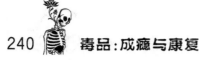

毒工作。禁毒委员会的主要职责是:

(一)宣传禁毒法律、法规和政策,并对其实施情况进行监督、检查;

(二)制定本地禁毒措施和禁毒工作规划、年度工作目标;

(三)检查、督促本级禁毒委员会成员单位编制禁毒工作年度计划和完成本系统年度禁毒工作任务情况,以及下级政府落实省有关规定和完成年度工作目标情况;

(四)协调有关部门和单位解决禁毒工作中的重大问题,组织有关部门和单位调查、评估本行政区域内的毒品问题现状和发展变化趋势;

(五)上级禁毒委员会和本级人民政府规定的其他禁毒工作。

禁毒委员会设立办公室,配备相应工作人员,负责禁毒委员会的日常工作。

第六条　公安机关负责毒品查缉、毒品案件侦查、吸毒人员查处和动态管控、易制毒化学品购销运输管理和监督检查、公安机关的强制隔离戒毒场所管理等工作。

司法行政部门负责禁毒法制宣传教育、向社区戒毒和社区康复人员提供法律援助、司法行政部门的强制隔离戒毒场所管理等工作。

卫生行政部门负责戒毒医疗机构和其他医疗机构的监督管理、对戒毒医疗的指导服务等工作。

食品药品监督管理部门负责药品类易制毒化学品的生产、经营、购买等方面的监督管理和麻醉药品、精神药品的监督管理工作。

安全生产监督管理部门负责非药品类易制毒化学品的生产、经营监督管理工作。

发展和改革、经济和信息化、教育、民政、财政、人力资源和社会保障、交通运输、农业、林业、商务、文化、工商、广播电影电视、民航安全监督管理、通信、邮政、海关等部门和单位,应当依照各自职责开展禁毒相关工作。

人民法院、人民检察院应当履行法定职责,依法惩处毒品犯罪。

工会、共青团、妇联等社会团体应当结合各自工作对象的特点,组织开展禁毒活动。

第七条　村民委员会、居民委员会应当根据禁毒工作需要,设立禁毒工作站或者确定禁毒联络员,协助人民政府以及公安机关等部门做好禁毒宣传教育、毒品预防和社区戒毒、社区康复工作。

第八条　禁毒志愿服务组织应当组织志愿人员开展禁毒宣传教育和戒毒社会服务工作。各级人民政府应当对志愿人员进行指导、培训,并提供必要的工作条件。

省、市、县(市、区)可以依法设立禁毒协会,依照章程开展禁毒相关工作。

第九条　县级以上人民政府及其有关部门应当建立健全毒品违法犯罪行为举报奖励制度,公开举报电话、奖励措施;对举报人员的身份信息予以保密,保护举报人员的人身安全;对举报有功人员,按照省有关规定给予奖励。

第二章　禁毒宣传教育

第十条　各级人民政府应当建立健全全民禁毒宣传教育工作体系,加强禁毒宣传教育基地建设,将禁毒宣传教育与公民法制教育、道德教育、科普教育、健康教育、职业教育和预防艾滋病教育等相结合,提高公民的禁毒意识和自觉抵制毒品的能力。

各级人民政府应当为流动人口在现居住地接受禁毒宣传教育创造有利条件。

第十一条　交通运输、铁路、民航安全监督管理等部门应当将禁毒知识纳入对旅客宣传

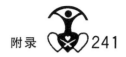

的内容。

公路、水路、铁路、航空等交通运输经营单位及有关站(场)应当对旅客开展禁毒宣传。

第十二条　文化、工商、公安等部门应当加强对娱乐场所及旅店、棋牌室、会所、俱乐部、桑拿房、美容美发室、足浴店等其他经营服务场所(以下称娱乐场所和经营服务场所)开展禁毒宣传教育的指导。

娱乐场所和经营服务场所应当按照国家、省有关规定,在显要位置张贴或者摆放禁毒警示标志、禁毒宣传品,公布举报电话,对本场所从业人员进行毒品预防教育培训,与公安机关签订禁毒责任书,依法落实禁毒防范措施,预防毒品违法犯罪行为在本场所内发生。

第十三条　教育行政部门应当将禁毒教育列为学校教育的内容,并加强对相关师资力量的培训。

各级各类学校应当按照国家和省有关规定,组织开展禁毒教育活动。

第十四条　共青团、妇联、关心下一代工作委员会等社会团体应当会同村民委员会、居民委员会等基层组织,开展家庭禁毒宣传教育,增强家庭和青少年的禁毒意识。

未成年人的父母或者其他监护人应当对未成年人进行毒品危害的教育,防止其吸食、注射毒品或者进行其他毒品违法犯罪活动。

第十五条　公安机关应当会同司法行政、卫生等部门制定和实施禁毒教育培训计划,加强对国家机关、社会团体、企业事业单位和基层组织从事禁毒工作相关人员的培训。

国家机关、社会团体、企业事业等单位应当加强对本单位人员的禁毒宣传,并结合单位工作实际,加强对相关人员的禁毒教育培训。

第十六条　报社、广播电台、电视台、电影院以及从事互联网、有线电视、移动通讯、公共显示屏等信息服务的单位,应当根据禁毒工作需要,免费刊登、播放禁毒公益广告和禁毒节目等,开展公益性禁毒宣传。

第三章　毒品管制

第十七条　禁止非法种植罂粟、古柯植物、大麻植物以及国家规定管制的可以用于提炼加工毒品的其他原植物。

各级人民政府及公安、农业、林业等部门发现非法种植罂粟、古柯植物、大麻植物以及国家规定管制的可以用于提炼加工毒品的其他原植物的,应当立即采取措施予以制止、铲除。

第十八条　公安、发展和改革、经济和信息化、交通运输、农业、商务、卫生、工商、食品药品监督管理、安全生产监督管理、海关、民航等有关部门和单位,应当建立健全协作机制,加强易制毒化学品、麻醉药品、精神药品、涉毒人员等相关信息的动态管理和共享利用,提高禁毒工作信息化水平和效能。

第十九条　生产、经营、购买、运输、储存、使用、进口、出口易制毒化学品和麻醉药品、精神药品的单位,应当执行国家有关规定,规范和落实单位内部管理制度,防止易制毒化学品和麻醉药品、精神药品流入非法渠道。未经依法许可或者备案,不得擅自生产、经营、购买、运输易制毒化学品和麻醉药品、精神药品。

第一类易制毒化学品和醋酸酐的生产、经营、使用企业、仓储企业,应当在其仓储场所设置视频监控设施和报警装置,并与当地公安机关联网。

第二十条　使用易制毒化学品的企业因转产、停产或者生产急需,在本省行政区域内转让、赠送、出借第一类中的非药品类易制毒化学品的,受让(受赠、借入)企业应当事先将所需受让(受赠、借入)的品种、数量和转让(赠送、出借)企业名称向所在地市级公安机关备案,凭备案证明向转让(赠送、出借)方提取货物。公安机关应当进行审查,符合条件的,应当于收到备案申请的五个工作日内出具备案证明。

使用易制毒化学品的企业因转产、停产或者生产急需,在本省行政区域内转让、赠送、出借第二类、第三类易制毒化学品的,受让(受赠、借入)企业应当事先将所需受让(受赠、借入)的品种、数量和转让(赠送、出借)企业名称向所在地县级公安机关备案,凭备案证明向转让(赠送、出借)方提取货物。公安机关受理备案后,应当于当日出具备案证明。

第二十一条　省公安机关应当会同省食品药品监督管理、安全生产监督管理等部门,建立健全易制毒化学品企业和易制毒化学品分类管理制度,突出管理重点,落实相应管理措施。

对含有麻黄素类物质、麻醉药品、精神药品的易被提取制毒的复方制剂,以及尚未纳入国家易制毒化学品管理但易用作制毒原料或者配剂的化学品,由省公安机关会同省食品药品监督管理、安全生产监督管理等部门根据本省实际情况确定具体范围,依法制订管理措施,报省人民政府批准后实施。

第二十二条　公安机关根据禁毒工作需要,可以在边防口岸、交通要道、飞机场、火车站、长途汽车站、港口、码头以及物流集散地等场所,对过往人员、物品、货物以及交通工具进行毒品和易制毒化学品检查。

交通运输、铁路、民航安全监督管理等部门和单位应当建立健全毒品查缉工作机制,配合公安机关开展毒品查缉和易制毒化学品检查工作。公路、水路、铁路、航空等交通运输经营单位以及有关站(场)应当落实禁毒防范措施,预防涉毒违法犯罪行为的发生。

第二十三条　邮政企业、快递企业应当建立并执行收寄验视制度,提高查验技术装备水平。对寄件人交寄的信件以外的物品,应当当场逐件验视内件,如实记录寄件人姓名、地址、联系方式和收寄物品的名称、数量等信息,当场封装;用户拒绝验视的,不得收寄。

邮政企业、快递企业应当保存相关信息一年以上备查。

第二十四条　报关单位应当如实申报进出口货物品名、数量,如实记录客户业务和办理人员姓名等信息,并保存相关信息一年以上备查。

第二十五条　娱乐场所和经营服务场所应当按照国家和省有关规定,建立内部巡查制度,履行巡查职责,及时发现并报告涉毒可疑情况。

娱乐场所和经营服务场所及其从业人员不得贩卖、提供毒品,不得组织、强迫、教唆、引诱、欺骗、容留他人吸食、注射毒品,不得为进入娱乐场所和经营服务场所的人员实施上述行为提供条件。

娱乐场所和经营服务场所及其从业人员、房屋出租人发现场所内或者出租房内有贩毒、吸毒等违法犯罪活动的,应当立即报告公安机关,并协助公安机关进行调查。

第二十六条　公安、工商、经济和信息化、安全生产监督管理、广播电影电视、新闻出版等部门,应当加强对非法涉毒广告、非法传授制毒方法等行为的监督管理,依法查处相关违法行为。

任何单位和个人不得发布麻醉药品、精神药品的广告,不得违反国家规定发布易制毒化学品的销售信息,不得传授制毒方法。有关传播媒体发现涉毒广告或者涉毒销售信息的,应当及时报告公安机关。

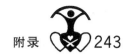

第四章 戒毒措施

第二十七条 对吸毒成瘾人员采取自愿戒毒、社区戒毒、强制隔离戒毒、社区康复等措施帮助其戒除毒瘾,教育和挽救吸毒人员。

吸毒成瘾人员应当进行戒毒治疗。

第二十八条 吸毒成瘾的认定,由公安机关或者其委托的戒毒医疗机构按照国家有关规定进行,卫生行政部门应当给予必要的指导和协助。

第二十九条 鼓励吸毒成瘾人员自行戒除毒瘾。吸毒人员可以自行到戒毒医疗机构接受戒毒治疗。

戒毒医疗机构应当与自愿戒毒人员或者其监护人签订自愿戒毒协议,并自签订协议之日起三日内,向县(市、区)、市公安机关报告自愿戒毒人员的姓名、身份证件种类和号码以及戒毒期限等信息。

第三十条 县(市、区)人民政府应当按照省有关规定,建立一家以上符合要求的戒毒医疗机构或者确定一家以上的医疗机构作为戒毒医疗机构。戒毒医疗机构应当遵守国家有关戒毒治疗规范。

县级以上卫生行政部门应当会同公安机关、司法行政等部门,利用现有医疗卫生资源,加强戒毒医疗机构建设,为戒毒人员提供门诊治疗、住院治疗、药物维持治疗、心理咨询等戒毒医疗服务。

第三十一条 县(市、区)、市卫生行政部门应当会同公安机关、食品药品监督管理部门,根据国家和省有关规定,合理布局、科学设置药物维持治疗门诊和服药点,方便吸毒成瘾人员就近治疗,保证维持治疗的连续性、稳定性。

第三十二条 对吸毒成瘾人员,公安机关可以责令其接受社区戒毒。社区戒毒工作由乡(镇)人民政府、街道办事处负责实施。

戒毒人员的家属和戒毒人员就医、就业、就学的单位,应当配合乡(镇)人民政府、街道办事处及其指定的基层组织开展社区戒毒工作,帮助戒毒人员戒毒。

第三十三条 乡(镇)人民政府、街道办事处应当根据工作需要和省有关规定,配备社区戒毒专职工作人员,制定社区戒毒工作计划,落实社区戒毒措施。

社区戒毒专职工作人员由县级以上人民政府统一招聘;其培训、具体职责和管理办法,由省公安、财政、民政、人力资源和社会保障等部门,按照国家、省有关规定制定。

第三十四条 乡(镇)人民政府、街道办事处应当在社区戒毒人员报到后及时与其签订社区戒毒协议。社区戒毒协议应当包括以下内容:

(一)戒毒人员享有的权利和可以获得的帮助;

(二)戒毒人员应当遵守的规定;

(三)社区戒毒的具体措施;

(四)违反社区戒毒协议的法律后果;

(五)其他应当明确的事项。

第三十五条 吸毒成瘾人员有《中华人民共和国禁毒法》第三十八条第一款所列情形之一的,由查获违法行为的县(市、区)、市公安机关作出强制隔离戒毒的决定。

戒毒人员在强制隔离戒毒期间的生活费用和医疗费用等,按照国家、省有关规定执行。

第三十六条　对被解除强制隔离戒毒的人员,作出强制隔离戒毒决定的公安机关可以责令其接受社区康复,并出具责令社区康复决定书,送达本人及其家属,通知社区康复执行地乡(镇)人民政府、街道办事处。

第三十七条　社区戒毒人员、社区康复人员,应当自收到责令社区戒毒、社区康复决定书之日起二日内到社区戒毒、社区康复执行地乡(镇)人民政府、街道办事处报到,签订社区戒毒、社区康复协议;路途较远、交通不便的,最迟应当在十五日内报到。

社区戒毒人员、社区康复人员变更执行地的,应当自收到变更执行地通知之日起二日内到变更后的乡(镇)人民政府、街道办事处报到;路途较远、交通不便的,最迟应当在十五日内报到。

第三十八条　被责令接受社区康复的人员拒绝接受社区康复或者严重违反社区康复协议的,公安机关可以责令其接受社区戒毒。

第三十九条　自愿戒毒人员、社区戒毒人员、社区康复人员可以到戒毒康复场所进行戒毒康复;戒毒康复人员应当遵守戒毒康复场所的有关规定。

戒毒康复场所应当具备生活服务、康复治疗、职业培训、习艺劳动等基本功能,建立健全戒毒康复管理制度,严禁毒品流入。

第四十条　社区戒毒专职工作人员、社区民警、村民委员会和居民委员会禁毒工作站或者禁毒联络员,应当加强与吸毒人员及其家庭、工作单位、学校的联系,定期了解吸毒人员的生活、思想状况和社会交往情况,帮助、教育其远离毒品,防止其再次吸毒。

第四十一条　县级以上人民政府应当鼓励和支持社会团体、企业事业单位及其他组织和个人参与戒毒社会服务工作。

各级人民政府及其有关部门应当加强对戒毒人员的职业技能培训和就业指导,提供就业信息,拓宽就业渠道,鼓励和扶持戒毒人员自谋职业、自主创业,帮助其回归社会。

单位招用就业困难的戒毒人员,签订一年以上劳动合同并缴纳社会保险费的,享受国家和省有关社会保险补贴、公益性岗位补贴等优惠政策。

第四十二条　县级以上人民政府及其有关部门应当将戒毒治疗项目纳入公共卫生医疗保障体系。戒毒人员在自愿戒毒、社区戒毒、社区康复期间的戒毒诊疗费用,按照省有关规定纳入城镇职工基本医疗保险、城镇居民医疗保险和新型农村合作医疗范围。

第四十三条　吸毒成瘾人员被强制隔离戒毒或者被责令社区戒毒的,在戒毒期间不得申领机动车驾驶证;身体条件不适合驾驶机动车的,其已经取得的机动车驾驶证应当依法注销。

因吸毒被行政处罚或者被强制隔离戒毒、被责令社区戒毒的人员,在行政处罚执行完毕或者解除戒毒后一年内申领、审验机动车驾驶证的,应当提供吸毒检测报告。

第五章　法律责任

第四十四条　违反本条例的行为,法律、行政法规已有法律责任规定的,从其规定。

第四十五条　违反本条例第十二条第二款规定,娱乐场所和经营服务场所未按照规定在场所显要位置张贴或者摆放禁毒警示标志、禁毒宣传品、公布举报电话的,由文化行政部门、公安机关给予警告,责令限期改正;未按照规定对从业人员进行毒品预防教育培训、签订禁毒责任书或者未落实禁毒防范措施的,由公安机关给予警告,责令限期改正,逾期未改正的,处三千元以上三万元以下罚款。

娱乐场所和经营服务场所未按照规定落实禁毒防范措施,发生涉毒案件的,由公安机关对场所处五千元以上五万元以下罚款,并可对直接负责的主管人员和其他直接责任人员处一千元以上三千元以下罚款。

第四十六条 违反本条例第二十条规定,向未取得备案证明的企业转让(赠送、出借)易制毒化学品,或者未取得备案证明受让(受赠、借入)易制毒化学品的,由公安机关没收违法所得,处一万元以上五万元以下罚款;情节较重的,处五万元以上二十万元以下罚款。

第四十七条 违反本条例第二十三条规定,邮政企业、快递企业未如实记录寄件人姓名、地址、联系方式和收寄物品的名称、数量等信息,或者未按照规定保存相关信息一年以上的,由邮政管理部门给予警告,责令限期改正;情节较重的,处五千元以上五万元以下罚款。

第四十八条 违反本条例第二十四条规定,报关单位未如实记录客户业务和办理人员姓名等信息,或者未按照规定保存相关信息一年以上的,由海关给予警告,责令限期改正;情节较重的,处五千元以上五万元以下罚款。

第四十九条 违反本条例第二十五条第一款规定,娱乐场所和经营服务场所未按照规定建立内部巡查制度或者不履行巡查职责的,由公安机关责令限期改正;逾期未改正的,处五千元以上五万元以下罚款。

违反本条例第二十五条第二款规定,经营服务场所及其从业人员有贩卖、提供毒品等行为的,由公安机关没收违法所得和非法财物,责令停业整顿十五日至一个月,对经营服务场所处一万元以上五万元以下罚款,对直接负责的主管人员和其他直接责任人员处三千元以上一万元以下罚款;情节较重的,责令停业整顿一个月至三个月,对经营服务场所处五万元以上二十万元以下罚款,对直接负责的主管人员和其他直接责任人员处一万元以上二万元以下罚款。

违反本条例第二十五条第三款规定,经营服务场所及其从业人员、房屋出租人发现场所内或者出租房内有贩毒、吸毒等违法犯罪活动,未按照规定报告公安机关的,由公安机关给予警告,可以并处一千元以上一万元以下罚款。

第五十条 违反本条例第二十六条第一款规定,非法传授制毒方法的,由公安机关处五千元以上五万元以下罚款。

违反本条例第二十六条第二款规定,传播媒体发现涉毒广告或者涉毒销售信息,未按照规定报告公安机关的,由公安机关处二千元以上二万元以下罚款。

第五十一条 各级人民政府及公安机关、司法行政等部门的工作人员在禁毒工作中有下7为之一,构成犯罪的,依法追究刑事责任;尚不构成犯罪的,依法给予处分:

(一)包庇、纵容毒品违法犯罪人员的;

(二)对戒毒人员有体罚、虐待、侮辱等行为的;

(三)挪用、截留、克扣禁毒经费的;

(四)擅自处分查获的毒品和扣押、查封、冻结的涉及毒品违法犯罪活动的财物的;

(五)违法泄露戒毒人员个人信息的;

(六)其他徇私舞弊、玩忽职守、不履行法定职责的行为。

第六章 附 则

第五十二条 本条例自 2012 年 1 月 1 日起施行。

参考文献

[1]沈渔邨.精神病学(第5版)[M].北京:人民出版社,2009.

[2]蔡燕强.戒毒矫治康复手册[M].广州:暨南大学出版社,2006.

[3]杨玲,李明军.毒品吸戒问题研究[M].北京:科学出版社,2010.

[4]胡连新.成瘾[M].北京:人民卫生出版社,2008.

[5]陆林.酒精和药物滥用[M].北京:北京大学医学出版社,2008.

[6]赵敏,张锐敏.戒毒社会工作基础[M].北京:军事医学科学出版社,2010.

[7]洪炜,石川,徐红红.成瘾者治疗指导计划(第二版)[M].北京:中国轻工业出版社,2005.

[8]杜新忠.实用戒毒医学[M].北京:人民卫生出版社,2007.

[9]刘吉成.精神药理学[M].北京:人民卫生出版社,2009.

[10]管林初.药物滥用和成瘾纵谈[M].上海:上海教育出版社,2008.

[11]施红辉.毒品成瘾矫治概论[M].北京:科学出版社,2009.

[12]张明,朱晓峰.社区戒毒与社会支持[M].苏州:苏州大学出版社,2011.

[13]黄继忠.药物治疗与心理治疗整合与分治[M].北京:人民卫生出版社,2010.

[14][美]比尔斯.默克诊疗手册(第17版)[M].薛纯良(译),北京:人民卫生出版社,3,2008.

[15]郑希耕,李勇辉,隋南.成瘾药物心理依赖及复发的脑机制研究[J].心理科学进展,2006,14(4):522—531.

[16]宋红霞,安士慧,夏丽,等.康复期戒毒者生活质量及其社会支持的相关研究[J].护理研究,2010,24(2):403.

[17]谢仁谦.如何建立戒毒诊断评估系统[J].卫生职业教育,2009,27(14):148—149.

[18]刘德隆,余功才,方华坤.关于强制隔离戒毒人员教育矫治方法的实践与思考[J].中国司法,2011,(1):49—52.

[19]姜国学,陈晓芳.130例强制戒毒艾滋病病毒感染者心理健康状况调查[J].医学与社会,2010,23(11):87—88.

[20]磨力耿,黄瑞稚.广西717例男性海洛因复吸者艾滋病知识及复吸因素调查分析[J].内科,2009,10(5):797—799.

[21]房红.国外禁吸戒毒模式述评[J].云南警官学院学报,2010,78(1):51—59.

[22]廖淑寯,林致浮,倪春芳.海洛因依赖者复吸因素分析现代康复[J].2001,11(5):119.

[23]张开镐.甲基苯丙胺的戒断反应与复吸[J].药物不良反应杂志,2010,12(3):194—196.

[24]上海市劳教学会.戒毒教育和防复吸训练有效方法探究[J].犯罪与改造研究,2009,(2):47—51.

[25]梅松丽,张明,刘莉.成瘾行为的心理学分析[J].医学与社会,2006,19(10):73—75.

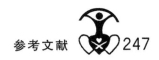

[26]魏强,魏倩,许丹丹,等.多巴胺受体与药物成瘾的研究进展[J].中国药物滥用防治杂志,2008,14(6):329—333.

[27]谢仁谦.如何建立戒毒诊断评估系统[J].卫生职业教育,2009,27(14):148—149.

[28]牛若梅,祁先秀.心理干预在戒毒过程中的应用现状及进展[J].2004,25(4):370—372.

[29]George F Koob, Nora D Volkow. Neurocircuitry of Addiction[J]. Neuropsychopharmacology 2010,35: 217—238.

[30]韩全利.对强制隔离戒毒医疗工作的几点思考[J].中国司法,2012,12:45—47.

[31]Ryan Wessell, Carla Edwards. Biological and psychological interventions: Trends in substance use disorders intervention research[J]. Addictive Behaviors,2010,35:1083—1088.

[32]范斌.对强制隔离戒毒场所艾滋病人员管理对策研究[J].云南警官职业学院学报,2010,80(3):100—103.

[33]蒋玉芝,陈卓颐,王晓秋,等.论新禁毒法下戒毒康复人才的培养[J].中国药物滥用防治杂志,2010,16(3):166—169.

[34]于萍.论心理矫治在戒毒康复工作中的作用[J].云南警官职业学院学报,2010,78(1):68—72.

[35]张露.论常规教育大队强制隔离戒毒脱瘾与劳教戒毒[J].大观周刊,2010,500(41):161.

[36]卞士中.氯胺酮成瘾及其机制研究[J].中国药物依赖性杂志,2009,18(4):265—267.

[37]任雪峰,易代均,金钊毅.劳教戒毒人员的心理特点及矫治对策[J].法制与社会,2010,8:201.

[38]许洁琼,朱永平.抗成瘾药物研究的最新进展[J].中国药理学通报,2010,26(3):281—285.

[39]宋红霞,安士慧,夏丽,等.康复期戒毒者生活质量及其社会支持的相关性研究[J].护理研,2010,24(2):403—405.

[40]李效民.强制隔离戒毒模式之探究[J].中国司法,2010,3:57—60.

[41]韩明蕊,李佳佳.浅谈心理治疗在戒毒医疗中的作用[J].黑龙江医学,2010,34(4):296.

[42]朱萍.女性吸毒者复吸的心理因素分析[J].福建医科大学学报(社会科学版),2008,9(2):34—36.

[43]田伟,廖普,李晓松,等.某地区药物依赖人群吸毒及复吸特征分析[J].现代预防医学,2007,34(4):721—723.

[44]刘克军,王梅.美沙酮维持治疗与强制戒毒的成本效益比较[J].中国卫生政策研究,2010,3(2):30—33.

[45]吴彬.上海市加强新型毒品管理对策研究[P].上海交通大学硕士学位论文,2009.

[46]崔爱玲,谭爱娟,王洪奇,等.手术戒毒引发的伦理学研究[J].中国医学伦理学,2005,99(1):65—67.

[47]吴芳,刘神毅.强制隔离戒毒人员的情感缺失与重构[J].中国药物滥用防治杂志,2010,16(6):349—353.

[48]徐大东.我国强制隔离戒毒制度的现实困境及其完善[J].中国药物依赖性杂志,2010,

19(5):403—405.

[49]阮惠风,顾克非.社区戒毒社区康复存在问题与模式构建研究[J].云南警官学院学报,2010,80(3):60—65.

[50]胡建宏.谈强制隔离戒毒人员教育矫治模式构建[J].犯罪与改造研究,2010,3:32—35.

[51]何倩,王莹,冯燕,等.吸毒患者成功戒毒信心量表的编制和评价[J].中国临床心理学杂志 2008,16(5):465—467.

[52]李玉梅,李遵清,张凤全,等.心理干预对海洛因依赖者的康复效果[J].中国药物依赖性杂志,2009,18(2):143—147.

[53]刘明,肇恒伟.析我国戒毒模式发展方向[J].云南警官学院学报,2010,80(3):52—55.

[54]杨象战.体质康复对戒毒康复评估体系的作用及重要性[J].警官论坛,2011,4:28—30.

[55]李瑞.强制隔离戒毒心理评估体系的构建[J].德育与心理,2010,3:9—11.

[56]Orford J. Asking the right questions in the right way: The need for a shift in research on psychological treatments for addiction[J]. Addiction, 2008,103(6):875—885.

[57]Galanter M, Kleber H D. The American Psychiatric Publishing textbook of substance abuse treatment[W]. Arlington: American Psychiatric Publishing, Inc. 2008.

[58]Rosenberg L. To preserve, strengthen, and expand America's mental health and addictions treatment capacity[J]. The Journal of Behavioral Health Services & Research, 2008,35(3):237—239.

[59]Simmons J S, Carey K B, Wills T A. Alcohol abuse and dependence symptoms: A multidimensional model of common and special c etiology[J]. Psychology of Addictive Behaviors, 2009,23:415—427.

[60]Amy L Milton, Barry J Everitt. The persistence of maladaptive memory: Addiction, drug memories and anti-relapse treatments[J]. Neuroscience and Biobehavioral Reviews, 2012, 36:1119—1139

[61]Havard A, Shakeshaft A, Sanson-Fisher R. Systematic review and meta-analysis of strategies targeting alcohol problems in emergency departments: Interventions reduce alcohol-related injuries[J]. Addiction, 2008, 103:368—376.

[62]Miller W R, Witkiewitz K. Addictive behaviors: New readings on etiology[W]. prevention, and treatment. Washington D. C, American Psychological Association. 2009.

[63]Martell B A, Mitchell E, Poling J Vaccine pharmacotherapy for the treatment of cocaine dependence[J]. Biology Psychiatry, 2005,58: 158—164.